CHECKLISTS FOR PATIENT CARE PLANNING AND PRACTICAL EXERCISES

清单式
患者护理计划与实操

阮列敏　徐琴鸿　刘丽萍　主编

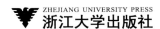

ZHEJIANG UNIVERSITY PRESS
浙江大学出版社

图书在版编目（CIP）数据

清单式患者护理计划与实操 / 阮列敏，徐琴鸿，刘丽萍主编 . —— 杭州 : 浙江大学出版社，2021.12（2024.6 重印）

ISBN 978-7-308-21920-4

Ⅰ . ①清… Ⅱ . ①阮… ②徐… ③刘… Ⅲ . ①护理学 –指南 Ⅳ . ① R47-62

中国版本图书馆 CIP 数据核字（2021）第 219344 号

清单式患者护理计划与实操

阮列敏　徐琴鸿　刘丽萍　主编

责任编辑	张凌静（zlj@zju.edu.cn）
责任校对	冯其华
封面设计	郑露茜
出版发行	浙江大学出版社
	（杭州市天目山路 148 号　　邮政编码　310007）
	（网址 : http : //www.zjupress.com）
排　版	杭州林智广告有限公司
印　刷	广东虎彩云印刷有限公司绍兴分公司
开　本	787mm×1092mm　1/16
印　张	26.25
字　数	491 千
版印次	2021 年 12 月第 1 版　2024 年 6 月第 6 次印刷
书　号	ISBN 978-7-308-21920-4
定　价	88.00 元

《清单式患者护理计划与实操》编委会

主　　编　阮列敏　徐琴鸿　刘丽萍

副 主 编　王红幸　张莺莺　汪　洁

编　　委（按姓氏笔画排序）

丁伟平　王　叶　王卫红　王红霞　叶　平

孙霞飞　李益萍　何青青　张　洁　陆　燕

陈　洁　陈海波　邵亚娣　范培红　林晓琪

林蔼群　郑雪红　赵　敏　姚　瑶　徐凤敏

黄栋逸　蔡玲玲　蔡海娜　戴丽丽

.

序 一

时光的车轮缓缓驶过记忆的青草地，悄然无声地留下道道辙印。我们坚定付出，辛勤耕耘，一路走来，收获累累硕果。回首 2020 年，我们以"回归"为方向，努力做对的事，这一年我们用爱心做事；以"创新"为动力，大胆创新。在此，向风雨同舟、共克难关的全体工作人员表示由衷的感谢。

2021 年，宁波市第一医院护理学历史的地平线在月湖畔跃动着新的希望与发展时机，我们以开放与融通的思路再出发，让我们再生长，汇聚彼此的德行、智慧，成为"普济"之师，共建"医患"家园，在多元包容的环境下共同成长。

我们一代代护理人不断地建构高标准的医院文化、高水平的医疗架构、高质量的医患活动，以砥砺之心、仁爱之心，不断细化专科建设，注重专科护理人才的培养和专科领域的发展，深化制度建设，在临床实践延伸与理论成果转化方面不断寻求突破，一步一个脚印地推动学科在护、教、研等各个方面稳步前进，为甬城人民的健康筑起一道道生命防线。

值此中国共产党的 100 周年华诞之际，"传承红色基因，创新发展护理"的号召唱响新征程。各行各业都在记录历史伟业、展现百年风华，齐声唱响中国共产党的主旋律，举国共庆中国共产党百年华诞，齐心协力开创新局面。为坚持落实国家在新时期对护理学专业人才培养的新要求，推动"健康中国战略"的全面实施，护理服务标准化程序的变革势在必行。

至此，我院专家团队集思广益谋发展，凝心聚力绘蓝图，在"十四五"规划开局之年，规划出了护理学的新蓝图。我时常在思考，如何能将护理程序中的护理计划制订得更加具体化、规范化、标准化，使临床护理操作有章可循，在护理学科飞速发展的潮流中寻求一条临床护理实践工作的革新之路。

护理计划是护理工作的重要组成部分,对护理工作起着连续性的指导作用,科学与正确的护理计划能够合理配置资源,提高临床护理工作效率。高质量的标准护理计划是护士为患者提供高质量护理服务的前提,也是评价护理工作质量的依据之一。标准护理计划的制订可以指导护士特别是低年资的护士选择合适的护理诊断及护理措施,从而使患者享受到高水平、同质化的护理服务。因此,我们不断深入临床,对共性护理问题进行分类,明确护理预期目标,通过利用我们精心收集而来的护理数据,建立护理专用标准语言,让护理人员能够清晰地描述护理现象,正确地做出护理处置,规范地指导临床护理工作,培养临床护士求疑、实证、严谨的整体护理思维,加快护理人员高素质化发展,以加速护理服务向高品质化进阶。

为此,《清单式患者护理计划与实操》一书应运而生。本书主要内容包括全院通用版、各护理专科的清单式护理计划。编委在探索护理计划制订的个性特征与共性原则的基础上,探讨出以下方案:以共性原则为制订导向,基于临床专科个性化需求以及不同疾病患者个性化的护理诊断,提供相应的预期目标和护理措施,既遵循共性原则,又把握个性特征,不断完善护理程序,全面保障护理质量与安全。

本书作为详细且全面的临床工作应用指南,希望为护理人员制订护理计划以及实施个性化护理处置提供借鉴与参考依据,不断促进健康,深化内涵,用科学的规划、长远的眼光对待护理专科发展,在人才培养、科研创新、整合资源方面聚力创新,在医院高质量的发展道路上行稳致远,打造具有科室护理特色、内涵素养特色、专业素养特色及服务细化特色的护理团队,用实际行动共创医院发展新局面;力求在更高水平上为群众的生命健康保驾护航,为实现健康中国贡献力量。

宁波市第一医院党委书记

阮列敏

宁波市护理质量控制中心主任

2021 年 10 月 8 日

序　二

　　护理程序是以增进或恢复护理对象的健康为目标所进行的一系列护理活动。护理计划就是护理程序的理论依据，是对护理行为比较详细和全面的指导。现阶段，护理计划在我国还处于初步探究时期，大部分医疗机构尤其是基层医院，还秉持着因袭传统固化的思维，依靠经验主义完成护理计划，护理程序多为粗放型。当下必须注意的是，现行患者护理计划留有很多亟待解决的重大问题，如护理相关因素在逻辑上主次不明、相关因素互有矛盾，护理程序与入院评估不符，忽视甚至无视患者心理问题，低估了护理程序中的社会影响问题，等等。

　　在临床护理计划实施过程中，我们深切感受到医护人员的迷惘，在发展一日千里的医疗技术面前，护理计划的制订本身，已经成为限制整体医疗水平的一块短板。制订护理计划的规范没有明确，对影响患者的相关因素、护理目标、相关措施缺乏认定标准，还遗漏了评价环节，这些问题致使护理计划的最终实施备受掣肘。

　　随着社会进步，人民生活质量不断提高，大众对医疗过程中的体验和康复过程中的个性化体感，有了新的要求。相当一部分患者对于掌握相应的健康知识和护理常识，有了更多的诉求。加之医疗技术快速发展，致使更深层次、更为个性化的就医需求不断出现。这种护理需求，已成为当下医疗改革的焦点之一。

　　基于上述现状，完善患者就医舒适度体验，进而提升整体医疗质量就成为当务之急。身处一线，我们时常思索，是否能够探索一种模式，对护理计划进行更具实操性、使用性、适宜性、科学性的修订，使护理计划能够与时俱进，以人为本。

　　我们在出版《护理技能操作流程与评分标准》《护理质量管理体系与评价标准》系列护理管理丛书后，依然能感受到，在一线医护工作者的实操中，仍有不能贯通的"最后一公里"。通过广泛深入的调研，我们听取了众多医护工作者和患者的意见与建议；通过对国内外领先文献的查阅，博采众多医疗指导用书之长，沿着传承、变革、发展、学习、思考、实践之路，本着"以人为本，以患者为中心"的理念，在推动《公立医院高质量发展促进行动（2021—2025 年）》的引领下，在 2019 版《浙江省医院评审标准》的基础上，融入美国医疗机构评审国际联合委员会（Joint Commission International，JCI）的评审标准，立足患者实际需求，结合专科护理特色与临床工作实际，本着"去陈取新、化繁为简，贴近临床，指导临床"的原则，主攻适合患者需求的医护合作性问题，转变逻辑思维模式，在理论整体结构上弥补缺陷，试图初步构建规范的临床护理服务体系模型，使先进理论得到正确有效的应用。

　　本书的编纂，具有显著的实践价值；本书的理论内容应用，也主要着眼于实际的护理场景。这就决定了我们在落笔之前，必须大量实践，所以我们以多学科协作联动的合作方式，通过梳理问题和理论提升，对突显出来的问题加以汇集，并通过对解决过程的持续优化以臻结果的完善，最终催生出了实实在在能落地的规范，编写完成《清单式患者护理计划与实操》一书。

　　全书以科室需求为逻辑条目，共分 11 章，从患者常见的健康需求出发，着重叙述了相关因素、预期目标和具体措施。护理诊断模块导向清晰，突出专科特色，便于应用者阅读、查询、记忆，同时也便于管理人员与院校教学人员组织培训与考核。本书适用于二、三级综合性及专科医院，是目前行之有效的简化版护理计划清单，条理清晰、理论联系实际，实用性强且便于推广。本书既可作为医护人员的工作指南，也可作为整体护理的评价标准；是临床医护人员及医疗教学参考的必备工具书，可助医护人员在实践工作中有章可循，达到对患者全程标准化的管理和持续照护，能为广大临床医疗工作者处理医护合作性问题时提供有目的、有预见的参考依据，使之灵活应用理论，最终实现医疗质量的提升。

　　《清单式患者护理计划与实操》的编写凝聚了医疗和护理等管理者的心血，在此对大家表示诚挚的谢意。由于书中规范内容复杂、繁多，受学术水平以及客观条件的限制，所涉及的内容难免有疏漏与不够严谨之处，诚请专家学者和行业同仁予以斧正，以期完善。

　　希冀我们在实践中总结出来的规范，能对护理工作起到指引之效，以利于更好地满足患者需求，以臻医院管理之完善。让我们共同努力，为患者的健康各尽所能，在筑梦高质量医疗水平的路上向前，向前，再向前！

刘丽萍

2021 年 8 月 18 日

目　录

01 | 第一章
通用版患者护理计划与实操

一、患者有潜在跌倒／坠床的风险

（一）相关因素

1. 疾病、药物所致的疲乏、无力、头晕／眩晕。

2. 疾病所致（如：意识障碍、癫痫、精神障碍等）。

3. 感觉障碍（如：视力障碍、听力障碍等）、平衡障碍、肢体活动障碍。

4. 对自身活动能力评估过高。

5. 缺乏跌倒／坠床相关的防范知识。

（二）预期目标

1. 患者和（或）家属能描述潜在的危险因素。

2. 患者和（或）家属能采取相关的防护措施。

3. 患者和（或）家属未发生意外损害（如：跌倒／坠床等）。

（三）护理措施

1. 正确评估患者主观与客观的危险因素，与患者和（或）家属共同制订护理计划,高危患者予以 24h 陪护。

2. 对存在跌倒/坠床风险的高危患者,须给予警示标识,并落实相关护理措施。

3. 向患者和(或)家属做好病区环境介绍与安全告知,并告知如何使用床头传呼系统。

4. 地面保持清洁,无积水,通道无障碍物,病室环境光线充足,夜间照明适宜。

5. 病室内洗手间的淋浴区域铺设防滑垫。

6. 检查患者穿着的鞋子是否合脚并防滑,裤子长短、大小是否适宜。

7. 将患者的常用物品置于易拿取的位置。

8. 需卧床患者,应告知其躺于病床中央,并使用病床防护栏,以免坠床;避免患者突然改变体位,遵照"起床三步曲"。

9. 提供性能良好的辅助行走的助行器,轮椅等,并确定其性能良好,指导患者和(或)家属正确使用。

10. 有视力障碍的患者活动时,须佩戴适宜的眼镜。

11. 告知患者和(或)家属发生跌倒/坠床时的应对方式,避免二次伤害。

12. 告知患者和(或)家属导致跌倒/坠床的药物种类,告知患者服药后注意事项。患者服药后,注意观察其状况。让患者不可独自下床,合理安排陪护,并定时巡视,严密监测患者生命体征和病情变化。

13. 与跌倒/坠床专科护理小组成员共同合作,寻求指导,降低院内跌倒/坠床率。

14. 对严重认知障碍或身体功能障碍的患者加用病床防护栏,必要时由医师和护士对患者进行评估,取得患者和(或)家属知情同意后,给予保护性约束具供使用。

二、患者有皮肤完整性受损的风险

(一)相关因素

1. 外伤、烫伤、烧伤、灼伤等。

2. 皮肤局部持续受压(如:截瘫、牵引、石膏固定、长期卧床、活动能力受限/

减弱、术中及术后体位不当等)。

3. 皮肤脆弱 (如：高龄患者皮肤、新生儿皮肤等)、皮肤水肿、皮肤营养不良 (如：患有血栓性疾病、静脉曲张、糖尿病等)。

4. 受尿液、渗出液、汗液等刺激。

5. 疾病累及皮肤病变。

6. 恶液质、放射治疗、皮肤感觉障碍、瘙痒等。

7. 应用医疗用品 (如：电极片、血氧饱和度探头、弹力绷带、石膏等)。

(二)预期目标

1. 使破损皮肤愈合。

2. 破损皮肤未发生继发感染。

3. 未发生新的皮肤破损或压力性损伤。

4. 患者和 (或) 家属知晓皮肤受损的防护措施。

(三)护理措施

1. 做好患者护理评估：

(1)评估患者年龄、病情、意识、心理状态、自理能力、配合程度和皮肤受损的发生时间、部位、特征、形态、大小、深度,有无渗出、变化等。

(2)评估患者皮肤受损发生的主要原因及诱发因素。

(3)评估患者有无伴随症状及体征 (如：发热、皮肤瘙痒、水肿等)。

(4)评估患者压力性损伤的各个阶段进展情况。

(5)评估患者敷料是否需要定时更换,去除诱发因素。

2. 患者被评估为压力性损伤时,则根据不同分期的压力性损伤给予相应处理。

3. 床单、被褥清洁、平整、无渣屑、无污渍,身体下无硬物 (如：导联线、导管等)。

4. 患者局部皮肤应保持清洁,皮肤干燥者可使用润肤乳液,必要时选择合适的敷料予以保护。

5. 避免潮湿,做好患者失禁护理。

6. 皮肤瘙痒者应剪短指甲,禁止抓挠,遵医嘱给予止痒药物。

7. 应定时予患者翻身或将身体局部悬空，使用气垫床、软枕或三角垫，并建立翻身巡视记录卡。

8. 正确使用便盆，避免局部皮肤摩擦受损。

9. 注意观察局部皮肤情况，发现异常情况及时处理。

10. 做好全身营养支持。

三、患者体温过高

（一）相关因素

1. 感染。

2. 疾病。

3. 手术。

4. 外伤。

5. 体温调节中枢失调。

6. 排汗能力降低。

7. 环境温度过高。

（二）预期目标

1. 腋温 36~37℃；口温 36.3~37.2℃；肛温 36.5~37.7℃。

2. 将体温维持在理想范围内。

3. 增加舒适度。

（三）护理措施

1. 注意观察患者生命体征变化及伴随症状，定时测量体温，并记录。

2. 若患者体温超过 39.5℃，可采用温水擦浴等物理降温措施。必要时遵医嘱给予药物降温，注意剂量并观察药物的疗效及副作用，在实施降温措施 30min 后，再次测量体温，并做好记录和交接班。

3. 必要时患者遵医嘱口服或静脉补液。

4. 退热期大量出汗，应配合患者及时擦干汗液，更换衣物、床单，以免受凉。

5. 病室保持安静,维持适宜的温度、湿度,定时通风。

四、患者体温过低

(一)相关因素

1. 全身衰竭。

2. 重度营养不良。

3. 休克。

4. 药物中毒。

5. 重症疾病。

6. 体温调节中枢失调。

7. 环境温度过低。

(二)预期目标

将体温维持在正常范围内。

(三)护理措施

1. 注意保暖,增加盖被,必要时使用加温毯。

2. 注意保暖,患者外出时及时增添衣物。

3. 给予热饮,提高机体的温度。

4. 病室保持适宜的温度、湿度,维持温度在 24~26℃。

5. 注意观察患者生命体征,持续监测体温变化,正确记录患者体温,关注体温曲线变化,同时注意呼吸、脉搏、血压的变化,并及时汇报医师。

五、患者和(或)家属知识缺乏

(一)相关因素

1. 未受过相关医学教育。

2. 受教育程度低。

3. 认知障碍。

（二）预期目标

1. 正确了解自身疾病，患者和（或）家属能复述相关疾病宣教知识，并针对自身疾病采取正确的预防措施。

2. 能主动配合治疗与护理。

（三）护理措施

1. 告知患者和（或）家属发病的高危因素、常见诱因、临床表现、治疗与护理措施等相关知识。

2. 指导患者和（或）家属合理膳食、戒烟、戒酒、适量活动。

3. 做好患者和（或）家属药物知识宣教，教会患者自我监测药物的不良反应。

4. 做好患者和（或）家属各项检查、检验的相关宣教，使患者能配合完成。

5. 告知患者和（或）家属疾病的诱发因素，使其注意并尽量避免。

6. 告知患者和（或）家属治疗（如：手术/介入/放疗、化疗/保守治疗等）的目的、方法及相关注意事项。

六、患者心理焦虑

（一）相关因素

1. 术前担忧疾病能否治愈。

2. 担忧手术或术后并发症。

3. 对环境不适应。

4. 失眠。

5. 药物副作用。

（二）预期目标

引导患者诉说引起焦虑的主要原因,减轻患者焦虑程度,建立患者对医护人员的信赖感和安全感,增强其战胜疾病的信心。

（三）护理措施

1. 准确评估患者的焦虑程度,了解焦虑原因,消除疑虑,使其自觉配合治疗和护理。

2. 有针对性地对患者进行心理疏导或提供支持、帮助,必要时请心身科会诊。

3. 做好入院介绍,使患者尽快适应环境,消除焦虑。

4. 做好患者疾病知识宣教,使其正确面对疾病,积极配合治疗,增加患者战胜疾病的信心。

5. 调动患者家庭支持系统。

七、患者心理恐惧

（一）相关因素

1. 疾病。

2. 手术。

3. 疼痛、躯体部分残缺或功能丧失。

4. 死亡威胁。

（二）预期目标

引导患者诉说引起恐惧的主要原因,缓解患者恐惧不安的程度。

（三）护理措施

1. 准确评估患者的恐惧程度,了解恐惧原因,助其消除恐惧、紧张情绪,自觉配合治疗和护理。

2.有针对性地对患者进行心理疏导或提供支持、帮助,必要时请心身科会诊。

3.做好入院介绍,使患者尽快适应环境,消除恐惧心理。

4.做好患者疾病知识宣教,使其正确面对疾病,积极配合治疗,增加患者战胜疾病的信心。

5.调动患者家庭支持系统。

八、患者便秘

(一)相关因素

1.日常饮食中缺乏纤维素摄入量,液体补充不足。

2.活动量少,生物钟改变。

3.特殊疾病(如:肿瘤或其他阻塞性肿块、神经性疾病、代谢障碍等)。

4.药物副作用。

5.害怕排便时疼痛(如:患有痔疮、肛门疾病等)。

6.滥用缓泻剂。

7.妊娠。

(二)预期目标

能复述便秘的预防措施,保持排便规律。

(三)护理措施

1.提供适宜的排便环境,消除患者紧张情绪,利于排便。

2.合理安排膳食,保证患者充足的液体摄入量,多摄取可促进排便的食物(如:新鲜蔬菜、水果等)。

3.适当活动,以患者脐部为中心顺时针方向按摩腹部,力度适中,每次不少于30圈,以促进胃肠道蠕动。

4.遵医嘱给予患者口服缓泻药物,必要时遵医嘱给予灌肠。

5.针对不习惯床上排便的患者,应向患者和(或)家属告知病情及需要在床上排便的理由，并保护患者隐私。对于手术患者，术前应计划性训练其在床上使用便盆。

6. 对于排便时疼痛的患者，可采用热水坐浴、痔疮制剂使用等，必要时于排便前给予止痛药物。

九、患者腹泻

（一）相关因素

1. 胃肠炎。

2. 药物副作用。

3. 肝、胆功能异常。

4. 胃肠蠕动增加。

5. 高溶解性的管饲或进食刺激性食物。

6. 应激或焦虑。

7. 放疗、化疗后。

（二）预期目标

1. 患者排便型态恢复正常。

2. 患者能复述并消除致病因素。

3. 水、电解质及酸碱保持平衡。

4. 肛周皮肤保持清洁、干燥。

（三）护理措施

1. 评估患者引起腹泻的主要原因。

2. 评估患者肠鸣音、腹痛、腹胀、排便次数／频率，有无便血及大便性状、量、颜色，必要时留取新鲜大便标本，并及时送检。

3. 评估患者体液平衡状况（如：有无脱水、电解质紊乱及代谢性酸中毒等），并记录出入量、监测生命体征，必要时遵医嘱补液。

4.评估患者是否有营养不良、食欲不振、发热、失眠、头晕、全身倦怠及肛周皮肤损伤等情况,保持会阴部清洁,并指导患者肛周皮肤的护理方法。

5.饮食指导,鼓励患者多饮水,病情需要时可饮用含钾、含钠丰富的饮料,给予清淡、易消化的流质或半流质饮食,少量多餐,严重腹泻时可暂禁食。

6.肛周保持皮肤清洁、干燥;对受损的肛周皮肤可涂抹药物软膏。

7.注意消毒、隔离,防止交叉感染。

十、患者营养失调:低于机体需要量

(一)相关因素

1.对营养认识不足。

2.能量摄入不足。

3.代谢需要增加。

4.消化吸收障碍。

5.吞咽困难。

6.体重指数(BMI)< 18.5。

(二)预期目标

1.患者知晓营养相关知识。

2.体重指数(BMI)≥ 18.5。

3.血浆白蛋白≥ 35g/L。

(三)护理措施

1.了解患者的饮食习惯及进食情况。

2.向患者和(或)家属宣教各种营养素在治疗中的重要意义和营养缺乏导致的危害性。

3.创造良好的进食环境,根据患者机体需要设计合理的膳食结构。

4.鼓励患者坚持适当活动,促进消化与吸收。

5. 注意观察患者体重及营养指数变化。

6. 注意观察患者皮肤弹性、毛发光泽、甲床色泽。

7. 监测患者血电解质、血生化指标等变化。

十一、患者营养失调:高于机体需要量 —— 超重／肥胖

(一)相关因素

能量摄入及消耗失衡。

(二)预期目标

1. 维持或接近理想体重,使体重有下降趋势。

2. 患者开始执行锻炼计划,坚持适量运动,培养良好的饮食习惯。

(三)护理措施

1. 评估患者营养状况和体重控制情况,注意观察检验、检查结果的动态变化。

2. 根据患者体重、劳动强度、病情等制订个性化饮食计划,减少热量摄入,控制体重。

3. 患者运动应循序渐进,先从小运动量开始,再逐渐增加。

4. 运动过程中,若患者出现头晕、胸闷、胸痛、呼吸困难、恶心等,应立即停止运动。

5. 医护人员应检查计划执行情况,并指导患者进行自我监测,并做好饮食日记的记录。

6. 指导患者正确服用减肥药物,注意观察药物的疗效及副作用。

十二、患者自理能力缺陷

(一)相关因素

1. 疾病。

2. 治疗。

3. 年龄。

4.Barthel 指数 ≤ 60 分。

5. 关节疼痛、活动受限、功能障碍等。

(二)预期目标

1. 患者能在协助下或独立完成日常生活。

2. 患者自诉清洁、舒适。

(三)护理措施

1. 动态评估患者生活自理能力和个人卫生。

2. 协助患者做好生活护理。

3. 指导及协助肢体活动,增强患者功能锻炼。

4. 加强巡视,指导和鼓励患者最大限度地完成自我护理。

5. 做好安全护理,防止患者出现跌倒 / 坠床等意外损害。

十三、患者有感染的风险

(一)相关因素

1. 皮肤受损。

2. 长期卧床。

3. 免疫抑制。

4. 营养不良。

5. 疾病所致的各种预防能力下降。

6. 切口愈合欠佳。

7. 侵入性导管。

8. 导管相关性血流感染。

（二）预期目标

1. 患者知晓防范感染的相关知识。

2. 患者住院期间无院内感染发生。

3. 腋温 36~37℃；口温 36.3~37.2℃；肛温 36.5~37.7℃。

（三）护理措施

1. 保持病室空气流通，定时开窗通风，降低感染风险。

2. 改善营养状况，提高机体免疫力。

3. 严格执行无菌操作规程。

4. 按规范要求执行"七步洗手法"。

十四、患者有便秘的风险

（一）相关因素

1. 进食少。

2. 活动少。

3. 药物副作用。

4. 不习惯床上排便。

（二）预期目标

1. 患者能复述预防便秘的措施。

2. 患者规律排便。

（三）护理措施

1. 合理安排患者饮食，保证充足的液体摄入量，多摄取可促进排便的食物（如：新鲜蔬菜、水果等）。

2. 适当活动，以患者脐部为中心顺时针方向按摩腹部，力度适中，每次不少于

30 圈,以促进胃肠道蠕动。

3. 遵医嘱给予患者口服缓泻剂通便,必要时遵医嘱给予灌肠。

十五、患者排尿型态改变(留置导尿管)

(一)相关因素

1. 排尿功能紊乱导致尿潴留或尿失禁。

2. 神经源性膀胱。

3. 泌尿系统手术疾病术后。

4. 外伤致截瘫。

5. 检查或治疗(如:化疗、放疗等)。

6. 不习惯病床上小便或体位限制。

7. 尿失禁患者膀胱功能训练。

8. 肾脏疾病和泌尿系统疾病。

(二)预期目标

1. 顺利拔除导尿管,患者恢复自行排尿。

2. 患者无尿潴留发生。

3. 患者无导尿管相关感染发生。

(三)护理措施

1. 向患者和(或)家属告知留置导尿管的目的及注意事项。

2. 严格执行无菌操作,使用"T"形医用胶布或导管固定器固定导尿管,保持患者集尿袋低于耻骨联合水平,并避免接触地面。

3. 告知患者在卧位改变或下床活动时,应避免引流管牵拉、扭曲或折叠,保持引流管通畅。

4. 留置导尿管的患者做好会阴护理,保持清洁,减少皮肤刺激和尿路感染机会。

5. 注意观察患者尿量、性质、颜色,及早拔除导尿管,预防导尿管相关感染,尤其是术后 6h 内的患者,须重点观察,若有异常及时告知医师。

6. 为尿潴留患者安置舒适卧位,在耻骨联合上方热敷,听流水声等。

7. 长期留置导尿管的患者注意监测尿常规等,定期更换导尿管和尿袋。

十六、患者水、电解质及酸碱平衡紊乱

(一)相关因素

1. 长期禁食。

2. 呕吐。

3. 腹泻。

4. 水、电解质及酸碱平衡失调。

5. 相关疾病。

6. 药物副作用。

7. 大面积烧伤、灼伤。

(二)预期目标

1. 血电解质检验正常。

2. 水、电解质及酸碱平衡紊乱所致的相关症状缓解。

(三)护理措施

1. 评估患者水、电解质及酸碱平衡紊乱的原因,消除危险因素,遵医嘱积极治疗原发疾病。

2. 监测患者水、电解质和动脉血气分析相关指标变化,并及时处理相应的并发症。

3. 注意观察患者意识、肌张力、腹部体征及肠鸣音等临床表现,定期评估患者的认知力和定向力,若发现异常及时告知医师,并遵医嘱落实各项治疗和护理。

4. 遵医嘱用药,并加强病情观察,注意观察患者的心率、心电图的变化,必要时使用心电监护仪监测患者生命体征。

5. 注意观察患者皮肤弹性、眼窝内陷等表现,记录 24h 出入量或尿量,重点观

察患者尿量。

6. 注意观察药物的疗效及副作用。

7. 向患者和(或)家属做好饮食宣教,保证患者每日饮水量。

十七、患者高血糖

(一)相关因素

1. 糖尿病。

2. 胰腺炎。

3. 胰高血糖素病。

4. 甲状腺功能亢进。

5. 肾上腺皮质肿瘤。

6. 应激状态。

7. 妊娠高血糖。

(二)预期目标

1. 空腹血糖 < 6.1mmol/L。

2. 无血糖异常相关并发症或低血糖。

(三)护理措施

1. 定期监测血糖变化,若是注射胰岛素的患者,每日监测 2~4 次。若发现血糖波动较大,及时告知医师。

2. 严密观察患者高血糖的症状,注意神志变化及多食、多尿、多饮症状。

3. 患者应养成良好的生活习惯,在餐后 1h 进行适度的有氧运动,控制体重,运动前评估血糖控制情况,做好血糖监测。

4. 做好饮食指导,嘱患者选择高碳水化合物、低脂肪、高纤维素和适量蛋白质饮食,适当控制饮食量。

5. 遵医嘱正确使用胰岛素和降糖药物,用药后注意观察患者有无头晕、冷汗、恶心、虚脱等低血糖反应。

6.注射胰岛素时严格执行无菌操作,使用一次性针头。使用胰岛素泵时,定期更换导管和注射部位,防止感染和针头堵塞。

十八、患者低血糖

(一)相关因素

1.使用降糖药物。

2.能量摄入不足。

3.胰岛素分泌紊乱。

(二)预期目标

1.血糖处于稳定状态。

2.患者和(或)家属能复述低血糖的诱因、预防及处理方法。

3.低血糖发生时能及时处理。

(三)护理措施

1.评估患者低血糖的原因,以及是否出现饥饿感、乏力、心悸、出汗、面色苍白或昏迷等症状。

2.做好患者血糖监测及记录,便于及时调整胰岛素或降糖药剂量。

3.指导患者进食含糖食品(如:糖果、饼干、含葡萄糖多的饮料等),遵医嘱用药。

4.告知患者和(或)家属不能随意增减药物剂量,并对低血糖的预防、监测、症状及处理措施进行健康指导,提高患者对治疗的依从性。

5.避免患者单独活动,嘱其佩戴手环、随带识别卡,便于发生紧急情况时,能够及时处理。

十九、潜在并发症:患者水、电解质及酸碱平衡紊乱

(一)相关因素

1. 长期禁食。

2. 呕吐。

3. 腹泻。

4. 水、电解质及酸碱平衡失调。

5. 相关疾病。

6. 药物副作用。

7. 大面积烧伤、灼伤。

(二)预期目标

1. 血电解质检验正常。

2. 缓解水、电解质及酸碱平衡紊乱所致的相关症状。

(三)护理措施

1. 评估患者水、电解质及酸碱平衡紊乱的原因,消除危险因素,遵医嘱积极治疗原发疾病。

2. 监测患者血电解质和动脉血气分析相关指标变化,并及时处理相应的并发症。

3. 注意观察患者意识、肌张力、腹部体征及肠鸣音等临床表现,定期评估患者的认知力和定向力,若发现异常及时告知医师,并遵医嘱落实各项治疗和护理。

4. 遵医嘱用药并加强病情观察,注意观察患者的心率、心电图的变化,必要时使用心电监护仪监测患者生命体征。

5. 注意观察患者皮肤弹性、眼窝内陷等表现,记录 24h 出入量或尿量,重点观察患者尿量。

6. 注意观察药物的疗效及副作用。

7. 向患者和(或)家属做好饮食宣教,保证患者每日饮水量。

二十、患者有误吸的风险

（一）相关因素

1. 意识水平下降。

2. 吞咽受损或咽喉反射减弱。

3. 某些治疗因素（如：管饲、术后平卧位等）。

（二）预期目标

1. 患者住院期间未发生误吸。

2. 患者和（或）家属能复述预防误吸的措施。

3. 患者和（或）家属知晓易发生误吸的食物或液态食品。

4. 一旦发生误吸，及时处理。

（三）护理措施

1. 评估患者吞咽功能，根据吞咽情况选择合适的进食方式及食物种类。

2. 卧床患者进食时选择合适的卧位，指导缓慢进食，进食时注意观察患者生命体征。

3. 对于鼻饲流质者，进食前确保胃管在胃内，并抽取胃内容物了解潴留量，合理控制鼻饲量及时间。

4. 对于气管切开或气管插管的患者，气囊放气前必须尽可能地吸尽气道内的痰液。

5. 对于昏迷、神志不清的患者或术后全麻患者，采取平卧位时头偏向一侧或侧卧位。

6. 一旦发生误吸，及时通知医护人员，立即进行抢救。

7. 向患者和（或）家属宣教海姆立克急救法。

二十一、潜在并发症:患者非计划性拔管

(一)相关因素

1. 导管固定不规范,未使用扁丝带加固,或牙垫位置放置不妥,导致脱管发生。

2. 患者置管期间,口腔或咽喉部的刺激使机体产生应激行为。

3. 患者术后谵妄、烦躁。

(二)预期目标

1. 无非计划性拔管事件发生。

2. 患者和(或)家属能复述导管滑脱的紧急处理措施。

(三)护理措施

1. 评估患者的意识状态、置管的耐受程度及性格特征,对有拔管倾向、拔管经历和躁动不安的患者,遵医嘱给予有效的肢体保护性约束,并按约束患者管理制度执行。

2. 有效固定导管,根据放置的部位及风险程度做好相应的标识。

3. 定时巡视置管患者,按导管的风险程度做好评估记录。

4. 加强护患沟通,告知患者和(或)家属各类导管的作用、重要性、治疗措施和配合方式等知识,并对导管滑脱后的应急措施进行宣教。

5. 一旦发生非计划性拔管,按非计划性拔管应急流程处理。

二十二、潜在并发症:患者下肢深静脉血栓

(一)相关因素

1. 静脉壁损伤。

2. 血流缓慢(如:手术、长期卧床、下肢制动等)。

3. 血液高凝状态(如:创伤、术后、肿瘤等)。

(二)预期目标

1. 住院期间未发生下肢深静脉血栓。

2. 患者和（或）家属能复述预防下肢深静脉血栓形成的危险因素。

3. 一旦发生下肢深静脉血栓，及时处理。

（三）护理措施

1. 评估患者有无下肢深静脉血栓形成的危险因素（如：术后、下肢制动、深静脉置管等）。

2. 评估患者下肢有无疼痛、肿胀，检测末梢脉搏、观察皮肤颜色、温度等，每日测量并记录患肢不同平面的周径。

3. 评估患者是否有血栓病史。

4. 注意观察患者有无肺栓塞症状。

5. 监测患者凝血功能、血常规和下肢血管超声等。

6. 遵医嘱应用抗凝、溶栓、抗感染等药物，在用药期间严格监测药物疗效，注意有无出血倾向。

7. 急性期保证患者绝对卧床，可抬高患肢，同时严禁按摩、揉捏、热敷患肢，避免剧烈运动。

8. 恢复期患者逐渐增加活动量，可利用机械作用（如：穿加压弹力袜、抗栓袜，使用下肢加压充气泵等），促进下肢静脉血液回流和侧支循环的建立。

9. 一旦发生下肢深静脉血栓，按相应应急流程处理。

10. 给予饮食和生活指导，告知患者进食低盐、低脂、高蛋白、高维生素、易消化的食物。

二十三、潜在并发症：患者肺栓塞

（一）相关因素

1. 术后长期卧床、血流瘀滞。

2. 血管壁损伤、术后高凝状态。

（二）预期目标

1. 住院期间未发生肺栓塞。

2. 发生肺栓塞能及时处理。

（三）护理措施

1. 评估患者有无呼吸困难、咳嗽、咯血、晕厥、胸闷、胸痛、烦躁不安,甚至濒死感等症状。

2. 监测患者意识和生命体征,注意观察心率、呼吸、血氧饱和度、动脉血气分析、凝血功能和肺动脉 CT 血管造影（CTA）的变化等。

3. 定时对患者进行翻身、拍背,预防肺部感染。

4. 在溶栓治疗期间,定时检查患者凝血时间、凝血酶原时间和大便隐血试验。

5. 遵医嘱给予患者药物治疗,注意观察药物的疗效及副作用。

6. 一旦发生肺栓塞,按肺栓塞应急流程处理。

二十四、患者清理呼吸道无效

（一）相关因素

1. 伤口疼痛、咳嗽无力。

2. 手术全麻患者气管插管、鼻腔分泌物增多而咳嗽无效。

3. 呼吸道感染、支气管黏膜水肿、痰多、黏稠、分泌物增多。

4. 意识障碍。

（二）预期目标

患者掌握有效咳嗽方法,咳嗽、咳痰减少或消失,保持呼吸道通畅。

（三）护理措施

1. 指导患者掌握正确的咳嗽与排痰技巧,咳嗽时按压伤口,以减轻疼痛和防止伤口裂开。

2. 在患者清醒状态下,协助患者翻身,给予拍背协助排痰,清理呼吸道内分泌物,指导其有效的咳嗽方式。

3. 对于昏迷或昏睡的患者,及时清理呼吸道分泌物。

4. 对痰液浓稠的患者给予雾化吸入,每日 2~3 次,促进痰液排出。

5. 对患者合理使用抗菌药物,控制肺部感染,防止呼吸道出现严重的气道炎性物质渗出,导致呼吸衰竭的发生。

6. 维持适宜的温度、湿度,注意保暖。

二十五、患者睡眠形态紊乱

(一)相关因素

1. 环境因素。

2. 生理因素。

3. 心理因素。

4. 诊疗因素。

5. 疼痛。

(二)预期目标

1. 患者能识别引起睡眠不足的潜在因素。

2. 患者知晓诱导睡眠的技术。

3. 患者表现出能保持活动和休息的最佳平衡。

4. 患者有足够的睡眠时间。

(三)护理措施

1. 注意观察和记录患者的睡眠情况,评估患者睡眠型态及睡眠紊乱的原因,监测患者具体睡眠时数。

2. 介绍病区环境,有关检查、手术过程等情况,减轻患者紧张、焦虑、恐惧和抑郁的情绪。

3. 创造良好的睡眠环境,保持病室安静、舒适,光线适宜,通风良好,必要时将患者转至较安静的病室。

4. 协助医师调整影响患者睡眠规律的药物种类、剂量和用药时间。

5. 妥善安排诊疗、护理操作时间,减少对患者睡眠的干扰。

6. 向患者和(或)家属宣教有关失眠的诱因,指导患者诱导睡眠技巧。

二十六、患者有栓塞的危险

(一)相关因素

1. 骨折(髋部或腿部)。

2. 髋或膝关节置换。

3. 外科大手术后。

4. 长时间(＞3日)卧床制动。

5. 血液高凝状态。

6. 恶性肿瘤、肿瘤栓子脱落。

7. 休克或组织灌注不良。

(二)预期目标

1. 患者未发生栓塞。

2. 及时发现栓塞的表现。

3. 患者生命体征平稳。

4. 患者未发生重要脏器的出血。

5. 患者和(或)家属能复述栓塞相关知识。

6. 一旦发生栓塞,及时处理。

(三)护理措施

1. 注意观察患者手术侧支血液循环情况,有无动、静脉栓塞迹象。

2. 监测患者意识、皮肤黏膜情况和生命体征,注意观察患者心率、呼吸、血氧饱和度、动脉血气分析、凝血功能和肺动脉 CTA 的变化等,警惕肺栓塞形成。

3. 对疾病可能导致患者栓塞的原因进行宣教。

4. 提供舒适、安静的治疗和休息环境,注意保暖,以促进患者静脉血液回流。

5. 给予患者高蛋白、高维生素、高纤维素、低脂的食物,忌食辛辣刺激性食物,避免增加血液黏稠度,造成血液瘀滞。

6. 鼓励患者做踝关节、膝关节被动屈伸活动,深呼吸及有效咳嗽。早期下床活动,可穿加压弹力袜。

7. 一旦发生肺栓塞,按肺栓塞应急流程处理。

二十七、患者活动无耐力

(一)相关因素

1. 缺氧。

2. 神经肌肉受累。

3. 年老衰弱。

4. 精神因素。

5. 身体虚弱。

6. 手术。

7. 疾病。

(二)预期目标

1. 活动能力和耐力增加。

2. 在协助下可以进行床边活动。

3. 能独立进行床边活动。

(三)护理措施

1. 评估患者活动能力、时间及活动后反应。

2. 协助患者适当改变卧位,维持肌张力,协助长期卧床患者每2h翻身一次,防止压力性损伤。

3. 指导恢复期可下床的患者逐步予以行走锻炼, 根据患者情况, 确定个性化耐受力锻炼方式。

4. 安排合理的作息时间, 为患者准备无障碍活动环境。保持地面干燥, 给予安静、集中护理, 减少不必要的活动, 活动后给予足够的休息时间, 必要时予以氧疗。

5. 协助患者日常活动, 做好患者基础护理。

6. 做好患者健康教育, 向患者宣教锻炼的好处、合理的锻炼方式, 指导患者活动前进行适度的肌肉放松, 预防运动性损伤。

二十八、患者口腔黏膜完整性受损

(一)相关因素

1. 疾病。

2. 化学性损伤(如: 服毒、刺激性药物等)。

3. 放射性因素和化疗因素(如: 头颈部放射治疗、化疗等)。

4. 感染。

5. 机械性损伤(如: 胃管、气管插管, 假牙所致, 使用舌钳或张口器等)。

6. 禁食、唾液分泌减少、张口呼吸。

7. 缺乏微量元素。

(二)预期目标

1. 患者能叙述并执行预防、应对口腔黏膜受损的有效方法。

2. 患者进食和饮水时没有不适感。

3. 患者口腔黏膜完整。

4. 口腔保持清洁。

（三）护理措施

1. 评估患者并记录患者的口腔黏膜、牙龈、唇舌受损情况及伴随症状，必要时做咽拭子培养。

2. 注意观察患者疼痛程度，遵医嘱使用止痛剂，并观察其疗效。

3. 口腔护理，选择合适的漱口液，指导患者正确漱口。

4. 提供给患者食物和饮水温度适宜，食用清淡、易消化的食物，禁食过热、过冷的食物，避免粗糙、刺激性食物。

5. 根据患者口腔黏膜受损情况，遵医嘱用药，并注意观察药物的疗效及副作用。

6. 向患者和（或）家属宣教口腔黏膜卫生保健知识。

二十九、患者躯体移动障碍

（一）相关因素

1. 体力和耐力降低。

2. 疼痛不适。

3. 医疗限制（如：牵引、石膏固定等）。

4. 意识障碍。

5. 瘫痪（偏瘫或截瘫）。

（二）预期目标

1. 患者卧床期间生活需求得以满足。

2. 患者无因卧床出现的并发症（如：压力性损伤、下肢深静脉血栓等）。

3. 患者在帮助下可进行躯体活动。

4. 患者能独立进行躯体活动。

（三）护理措施

1. 评估患者躯体移动障碍的程度。

2. 提供患者疾病、预后及治疗的可行性信息，安抚患者的焦躁情绪。

3. 指导鼓励患者最大限度地完成自理活动，要求每日对未受影响的肢体进行至少 4 次的全关节锻炼。

4. 卧床期间协助患者进行生活护理。

5. 移动时保证患者的安全。

6. 提供循序渐进的活动，从坐卧位逐步增加至患者能在搀扶下下床活动。

7. 患者每 2h 翻身一次，预防长期卧床的并发症。

8. 指导患者和（或）家属进行出院后的功能锻炼及辅助器材的使用。

02

第二章

内科系统患者护理计划与实操

第一节　神经内科患者护理计划与实操

一、患者意识障碍

（一）相关因素

1. 结构性因素：脑血管梗死、头部创伤、肿瘤、脑水肿、颅内压升高。

2. 代谢性因素：缺氧、重度低血糖、高血糖、严重的血钠降低或血钠升高、有毒物质的产生。

（二）预期目标

1. 患者意识障碍未加重、意识障碍程度减轻或意识清楚。

2. 患者未发生与意识障碍、长期卧床有关的各种并发症，（如：压力性损伤、跌倒/坠床、非计划性拔管等）。

3. 格拉斯哥昏迷评分（GCS）15 分。

（三）护理措施

1. 严密监测并记录患者的生命体征及神志、瞳孔、24h 出入量和尿量变化，注意观察有无恶心、呕吐及呕吐物的性状与量，注意观察皮肤弹性及有无脱水、消化道出血和脑疝的早期表现。

2. 根据患者病情予以吸氧，摇高床头 15°~30°，头偏向一侧，保持呼吸道通畅，及时吸除呼吸道分泌物。若发现舌后坠，可用舌钳将舌拉出。

3. 及时执行医嘱，准确用药。

4. 加强基础护理，预防并发症的发生。

5. 对患者做好安全护理，加用病床防护栏，必要时加用约束性保护具，防止坠床。

6. 长期昏迷患者应按时给予关节活动，防止关节强直。有肢体瘫痪者，应防止足下垂，并按瘫痪患者进行护理。

7. 注意观察患者的尿量及排便情况，必要时遵医嘱给予药物治疗。保持会阴部清洁，每日冲洗会阴部。

二、患者躯体移动障碍

（一）相关因素

1. 体力和耐力降低。

2. 疼痛和不适。

3. 意识障碍、瘫痪（偏瘫或截瘫）等。

4. 脊髓病变所致截瘫。

5. 脑卒中。

（二）预期目标

1. 患者能掌握肢体功能锻炼的方法并主动配合康复训练，躯体活动能力逐渐增强。

2. 患者无意外损害发生（如：损伤、跌倒/坠床等）。

3. 患者卧床期间的生活需求得以满足。

（三）护理措施

1. 评估患者躯体移动障碍的原因及程度。

2. 评估患者运动和感觉障碍的平面是否上升。

3. 患者卧床期间做好基础护理,协助患者生活护理,满足患者生活需求。

4. 根据患者情况,选择合适的运动方式、持续时间、运动频度和进展速度(如:指导患者对没受影响的肢体进行主动的全关节活动,并鼓励患者使用健侧手臂从事自我照顾的活动)。

5. 必要时制订康复计划,指导并协助患者进行功能锻炼,评估患者掌握情况,适当使用训练类康复辅助器材。

6. 定时给患者翻身,保持皮肤完整性,预防坠积性肺炎;使用气垫床;取舒适卧位,加强保护措施,防止受伤,肢体保持功能位;严密观察患侧肢体血运和受压情况,并做好肢体按摩。

7. 必要时给予低频电刺激治疗,促进康复。

三、患者言语沟通障碍

（一）相关因素

1. 脑疾病(如:脑肿瘤、脑供血不足、脑外伤、脑卒中等)。

2. 文化差异(如:使用不同的语言、方言等)。

3. 气管插管、气管切开。

（二）预期目标

1. 患者能有效地进行沟通(如:言语、躯体语言、书面交流、绘画等)。

2. 患者能配合语言训练,语言功能逐渐恢复正常。

（三）护理措施

1. 评估患者语言沟通的能力、疾病影响因素。

2. 交谈时表达清晰,语句简单,语速正常,语言通俗易懂,避免使用医学术语。

3. 做好心理护理,多与患者接触交谈,给予关心、解释、鼓励,建立护患信任感。

4. 耐心、细致地和患者建立非语言的信息沟通,并鼓励患者使用手势表达出自己想要的物品,使用带图的文字或小卡片表达常用的短语。

5. 鼓励患者说话,患者可缓慢表达自己的诉求,不急躁;对尝试和获得成功的患者给予表扬,重塑其交流的信心。

6. 患者根据病情轻重及情绪状态,进行肌群运动训练、发音训练、复述训练、刺激训练等,可先从简单的字词开始,循序渐进。

7. 鼓励患者和(或)家属,并提供发音需使用到的词语卡、纸板、铅笔等物件。

四、患者吞咽障碍

(一)相关因素

1. 神经肌肉损伤。

2. 器质性:喉头水肿、气管插管、肿瘤压迫。

3. 意识障碍或延髓麻痹。

4. 进食困难、咀嚼困难、吞咽困难、味觉改变、口腔溃疡形成、进食后立即有饱胀感等。

(二)预期目标

1. 患者进食量充足,进食量能够满足机体需要。

2. 患者能经口进食,无呛咳、误吸症状。

(三)护理措施

1. 评估患者咳嗽、吞咽反射能力、机体需求等。

2. 创造良好的进食环境,协助患者安置合适体位。

3. 经口进食患者尽量选择其合适的食物;必要时餐前30min用药(以提高经口进食患者的咀嚼能力)。

4. 进食后维持原卧位（坐位或半卧位）15~30min，避免翻身、拍背。

5. 未能经口进食患者遵医嘱予鼻饲置管。

6. 患者置管期间，做好相应的对症护理（如：鼻饲管保持通畅，防止滑脱等）；做好口腔护理；告知患者管饲后 30min 避免翻身、拍背；予以管饲营养治疗；防止误吸。

7. 每日评估患者是否需要继续留置胃管。

8. 指导患者做吞咽功能训练，必要时予低频电治疗，促进其吞咽功能恢复。

五、患者舒适的改变：头痛

（一）相关因素

颅内外血管舒缩功能障碍或脑部器质性病变等。

（二）预期目标

1. 患者和（或）家属能复述诱发或加重头痛的病因。

2. 患者和（或）家属能正确运用缓解头痛的方法，使患者头痛的发作次数减少或程度减轻。

（三）护理措施

1. 评估患者疼痛的部位、性质、程度及伴随症状和体征，倾听患者对疼痛的诉说，教会患者疼痛评估的方法。

2. 评估患者导致头痛的其他因素（如：情绪紧张、恐惧、焦虑、进食某些食物、饮酒等），并协助疼痛消除。

3. 应用帮助患者减轻头痛的方法（如：保持环境安静、舒适；注意休息，保证充足的睡眠，缓慢深呼吸，听轻音乐，予冷敷、热敷以及理疗、按摩，采用指压止痛法等）。

4. 予以患者心理疏导，向其解释头痛原因，给予安慰及支持，鼓励患者诉说内心感受及提问，并给予回答。

5. 告知止痛药物的疗效与不良反应，让患者和（或）家属了解造成药物依赖性或成瘾性的因素（如：大量使用止痛药物、滥用麦角胺咖啡因可致药物依赖等）；指导患者遵医嘱正确服药。

六、患者舒适的改变：头晕

（一）相关因素

突发眩晕、恶心、呕吐。

（二）预期目标

1. 患者眩晕、恶心、呕吐次数减少或缓解，患者舒适感增强。

2. 患者正确应对眩晕发作，未发生跌倒/坠床及其他伤害。

（三）护理措施

1. 患者注意卧床休息，避免头部剧烈转动。

2. 注意观察患者头晕性质、程度及有无恶心、呕吐的伴随症状。

3. 要求患者配备陪护一名，给予生活上必要的照顾，注意安全，防止意外损害发生。

4. 遵医嘱给予患者药物治疗，注意观察药物的疗效及副作用，尤其需要提醒同时服用多种药物的老年患者按遵医嘱用药。

5. 告知患者可能诱发和加重头晕的因素，安慰和鼓励患者，保持环境安静，协助做好生活护理（如：避免强光、强声刺激，协助恶心、呕吐患者漱口，同时予补充水分和营养，防止水、电解质及酸碱平衡紊乱，对频繁恶心、呕吐的患者应遵医嘱使用止吐药，指导位置性眩晕的患者正确变换体位，做好卧床患者的大、小便护理）。

6. 避免诱因，患者平时枕头不宜太高（以 15°~20° 为宜），避免突然变换体位，仰头、低头或头部转动时，应动作缓慢且转动幅度不宜太大，以防诱发。

七、患者感知改变：感知觉下降

（一）相关因素

1. 脑梗死。

2. 脑、脊髓病变及周围神经受损。

（二）预期目标

1. 患者能适应感知障碍的状态。

2. 患者感知障碍减轻或逐渐消失。

3. 患者生活需要得到满足，未发生损伤等并发症。

4. 患者未发生与感知障碍下降、长期卧床等有关的各种并发症。

（三）护理措施

1. 评估患者运动和感知障碍的平面是否上升；注意观察患者是否存在呼吸困难、吞咽困难和构音障碍等。

2. 每日温水擦洗患者感知障碍的身体部位，以促进血液循环和感觉恢复。注意保暖，慎用热水袋（水温 ≤ 50℃），防止烫伤。

3. 指导患者经常做肢体主动运动，并给予肢体按摩和被动运动。

4. 床单位保持整洁，定时给予翻身，拍背，以免发生压力性损伤。加用病床防护栏，防止坠床。

5. 进行感知觉训练（如：用纸、毛线等刺激触觉；用冷水、热水刺激知觉；用针尖刺激痛觉；可进行肢体的拍打、按摩、理疗、针灸、被动运动和各种冷、热、电的刺激）。

6. 多与患者沟通，取得患者信任，使其正确面对，积极配合治疗和训练。

7. 做好患者的大、小便护理，保持其会阴部清洁，注意其口腔卫生。不能进食的患者，予以口腔护理 2~3 次 / 日。

8. 长期卧床的患者应注意活动和抬高肢体，预防下肢深静脉血栓形成。

八、患者心排血量减少

（一）相关因素

1. 心脏疾病、心功能不全。

2. 术后活动性出血。

(二)预期目标

患者心排血量正常,心率和血压在正常范围,外周脉搏有力。

(三)护理措施

1. 评估患者心排血量减少的病因和诱因。

2. 严密监测患者心功能情况、生命体征、血压、脉搏、脉压、意识、精神状态、肺部啰音和尿量的变化。注意观察患者末梢循环、肢体皮肤颜色及温度和血氧饱和度的改变。

3. 患者卧床休息,避免剧烈运动,病室保持安静,温度、湿度适宜。

4. 给予患者清淡、易消化饮食,少量多餐。

5. 根据患者心功能水平、水肿程度、尿量及血电解质情况限盐、限水,避免增高腹压的动作,保持大便通畅。

6. 选择合适的氧疗方式,注意观察患者的发绀情况。评估患者有无水肿的部位、水肿程度。

7. 遵医嘱用药,严格控制摄入量及输液速度;监测 24h 出入量或尿量;并注意观察药物的疗效与副作用。

8. 集中护理操作,动作轻柔,避免刺激患者。做好心理护理。

九、患者排便失禁

(一)相关因素

1. 意识障碍、认知障碍。

2. 神经肌肉功能障碍。

(二)预期目标

1. 患者建立正常排便习惯。

2. 肛周皮肤保持清洁、干燥。

（三）护理措施

1. 评估患者正常时的排便型态（如：每日排便的次数，找出大便失禁的原因）。

2. 保证患者每日摄入的液体量。

3. 患者选择合适的饮食种类，注意饮食卫生，防止腹泻发生。

4. 注意观察及记录患者失禁情况，次数，大便颜色、性状、量，有异常需报告医师，并及时留取标本。

5. 对意识清醒的患者鼓励其做肛门括约肌收缩锻炼，指导取立、坐或卧位；试做排便动作，先慢慢收缩肌肉，然后再慢慢放松，每次 10s 左右，连续 10 次，每次锻炼 20~30min，每日数次。

6. 患者的肛周皮肤保持清洁、干燥，必要时，涂抹保护性软膏，减轻皮肤刺激。注意观察患者的尾骶部皮肤变化，定时按摩受压部位，预防压力性损伤的发生。

7. 给予患者心理上的安慰和支持，帮助其树立信心，使其配合治疗和护理。

十、患者排尿异常：尿失禁

（一）相关因素

1. 脑血管疾病导致大脑对排尿失去控制。

2. 意识障碍。

3. 神经系统病变（如：脊髓损伤早期的脊髓休克阶段、脊髓肿瘤等导致的膀胱瘫痪）。

4. 下尿道梗阻（如：前列腺增生、膀胱颈梗阻及尿道狭窄等）。

（二）预期目标

1. 患者能控制排尿。

2. 患者能确定尿失禁的成因。

3. 患者皮肤完整。

4. 患者未发生尿路感染。

（三）护理措施

1. 评估患者尿失禁原因及程度。

2. 必要时,予以患者接尿或留置导尿,定期更换导尿管及引流袋。

3. 患者的导尿管定时夹放,锻炼其膀胱壁肌肉张力,以防膀胱功能失用性萎缩。

4. 遵医嘱冲洗膀胱。

5. 对意识清醒的患者鼓励其进行盆底肌肉锻炼,以增强控制排尿的能力。指导患者取立、坐或卧位,试做排尿动作,先慢慢收缩盆底肌肉,然后再慢慢放松,每次 10s 左右,连续 10 次,每次锻炼 20~30min,每日数次。

6. 保持患者皮肤清洁、干燥。床上铺一次性中单,也可使用尿垫或一次性纸尿裤;用温水清洗患者会阴部,勤换衣裤,定时按摩受压部位,预防压力性损伤的发生。

7. 给予患者心理上的安慰和支持,帮助其树立信心,使其配合治疗和护理。

十一、患者排尿异常:尿潴留

（一）相关因素

与传入途径障碍或不当有关,见于:脑损伤或脑肿瘤、脑血管意外、多发性硬化等。

（二）预期目标

1. 患者能自主排尿。

2. 患者掌握排尿技能,排空膀胱且余尿少于 50mL。

（三）护理措施

1. 尽量避免留置导尿管或留置导尿管时间过久。

2. 利用条件反射排尿(如:听流水声或用温水冲洗会阴部等诱导排尿,亦可采用针灸刺激排尿）。

3. 鼓励患者多饮水。

4. 若有可能,患者每日饮用酸果汁,保持尿液呈酸性。

5. 协助卧床患者采取适当体位,尽可能使患者采取习惯性姿势排尿,对需绝对卧床休息或行某些手术的患者,事先计划训练床上排尿,以免因不适应排尿姿势的改变而导致尿潴留。

6. 根据排尿次数及尿量,判断残余尿的可能性,必要时放置导尿管,训练膀胱肌肉收缩功能。

7. 给予心理上的安慰和支持,帮助其树立信心,使其配合治疗和护理。

十二、潜在并发症:患者失用综合征

(一)相关因素

1. 意识障碍、偏瘫所致长期卧床。
2. 脑梗死。

(二)预期目标

1. 患者未出现、少出现失用综合征。
2. 患者能主动或配合被动进行康复训练。

(三)护理措施

1. 评估患者引起骨骼、肌肉、运动系统功能退化的危险因素与程度,以预测失用综合征的发生。计划并实施对应的锻炼。

2. 向患者和(或)家属反复讲解失用综合征的不良后果,要求并帮助患者定期改变卧位,预防压力性损伤的发生。

3. 经常与患者沟通,帮助其树立战胜疾病,争取最大限度地恢复现有肢体功能的信心。

4. 在康复师的指导下制订计划并实施功能锻炼,及时镇痛,避免患者因为疼痛而惧怕锻炼。

5. 对患者进行健康教育,说明功能锻炼的重要性。

十三、患者低效型呼吸型态

(一)相关因素

高位脊髓病变所致呼吸肌麻痹。

(二)预期目标

患者气促、发绀症状逐渐改善并消失,呼吸平稳。

(三)护理措施

1. 保证环境相对安静,通风良好,同时注意保暖。尽量使患者安静,以减少机体的耗氧量。

2. 注意观察患者神态、面色、心率、呼吸频率和深度。

3. 予患者持续低流量给氧,吸氧管道保持通畅。保持患者呼吸道通畅,及时清除口、鼻腔和呼吸道分泌物,必要时吸痰。

4. 床头常规备气管插管包、吸引器和机械通气设备,必要时备气管切开包,以利随时抢救。气管切开术后,需严格消毒患者切口周围皮肤,及时更换伤口纱布,预防感染。

5. 注意观察血压、脉搏、呼吸、血氧饱和度等变化。询问患者有无胸闷、气短、呼吸困难等症状,注意呼吸困难的程度和动脉血气分析的指标改变。

6. 及时了解患者的心理状态,尽可能陪伴在患者身边,耐心倾听,注意观察病情变化,使其情绪稳定。患者注意休息,减少活动。

7. 遵医嘱给予抗菌药物治疗,促进气体交换。

8. 加强巡视,注意观察患者是否出现咯血情况。一旦发现咯血,应及时协助患者头偏向一侧,避免血凝块呛入气管。

9. 避免进食辛辣刺激性食物,予高蛋白、高热量、高维生素饮食。

十四、感知觉紊乱：患者脊髓病变水平以下感觉缺失

（一）相关因素

脊髓损害。

（二）预期目标

1. 患者能适应感知障碍的状态。

2. 感知障碍减轻或逐渐消失。

3. 患者的生活需要得到满足，未发生损伤等并发症。

（三）护理措施

1. 床单位保持整洁，防止感觉障碍的身体部位受压或机械性刺激。避免高温或低温刺激，慎用热水袋（水温≤50℃）或冰袋，防止烫伤、冻伤。协助做好皮肤护理和个人卫生，防止压力性损伤发生。

2. 感知障碍常使患者缺乏正确的判断而产生紧张、恐惧心理或烦躁情绪，多与患者沟通，取得患者信任，使其正确面对，积极配合治疗和训练。

3. 可进行肢体的拍打、按摩、理疗、针灸、被动运动和各种冷、热、电刺激。

4. 脊髓损伤所致自主性神经功能障碍，应注意观察排尿方式、次数、频率、时间、尿量与颜色，了解排尿是否困难，有无尿路刺激征，检查膀胱是否膨隆，区分尿潴留还是充盈性尿失禁。若发现患者尿液减少或无尿、下腹部膨隆、尿液呈红色或混浊，应及时通知医师。

5. 指导患者和（或）家属掌握疾病康复知识和自我护理方法，去除对疾病治疗与康复不利的因素。患者合理饮食，加强营养，多食肉、鱼、豆制品、新鲜蔬菜、水果等食物，保持大便通畅，避免受凉、感染等诱因。鼓励患者树立信心，保持健康心态。

十五、患者自我形象紊乱

（一）相关因素

面神经麻痹所致口角歪斜。

（二）预期目标

1. 患者能够实施应对措施。

2. 患者能用语言或行为展现对外表的接受（如：穿着、打扮、姿势、饮食、自我表现等）。

（三）护理措施

1. 鼓励患者表达内心的真实想法；告诉患者疾病大多数预后良好，并介绍治愈病例，指导患者克服焦虑情绪。

2. 鼓励患者询问与健康、治疗、预后有关的问题，促使患者正确面对疾病，积极配合治疗。

3. 语言柔和，态度和蔼，保护患者的隐私和自尊。

4. 鼓励患者形成修饰的习惯。

5. 帮助患者适应正常生活、社交活动、人际关系的改变（如：经常表扬和鼓励患者以促使其适应）。

6. 予患者面部适当按摩，温水热敷。急性期患者应注意休息，面部防风、防寒，外出时佩戴口罩，避免冷风直吹面部。早晚自行按摩患侧，动作轻柔、适度，部位准确。

7. 患者闭眼不全时做好眼部护理，减少用眼动作，并给予眼罩、眼镜防护，使用滴眼液预防感染，保护角膜。

8. 饮食宜清淡，避免粗糙、干硬、辛辣刺激性食物。有味觉障碍的患者，注意食物的冷热程度，防止烫伤口腔黏膜。患者保持口腔卫生，避免口腔感染。

9. 遵医嘱进行理疗或针灸，保护面部，掌握面肌功能训练方法，每日数次对镜子做皱眉、举额、闭眼、露齿、鼓腮和吹口哨等动作，每次 5~15min。

十六、疼痛：患者面颊、上下颌及舌疼痛

（一）相关因素

三叉神经受损（发作性放电）。

（二）预期目标

疼痛缓解。

（三）护理措施

1. 注意观察患者疼痛的部位、痛点、敏感区、性质、程度、持续时间、发作频率及伴随症状，了解疼痛的原因与诱因。

2. 避免发作诱因，病室保持光线柔和，环境舒适、安静、安全，保证患者正常作息和睡眠，保持情绪稳定。

3. 患者吃饭、漱口、说话、刷牙、洗脸动作要轻柔，食物宜软，忌生硬、油炸、辛辣刺激性食物，以免诱发"触发点"而引起疼痛。注意头面部保暖，避免局部受凉。

4. 指导患者掌握减轻疼痛的技巧，并鼓励运用指导式想象、听轻音乐、阅读报刊等方式分散注意力，以消除紧张情绪。

5. 患者遵医嘱正确服用药物，不可随意更换或停用药物，并告知药物可能出现的不良反应。对服用卡马西平患者，应每1~2个月检查一次肝功能和血常规，若出现皮疹、白细胞减少和共济失调应立即停药，并告知医师。

十七、潜在并发症：患者窒息

（一）相关因素

1. 反流、误吸。

2. 癫痫发作时意识丧失，喉痉挛，口腔和气道分泌物增多。

（二）预期目标

减少或未发生窒息的危险。

（三）护理措施

1. 评估患者意识水平、生命体征、血氧饱和度、面色、瞳孔、唇色等情况；评估患者的神经反射（如：咳嗽、吞咽动作等）。注意观察患者有无痰液、咯血或误吸致窒息的先兆。

2. 选择合适的进食量，患者进食时及进食后 30min 摇高床头 30°~45°，避免翻身、拍背。对有误吸风险的患者应缓慢喂食，必要时给予胃管鼻饲。

3. 床头常规备气管插管包、吸引器和机械通气设备，必要时备气管切开包，以利随时抢救。气管切开术后，需严格消毒患者切口周围皮肤，及时更换伤口纱布，预防感染。

4. 密切观察意识、瞳孔变化，注意观察并记录发作的类型、发作频率与发作起始时间和持续时间；注意观察发作停止后至意识完全恢复期间，患者有无头痛、疲乏及行为异常。

5. 配合医师积极抢救，协助做好家属解释、安抚工作。

6. 严格交接班。

7. 做好患者心理防护，减少其焦虑和不安，并和家属做好沟通，及时观察患者情况。

十八、潜在并发症：患者出血

（一）相关因素

1. 介入治疗操作。

2. 患者长期服用阿司匹林等抗凝药物。

3. 患者进行溶栓治疗。

（二）预期目标

1. 患者无明显穿刺点出血。

2. 患者无明显皮肤出血点，无血尿、便血、咯血等。

3. 患者溶栓后无出血。

（三）护理措施

1. 注意观察介入术或有创检查后患者的伤口情况。

2. 对于长期服用抗凝药物的患者，注意观察其有无出血倾向（如：皮肤黏膜出血点，消化道及泌尿系统有无便血、黑便、血尿，出现头痛、意识障碍等）。

3. 注意观察心电图的变化，有无因介入手术之后引起心率加快，血压下降，脉压减小等心包填塞。

4. 介入术后患者的伤口处理：股动脉穿刺点加压包扎，沙袋压迫 6~8h；术侧肢体制动 8h；24h 后若无出血等并发症，可下床活动。逐渐增加活动量。

5. 对有溶栓指征的患者，术前询问其有无脑血管病病史、活动性出血和出血倾向、严重而未控制的高血压、近期大手术或外伤史等溶栓禁忌证。完善相关检验检查。

6. 向患者宣教出血倾向注意观察的重要性，适当宣教伤口出血时的紧急处理。

7. 向患者宣教自我监测、自我防护的措施。

十九、潜在并发症：患者脑疝

（一）相关因素

脑水肿、血肿、脓肿、肿瘤引起颅内压增高。

（二）预期目标

配合药物治疗，预防脑疝发生，发生脑疝时能及时识别。

（三）护理措施

1. 监测生命体征变化,密切观察意识、瞳孔、血压及呼吸、肢体活动情况。

2. 注意观察脑疝前驱症状。若出现剧烈头痛、喷射性呕吐、烦躁不安、血压升高、脉搏减慢、意识障碍进行性加重、双侧瞳孔不等大、呼吸不规则等脑疝的先兆时,应立即报告医师。

3. 配合抢救,立即予以患者吸氧,建立静脉通道,遵医嘱快速静脉滴注甘露醇或静脉注射呋塞米,甘露醇应在 15~30min 内滴完,避免药物外渗。注意甘露醇的致肾衰作用,注意观察患者的尿量和尿液颜色,定期复查血电解质。

4. 备好气管切开包、脑室穿刺引流包、呼吸机、监护仪和抢救药物、物品等。

5. 昏迷患者应头偏向一侧,防止因舌后坠及呼吸道分泌物增多而造成窒息。

6. 耐心开导患者和（或）家属,助其树立信心,使其积极配合治疗。

二十、潜在并发症:患者低血糖

（一）相关因素

1. 使用降糖药物。
2. 能量摄入不足。
3. 肝、肾功能不全。

（二）预期目标

1. 糖尿病患者血糖＞ 3.9mmol/L；非糖尿病患者血糖＞ 2.8mmol/L。
2. 患者能识别及正确处理低血糖反应。

（三）护理措施

1. 评估患者低血糖的原因,定时测量血糖,一般每小时测量一次血糖,注意观察患者是否出现饥饿感、乏力、心悸、出汗、面色苍白或昏迷等症状。避免剧烈活动、劳累和生气等。

2. 发现患者出现低血糖症状,妥善安置患者,防止意外损害。

3. 指导患者进食含糖食品,如糖果、饼干、含葡萄糖多的饮料等。遵医嘱注射葡萄糖,若需进行补液的患者,应检测血钠、血钾、血氯等离子情况,防止出现稀释性低钾血症。

4. 告知患者和(或)家属不能随意增减药物剂量,并对低血糖的预防、监测、症状及处理措施进行健康指导,提高患者对治疗的依从性。

5. 避免患者单独活动,为患者佩戴手环和识别卡,便于发生紧急情况时做及时处理。

二十一、潜在并发症:患者高血糖

(一)相关因素

1. 糖尿病。

2. 胰腺炎。

3. 胰高血糖素病。

4. 甲状腺功能亢进。

5. 肾上腺皮质肿瘤。

6. 应激状态。

(二)预期目标

1. 血糖维持在 3.9~10mmol/L。

2. 无血糖异常的相关并发症或低血糖,或发生时能够及时发现并处理。

(三)护理措施

1. 定期监测患者的血糖变化,若是采用注射胰岛素治疗的患者,每日监测 2~4 次,若发现血糖波动较大,及时告知医师。

2. 注意观察患者高血糖的症状,注意神志变化及多食、多尿、多饮症状。

3. 患者需养成良好的生活习惯,在餐后 1h 进行适度的有氧运动,控制体重;

运动前评估血糖控制状况,做好血糖监测。

4. 做好饮食指导,嘱患者选择低脂肪、高纤维素和适量蛋白质的饮食,适当控制饮食量。

5. 遵医嘱正确使用胰岛素和降糖药物,用药后注意观察患者有无头晕、冷汗、恶心、虚脱等低血糖反应。

6. 围手术期空腹血糖水平控制在 7.8mmol/L,餐后血糖控制在 10mmol/L,大手术术前 3 天停用口服降糖药,小手术术前当日停服降糖药,急诊手术应及时纠正水、电解质及酸碱平衡紊乱,术中、术后严密监测血糖值变化。

二十二、潜在并发症:患者上消化道出血

(一)相关因素

脑梗死应激反应。

(二)预期目标

预防上消化道出血,发生出血时能及时发现。

(三)护理措施

1. 注意观察患者有无恶心、呕吐、反酸,上腹部有无固定压痛点、饱胀、呕血、黑便、尿量减少等症状和体征。

2. 胃管鼻饲的患者,每次鼻饲前先抽吸胃内容物,并注意观察其颜色,若为咖啡色或血性,提示发生出血。

3. 注意观察患者有无面色苍白、口唇发绀、皮肤湿冷、烦躁不安、尿量减少、血压下降等失血性休克的表现。

4. 告知患者和(或)家属上消化道出血的原因。指导患者保持乐观的情绪,规律生活,避免过度紧张和劳累,选择合适的锻炼方式,提高机体抵抗力。指导患者建立合理的饮食习惯,避免食用辛辣刺激性食物,戒烟、戒酒。

5. 遵医嘱禁食,出血停止后给予清淡、易消化、无刺激性、营养丰富的温凉流质

饮食,少量多餐,防止胃黏膜损伤及加重出血。

二十三、潜在并发症:患者再次出血

(一)相关因素

与伤口破裂和修复尚未完好而诱发。

(二)预期目标

患者未发生并发症或发生并发症时,及时发现。

(三)护理措施

1. 注意观察患者出血部位、主要表现形式、发展或消退情况,若发现新的出血、重症出血及其先兆,配合做好相关血液检查。

2. 活动与休息:血小板计数 $< 50 \times 10^9/L$,应减少活动,增加卧床休息时间;严重出血或血小板计数 $< 20 \times 10^9/L$,绝对卧床休息 4~6 周并摇高床头 $15° \sim 30°$,避免搬动和过早下床活动。期间做好患者生活护理。

3. 病室保持安静、舒适,避免声、光刺激,严格限制探视,治疗和护理活动集中进行。

4. 患者颅内压增高。必要时遵医嘱应用镇静剂、缓泻剂等药物。

5. 遵医嘱快速静滴甘露醇,必要时记录 24h 尿量;使用排钾利尿药物。

6. 再出血发生率较高,密切观察患者在症状、体征好转后,有无再次剧烈头痛、恶心、呕吐、意识障碍加重、原有局灶症状和体征重新出现等,发现异常,及时报告医师处理。

7. 做好患者卫生护理,告知患者勤剪指甲,避免抓伤皮肤。加强护患沟通,了解患者及其家属的需求和忧虑,给予解释和疏导,消除紧张和恐惧心理。

二十四、潜在并发症：患者重症肌无力危象

(一)相关因素

抗胆碱能药物使用量。

(二)预期目标

患者未发生重症肌无力危象。

(三)护理措施

1. 密切观察病情，注意患者呼吸频率、节律、深度、心率、血压、血氧饱和度的改变和肢体有无出现发绀；避免感染、外伤、疲劳和过度紧张等诱发肌无力危象的因素。

2. 鼓励患者咳嗽和深呼吸，及时吸痰，清除口腔和鼻腔分泌物，遵医嘱给予吸氧。

3. 备好抢救药品、物品和器材，尽快解除危象，必要时配合行气管插管、气管切开和人工辅助呼吸。气管切开术后，需严格消毒切口周围皮肤，及时更换伤口纱布，预防感染。

4. 告知患者常用药物的服用方法、不良反应与用药注意事项，避免因用药不当而诱发肌无力危象和胆碱能危象。

5. 疾病病程较长、病情易反复，应在言语上激励患者及其家属，鼓励患者保持乐观的心态和积极向上的生活状态，增强患者康复的信心。

6. 患者在饮食上，注意清淡饮食，食用高蛋白、高维生素的食物，保持大便通畅。避免食用油腻、辛辣刺激性等食物。

7. 对于长期卧床的重症肌无力患者，应定期给予适当按摩、关节运动，防止压力性损伤和肌肉萎缩等发生。

第二节　呼吸与危重症医学科患者护理计划与实操

一、患者清理呼吸道低效或无效

（一）相关因素

1. 分泌物增多而黏稠、气道湿度降低。

2. 无效咳嗽。

（二）预期目标

1. 痰液变稀，易于咳出。

2. 掌握有效咳嗽的方法。

（三）护理措施

1. 痰多黏稠、难以咳出的患者需多饮水，以达到稀释痰液的目的。也可遵医嘱进行雾化吸入，注意观察用药效果。

2. 咳嗽时，患者取坐位，头略前倾，双肩放松，屈膝，前臂垫枕，若有可能应使双足着地，以利于胸腔的扩展，增加咳痰的有效性。咳痰后恢复坐位，进行放松性深呼吸。

3. 给予患者胸部叩击或体位引流，协助排痰，以利于分泌物的排出。

4. 密切观察患者咳嗽、咳痰的情况，包括痰液的颜色、量及性质，以及咳痰是否顺畅。

5. 向患者和（或）家属解释清理呼吸道分泌物的重要性，予以主动配合治疗与护理。

二、患者气体交换障碍

（一）相关因素

1. 气道阻塞、通气不足、呼吸肌疲劳、分泌物过多和肺泡呼吸面积减少。

2.肺血管阻力增高引起肺淤血、肺血管收缩导致肺血流量减少。

(二)预期目标

1.呼吸困难减轻,呼吸频率减慢,发绀减轻。

2.活动耐力增加。

(三)护理措施

1.判断患者呼吸困难类型并动态评估患者呼吸困难的严重程度,监测血氧饱和度变化。

2.病室保持安静,空气流通,温度、湿度适宜。

3.呼吸困难伴低氧血症者,遵医嘱给予氧疗。一般采用鼻导管持续低流量吸氧,氧流量 1~2L/min;记录吸氧方式(鼻导管、面罩、呼吸机)、吸氧浓度和吸氧时间。

4.指导患者进行缩唇呼吸、膈式或腹式呼吸、吸气阻力器的使用等呼吸训练,加强胸、膈呼吸肌的肌力和耐力,改善呼吸功能。

5.遵医嘱对患者使用抗菌药物、支气管舒张药物和祛痰药物,注意观察药物疗效及副作用。

6.注意观察患者咳嗽、咳痰及呼吸困难的程度,监测动脉血气分析和电解质。

7.呼吸困难会使患者产生烦躁不安、焦虑甚至恐惧等不良情绪,从而进一步加重呼吸困难,故应安慰患者及其家属,并给予心理支持以增强其安全感,助其保持情绪稳定。

三、患者低效型呼吸形态

(一)相关因素

反复发作性咳嗽、咳痰,致使肺通气功能下降的呼吸形态。

(二)预期目标

通过肺康复锻炼及翻身、拍背增加痰液的排出。

（三）护理措施

1. 病情监测：密切观察患者的生命体征，呼吸、心率、面色及神态的变化。床旁备好气管插管用物及吸引装置。准确记录 24h 出入量或尿量。

2. 体位：床头摇高 15°~30°，急性发作期的患者应卧床休息，采取半卧位。

3. 给予氧气吸入或机械通气，及时清除呼吸道的分泌物，给予雾化吸入治疗，护理前后注意翻身、拍背，注意观察患者情况。

4. 做好气道管理，每 6h 口腔护理一次，人工气道患者每日更换牙垫或者气切纱布。若鼻饲患者，每次鼻饲前回抽胃内容物，判断是否潴留，鼻饲后每 4h 进行回抽，判断是否潴留，防止反流误吸。

5. 加强肺功能康复锻炼。

6. 加强心理护理，避免患者情绪激动。

四、潜在并发症：患者呼吸衰竭

（一）相关因素

原发疾病。

（二）预期目标

无并发症发生。

（三）护理措施

1. 严格控制氧流量，氧浓度控制在 40%，记录吸氧方式（鼻导管、面罩、呼吸机）、吸氧浓度和吸氧时间。注意血钾变化情况。

2. 注意患者 24h 出入量或尿量，并记录。

3. 监测患者生命体征，注意观察神志、呼吸、心率、血压、呼吸频率、动脉血气分析的改变。昏迷患者检查瞳孔大小、对光反射、肌张力、腱反射等。

4. 明显呼吸困难者给予半卧位或端坐卧位。每 2~3h 翻身、拍背一次，帮助排痰。

5. 下肢水肿者若无明显呼吸困难,可抬高下肢。

6. 给予患者低盐、低脂、易消化饮食,少量多餐。低蛋白血症患者可补充白蛋白,按病情限制钠盐摄入量。

五、疼痛:患者胸痛

(一)相关因素

肺部炎症累及壁层胸膜。

(二)预期目标

疼痛减轻或消失。

(三)护理措施

1. 卧床休息,积极治疗原发疾病。

2. 预防上呼吸道感染,尽量避免咳嗽,必要时给予止咳药物。

3. 指导和协助胸痛患者用手或枕头护住胸部以减轻疼痛,必要时根据医嘱使用止痛药物。

4. 经常予以患者安慰,与其沟通,解释病情,并及时回应患者的需求。

六、潜在并发症:患者大咯血、窒息

(一)相关因素

支气管扩张。

(二)预期目标

无并发症发生。

（三）护理措施

1. 患者绝对卧床休息，尽量避免被搬动，取患侧卧位。注意观察患者咯血的颜色、性质及量。

2. 患者呼吸道保持通畅，痰液黏稠无力咳出者，可经鼻腔吸痰。重症患者在吸痰前后应适当提高吸氧浓度，避免吸痰引起的低氧血症。指导并协助患者将气管内痰液和积血轻轻咳出，保持气道通畅。咯血时轻轻拍击健侧背部，嘱患者勿屏气，以免诱发喉头痉挛。

3. 患者大量咯血时禁食，小量咯血者宜进少量温凉流质饮食，多饮水，多食富含纤维素食物，保持大便通畅。

4. 对大咯血和意识不清的患者，床边备急救设备。当患者出现窒息征象，立即采取头低足高位 45° 俯卧位，头部偏向一侧，轻拍背部，迅速排除气道和口咽部血块，必要时进行负压吸引。给予高浓度吸氧。做好气管插管或气管切开的准备与配合工作。

5. 加强巡视，警惕患者大咯血或窒息的发生。

七、舒适的改变：患者胸闷

（一）相关因素

缺血、缺氧。

（二）预期目标

1. 胸闷症状缓解。

2. 生命体征稳定。

（三）护理措施

1. 病室保持安静，避免不良刺激，稳定患者情绪。

2. 监测生命体征，注意观察并记录呼吸频率、深度，血压、脉搏、血氧饱和度、心律等情况。

3. 注意观察胸闷程度及伴随症状。

4. 持续吸氧,以增加心肌供氧。

5. 遵医嘱用药,注意观察药物的疗效及副作用。

6. 动态监测心电图、肌钙蛋白。

7. 加强心理护理,消除患者激动、过度紧张等情绪。

八、潜在并发症:患者 DSA 伤口出血、血肿

(一)相关因素

1. 药物。

2. 介入肺穿刺治疗操作。

3. 患者活动不当。

(二)预期目标

1. 住院期间患者发生伤口出血、血肿。

2. 一旦发现患者伤口出血、血肿,及时处理。

(三)护理措施

1. 介入术后伤口处理:

(1)桡动脉穿刺处:制动 6~8h。

(2)股静脉穿刺处:术侧肢体保持伸直状态,制动 6~8h,若 24h 后无出血等并发症,可下床活动。

(3)股动脉穿刺处:术侧肢体保持伸直状态,沙袋压迫 12~24h,若 24h 后无出血等并发症,可下床活动。

2. 注意观察患者术侧肢体是否肿胀,一旦发生血肿,应标记血肿范围,再次确认有效压迫,防止血肿扩大,适当延长肢体制动时间。

3. 注意观察穿刺点是否渗血、血肿,一旦发生出血,立即止血,重新包扎。定期

放松绷带,指导患者咳嗽或呕吐时按压穿刺部位。

4. 监测患者的生命体征,血压、心率、意识、瞳孔,监测血常规。注意观察肢体远端皮肤颜色、温度等,防止动脉栓塞。

第三节　心血管内科患者护理计划与实操

一、患者体液过多

(一)相关因素

1. 右心衰竭致体循环淤血、水钠潴留。

2. 低蛋白血症。

(二)预期目标

1. 能叙述并执行低盐饮食计划。

2. 水肿、腹水减轻或消失。

(三)护理措施

1. 患者每日晨起排尿后,在同一时间、着同类服装、用同一体重计测量体重。

2. 准确记录患者 24h 出入量或尿量,若患者尿量 < 30mL/h,及时报告医师。

3. 有腹水者每日测量腹围。

4. 明显呼吸困难者,给予半卧位或端坐卧位。

5. 下肢水肿者,若无明显呼吸困难,可抬高下肢。

6. 予患者低盐、低脂、易消化饮食,少量多餐。按病情限制钠盐摄入量。

7. 低蛋白血症患者,可补充白蛋白。

8. 控制入量,严重心衰患者限制液体量在 1500~2000mL。

9. 遵医嘱正确使用利尿药物,注意药物不良反应,尤其关注血电解质变化。

10. 保持床单位整洁,做好皮肤护理。

二、患者心排血量减少

(一)相关因素

1. 心肌收缩力降低。

2. 心动过速或过缓。

3. 心脏瓣膜关闭不全。

(二)预期目标

1. 心肌收缩力增加,心脏功能较前改善。

2. 控制心律。

3. 活动耐力增加。

(三)护理措施

1. 监测患者的生命体征,血压、脉压差、脉搏和心率,注意观察患者呼吸频率、节奏及深度,肢体远端皮肤颜色、温度等。

2. 准确记录患者 24h 出入量或尿量。

3. 评估患者心排血量减少的指征。

4. 监测患者左心衰竭的症状及体征,呼吸困难、肺部湿啰音。

5. 监测患者右心衰竭的症状及体征,颈静脉怒张、腹水、眼眶水肿、肝肿大。

6. 注意观察患者周围血管灌注的不良症状(如:出汗、脉细速、皮肤温度等)。

7. 监测患者右心衰竭产生的体静脉充血增强的迹象,(如:颈静脉怒张、腹水、眼眶水肿、肝肿大等)。

8. 患者卧床休息,限制活动。

9. 在饮食上,患者注意清淡饮食,食用高纤维素、高维生素、低盐的食物,保持大便通畅。避免油腻、辛辣刺激性食物。

10. 注意观察药物的疗效及副作用。

三、患者气体交换障碍

(一)相关因素

1. 肺淤血、肺水肿。

2. 肺部感染。

3. 呼吸道痉挛,呼吸面积减少,气道功能障碍。

(二)预期目标

1. 患者呼吸困难减轻或消失,发绀减轻,肺部湿啰音减少或消失,血氧饱和度和动脉血气分析正常。

2. 患者能得到适宜的休息且活动耐力逐渐提高。

(三)护理措施

1. 密切观察患者呼吸困难有无改善,发绀是否减轻,听诊肺部湿啰音是否减少,监测血氧饱和度、动脉血气分析的改变,若病情加重或血氧饱和度降低至90%以下,立即报告医师。

2. 根据患者呼吸情况,取半卧位或端坐卧位。

3. 患者有明显呼吸困难时应卧床休息。

4. 根据呼吸困难类型、严重程度不同,进行合理氧疗,以缓解呼吸困难症状。

5. 注意观察药物的疗效及副作用。

6. 鼓励患者训练缩唇呼吸以及腹式呼吸,保持呼吸道畅通。

7. 在饮食上,患者注意清淡饮食,食用高纤维素、高维生素、低盐的食物,保持大便通畅。避免油腻、辛辣刺激性食物。

四、疼痛:患者胸痛

(一)相关因素

1. 心肌缺血、缺氧。

2. 主动脉夹层、胸主动脉瘤、腹主动脉瘤的发生与发展。

(二)预期目标

患者主诉疼痛消除或减轻。

(三)护理措施

1. 评估患者胸痛的部位、性质、程度、持续时间、发作规律、伴随症状及诱发因素。

2. 监测患者生命体征、心律及心电图变化,定时测量并记录脉搏、心率、呼吸和血压。

3. 重症患者绝对卧床休息,吸氧,病室保持安静,避免情绪波动。

4. 鼓励卧床患者多食新鲜蔬菜、水果及富含纤维素食物,养成每日排便习惯。连续数日未排便者可给予缓泻剂或低压温水灌肠,对于危重患者,记录 24h 出入量或尿量。

5. 遵医嘱用药,注意观察药物的疗效及副作用。

6. 向患者和(或)家属宣教有关的防治与急救知识,告知患者应遵医嘱按时服药,定期复查,安装起搏器的患者应随身带好保健卡,冠心病患者应随身备好急救药物。

五、疼痛:患者头痛

(一)相关因素

1. 颅内疾病。
2. 药物副作用。

(二)预期目标

1. 患者主诉头痛消除或减轻。
2. 患者能运用缓解头痛的方法。

（三）护理措施

1. 评估患者头痛的部位、性质、程度、持续时间、发作规律、强度变化、伴随症状及诱发因素,必要时监测生命体征。

2. 患者头痛发作时卧床休息,若需改变体位,动作应轻柔缓慢。

3. 注意观察药物的疗效及副作用。

4. 患者积极治疗原发疾病,停用引起头痛的药物。

5. 病室保持安静,光线暗淡,温度适宜,并予患者精神安慰,从而消除患者因头痛引起的焦虑、紧张、恐惧心理。

六、疼痛:患者伤口疼痛

（一）相关因素

手术。

（二）预期目标

1. 患者主诉疼痛消除或减轻。
2. 患者能运用有效方法消除或减轻疼痛。

（三）护理措施

1. 评估患者伤口疼痛的部位、性质、程度、持续时间、发作规律、伴随症状及诱发因素。

2. 注意观察药物的疗效及副作用。

3. 做好镇痛泵(PCA)的护理,指导患者正确使用镇痛泵的方法,告知可能出现的不良反应(如:头痛、头晕、恶心、呕吐等)。

4. 切口敷料保持清洁、干燥。

5. 解释疼痛的原因、机理,告知减轻疼痛的措施,帮助患者减轻焦虑、恐惧等情绪,从而缓解疼痛压力;也可通过兴趣活动来转移对疼痛的感知(如:听音乐、聊天等)。

七、舒适的改变:患者胸闷

(一)相关因素

心肌缺血。

(二)预期目标

1. 患者胸闷症状缓解。

2. 患者生命体征稳定。

(三)护理措施

1. 病室保持安静,避免不良刺激,稳定患者情绪。

2. 监测患者的生命体征,注意观察呼吸频率、深度,血氧饱和度、心率等情况。

3. 注意观察患者的胸闷程度及伴随症状。

4. 持续予患者吸氧,以增加心肌供氧。

5. 遵医嘱用药,注意观察药物的疗效及副作用。

6. 动态监测心电图、肌钙蛋白。

7. 在饮食上,食用高纤维素、高维生素、低盐、低脂的食物,保持大便通畅。戒烟、戒酒。

八、潜在并发症:患者洋地黄中毒

(一)相关因素

1. 心肌缺血缺氧、低钾低镁血症、甲状腺功能减退、肾功能不全等。

2. 其他药物(如:奎尼丁、胺碘酮、维拉帕米、阿司匹林等)的相互作用。

(二)预期目标

1. 患者能叙述洋地黄中毒的表现。

2. 患者一旦发生中毒,能及时发现和控制。

（三）护理措施

1. 监测患者心率及心电图变化，注意观察有无心律失常、胃肠道反应以及神经系统症状等洋地黄中毒表现。一旦发现心率＜60次/分或出现心脏节律改变、色视等，应停药并通知医师。

2. 定期监测患者血清地高辛浓度。

3. 向患者做好洋地黄中毒的相关宣教。

4. 洋地黄中毒的处理：

（1）立即停用洋地黄制剂。

（2）低钾血症者补钾，停用排钾利尿剂。

（3）遵医嘱应用抗心律失常药物，禁用电复律（易导致室颤）。

5. 记录患者24h出入量或尿量，尤其是尿量。

6. 静脉给药时，应控制输液总量及滴速，避免造成血容量增加过多而加重心衰。

7. 根据患者心功能分级决定活动量，当病情好转后，鼓励患者尽早做适量活动，防止长期卧床致静脉血栓、肺栓塞、便秘、压力性损伤发生。

8. 在饮食上，患者食用高纤维素、高维生素、低盐、低脂、易消化的食物，保持大便通畅。戒烟、戒酒。

九、潜在并发症：患者猝死

（一）相关因素

1. 恶性心律失常。

2. 严重冠心病、心肌炎、心肌病、心脏破裂、心包填塞等。

（二）预期目标

1. 住院期间未发生猝死。

2. 一旦发现猝死，及时抢救。

（三）护理措施

1. 监测患者的生命体征,密切观察心率、心律变化。

2. 注意观察患者有无低氧血症,有无水、电解质及酸碱平衡紊乱。

3. 建立静脉通路。

4. 备好抗心律失常药物及其他抢救药物、除颤仪等抢救器械。

5. 遵医嘱应用抗心律失常药物。

6. 及时纠正水、电解质及酸碱平衡紊乱。

7. 患者一旦发生猝死,立即进行心肺复苏。

8. 心肺复苏后应预防再次心脏骤停,并评估患者左心室功能,保持水、电解质及酸碱平衡,防治脑缺氧和脑水肿、急性肾损伤和激发感染等,同时做好心理护理,减轻患者恐惧,使其更好地配合治疗。

十、潜在并发症:患者心力衰竭

（一）相关因素

1. 原发性心肌损害。

2. 心脏负荷加重。

3. 感染、心律失常等诱发。

（二）预期目标

1. 住院期间未发生心衰。

2. 一旦发现心衰,及时处理。

（三）护理措施

1. 监测患者的生命体征。

2. 积极预防和控制感染,纠正心律失常,避免劳累和情绪激动等。

3. 严格控制输液量与速度。

4. 若活动后出现胸闷、心悸、呼吸困难等,应立即停止活动。监测左心衰竭的症状及体征,观察呼吸困难、肺部湿啰音情况等。

5. 一旦发生心衰,按心衰急救流程处理。

6. 重度心力衰竭者,绝对卧床休息,取半卧位,严重者可将双腿下垂以缓解静脉血液回流,减少肺瘀血和心脏的负担。长期卧床者,有可能出现压力性损伤、骨质疏松、肺栓塞、下肢深静脉血栓、下肢失用性肌萎缩、胃肠蠕动减慢等现象,因此要定时翻身,加强皮肤护理。

7. 辅导患者学会自我放松,消除抑郁、焦躁等消极情绪。指导患者遵医嘱服药,避免患者自行增减药量或停药。注意观察药物的疗效及副作用。

8. 在饮食上,食用高纤维素、高维生素、清淡、易消化的食物,保持大便通畅。戒烟、戒酒,避免大量饮水。保证充足的睡眠,避免过度劳累。

十一、潜在并发症:患者脑栓塞

(一)相关因素

各种原因引起的栓子脱落。

(二)预期目标

1. 住院期间未发生脑栓塞。

2. 一旦发现脑栓塞,及时处理。

(三)护理措施

1. 遵医嘱使用调脂、抗凝、抗心律失常药物。

2. 左房内有巨大附壁血栓者应绝对卧床休息。

3. 注意观察有无脑栓塞征象,重点观察意识、瞳孔、呼吸、肌张力等。

4. 一旦发生神志、精神改变、肢体感觉或运动障碍等脑栓塞征象,立即报告医师,给予抗凝药物或溶栓等处理。

5. 卧床患者定时翻身、拍背,避免压力性损伤和下肢深静脉血栓的发生。

6. 在饮食上,食用高纤维素、高维生素、低脂、清淡、易消化的食物,保持大便通畅。戒烟、戒酒。

十二、潜在并发症:患者心律失常

(一)相关因素

1. 冠心病、心肌病、心肌炎、心脏瓣膜病等。

2. 水、电解质及酸碱平衡紊乱,药物中毒等。

3. 心脏手术。

(二)预期目标

1. 住院期间未发生心律失常。

2. 一旦发现心律失常,及时处理。

(三)护理措施

1. 及时发现患者心律失常的症状与体征(如:异常的心率、心悸、胸痛、晕厥、低血压等)。

2. 及时发现与识别患者异常心电图波形,及时汇报医师。

3. 监测患者血电解质情况。

4. 避免剧烈活动、情绪激动或紧张、快速改变体位等,一旦有头晕、黑蒙等先兆,立即平卧,以免跌倒。

5. 备好抢救药物及抢救器械(如:抗心律失常药物、心电监护仪、除颤仪等)。

6. 出院前教会患者自测脉搏的方法。每日早、晚和出现不适时测量脉搏,做好记录。

7. 告知患者和(或)家属装有心脏起搏器及植入性心脏自动除颤器的自我监测。

8. 给予患者心理护理,保持情绪稳定,消除紧张情绪。

9. 给予患者低盐、低脂、清淡、易消化的饮食。宜少食多餐,忌暴饮、暴食,戒烟、戒酒。

十三、潜在并发症：患者感染性心内膜炎

（一）相关因素

细菌、真菌和其他微生物感染而导致的心瓣膜病或心室壁内膜炎症。

（二）预期目标

1. 住院期间未发生感染性心内膜炎。

2. 一旦发现感染性心内膜炎，及时处理。

（三）护理措施

1. 动态监测体温变化，并准确绘制体温曲线。

2. 卧床休息，避免重体力劳动、剧烈运动或情绪激动。

3. 重点观察瞳孔、神志、肢体活动及皮肤温度等。若患者突然出现胸痛、气急、发绀和咯血等症状，应考虑肺栓塞的可能；出现腰痛、血尿等，考虑肾栓塞的可能；出现神志和精神改变、失语、吞咽困难、肢体功能障碍、瞳孔大小不对称，甚至抽搐或昏迷征象时，警惕脑血管栓塞的可能；出现肢体突发剧烈疼痛，局部皮肤温度下降，动脉搏动减弱或消失时，要考虑外周动脉栓塞的可能。

4. 注意保暖，避免感冒，少去公共场所，加强营养，增强抵抗力，合理作息。

5. 高热患者卧床休息，病室的温度和湿度适宜，给予物理降温。心脏超声可见巨大赘生物的患者，应绝对卧床休息，防止赘生物脱落。

6. 遵医嘱使用抗菌药物及抗风湿药物治疗，注意观察药物疗效、可能产生的副作用。严格按时间给药，确保维持有效的血药物浓度。

7. 正确采集血标本：对未经治疗的亚急性患者，应在第 1 天间隔 1 小时采血 1 次，共 3 次。如次日未见细菌生长，重复采血 3 次后，开始使用抗菌药物治疗。抗菌药物使用者，停药 2~7 日后采血。急性患者应在入院后立即安排采血，在 3h 内每小时采血 1 次，共取 3 次血标本后，遵医嘱开始治疗。本病的菌血症为持续性，无须在体温升高时采血。每次采血 10~15mL。

8. 饮食护理：给予患者清淡、高蛋白、高热量、高维生素、易消化的半流质或软食；

鼓励患者多饮水，做好口腔护理；有心力衰竭征象的患者，按心力衰竭患者饮食予以指导。

十四、潜在并发症:患者心肌梗死

(一)相关因素

1. 冠状动脉供血急剧减少或中断。

2. 心肌严重而持久缺血导致心肌坏死。

(二)预期目标

1. 住院期间未发生心肌梗死。

2. 一旦发现心肌梗死,及时处理。

(三)护理措施

1. 评估患者有无胸痛、胸闷等不适及有无面色苍白、大汗淋漓、恶心、呕吐等伴随症状。

2. 监测患者的血电解质、心肌酶谱、肌钙蛋白等指标及心电图变化。

3. 注意观察患者意识、生命体征、心律变化等,必要时使用心电监护仪。

4. 注意观察药物的疗效及副作用。

5. 一旦发生急性心肌梗死,按急性心肌梗死应急流程处理。

6. 在饮食上,患者第 1 周宜流质或半流质饮食。心功能不全及有高血压史者限制钠盐摄入量。保持大便通畅,切忌用力排便,以防诱发心律失常、心脏破裂和猝死等,排便困难时,应给予缓泻剂通便。

7. 给予患者心理护理,助其保持情绪稳定,消除紧张情绪。

十五、潜在并发症:患者心源性休克

(一)相关因素

心排血量急剧下降。

（二）预期目标

1. 住院期间未发生心源性休克。

2. 一旦发现心源性休克,及时处理。

（三）护理措施

1. 评估患者意识、生命体征、血氧饱和度、瞳孔、毛细血管再充盈时间、尿量、血压、脉搏、皮肤及末梢循环状况等。必要时留置导尿管,保证静脉输液通畅;按时翻身,做好口、鼻腔护理,预防压力性损伤、肺炎等并发症。

2. 监测患者的中心静脉压、肺动脉压及肺毛细血管楔压等。

3. 监测患者的动脉血气分析、心肌酶谱、心电图、血常规、血电解质、凝血功能等。

4. 评估患者有无肾功能衰竭、心功能衰竭、感染、肺水肿等并发症发生。

5. 一旦发生心源性休克,按心源性休克应急流程处理。

十六、潜在并发症:患者高血压急症

（一）相关因素

血压急剧升高[收缩压 ≥ 220mmHg 和（或）舒张压 ≥ 140mmHg]。

（二）预期目标

1. 住院期间未发生高血压急症。

2. 一旦发现高血压急症,及时处理。

（三）护理措施

1. 监测患者的血压,一旦出现血压急剧升高、剧烈头痛、呕吐、大量出汗、视力模糊、面色及神志改变、肢体运动障碍等症状,立即通知医师。

2. 向患者宣教高血压急症的诱因,避免情绪激动、劳累、寒冷刺激和随意增减药物剂量。

3. 注意观察药物的疗效及副作用。

4. 一旦发生高血压急症,按高血压急症应急流程处理。

5. 对长期卧床患者,定时翻身、拍背,避免压力性损伤,预防肺部感染和下肢深静脉血栓的形成。

6. 给予患者清淡、高蛋白、高纤维素、低糖、低盐、低脂的食物。保持大便通畅。

7. 给予患者心理护理,助其保持情绪稳定,消除紧张情绪。

十七、潜在并发症:患者伤口出血、血肿

(一)相关因素

1. 药物作用。

2. 介入治疗操作。

3. 患者活动不当。

(二)预期目标

1. 住院期间未发生伤口出血、血肿。

2. 一旦发现伤口出血、血肿,及时处理。

(三)护理措施

1. 介入术后伤口处理:

(1)桡动脉穿刺处:制动 6~8h。

(2)股静脉穿刺处:术侧肢体保持伸直状态,制动 6~8h,若 24h 后无出血等并发症可下床活动。

(3)股动脉穿刺处:术侧肢体保持伸直状态,沙袋压迫 12~24h,若 24h 后无出血等并发症可下床活动。

(4)永久起搏器植入术后伤口处:术侧肩部制动,勿用力咳嗽,局部伤口沙袋压迫 24~48h。

2. 注意观察术侧肢体是否肿胀,一旦发生血肿,应标记血肿范围,再次确认有

效压迫,防止血肿扩大,适当延长肢体制动时间。

3. 注意观察穿刺点是否渗血、有无血肿,一旦发生出血,立即止血,重新包扎。定时放松绷带,指导患者咳嗽或呕吐时按压穿刺部位。

4. 监测患者的生命体征,血压、心率、意识、瞳孔状态;监测血常规。注意观察肢体远端皮肤颜色、温度等,防止动脉栓塞。

十八、潜在并发症:患者左房食管瘘

(一)相关因素

消融手术导致左房后壁损伤。

(二)预期目标

1. 住院期间未发生左房食管瘘。

2. 一旦发现左房食管瘘,及时处理。

(三)护理措施

1. 术后进食温凉软食,避免辛辣刺激性食物。

2. 遵医嘱使用质子泵抑制剂及胃黏膜保护剂。

3. 查血常规、C-反应蛋白或食管对比剂 CT。

4. 避免食管镜检查,以减少栓塞风险。

5. 若出现胸痛、发热、白细胞增高,立即汇报医师。

6. 该疾病病程较长,应在言语上激励患者及其家属,鼓励患者保持乐观的心态和积极向上的生活状态,增加患者康复的信心。

十九、潜在并发症:患者封堵器脱落

(一)相关因素

1. 病变解剖部位特殊,或封堵器选择过小。

2. 操作不当或器材本身质量问题。

（二）预期目标

1. 住院期间未发生封堵器脱落。

2. 一旦发现封堵器脱落,及时处理。

（三）护理措施

1. 患者术后 24h 绝对卧床休息,协助其卧床期间的生活护理。

2. 保持皮肤清洁、干燥。床上铺一次性中单, 也可使用尿垫或一次性纸尿裤,用温水清洗会阴部。定时按摩受压部位,预防压力性损伤的发生。

3. 术后初期应限制剧烈活动。

4. 注意监测心率、血压、血氧饱和度等变化,严密监测心电图情况。

5. 加强巡视, 注意观察患者心音变化, 若出现晕厥、呼吸困难、严重的心律失常,及时行心脏彩超或胸片检查,鉴别原因。

6. 一旦发现封堵器脱落,立即通过介入方法或立即手术取出封堵器。

7. 予以心理支持,应在言语上激励患者及其家属,鼓励患者保持乐观的心态和积极向上的生活状态。

二十、潜在并发症:患者起搏器电极脱落

（一）相关因素

1. 心肌松弛,电极难于固定和嵌顿。

2. 过度运动,起搏器移位。

（二）预期目标

1. 住院期间未发生起搏器电极脱落。

2. 一旦发现起搏器电极脱落,及时处理。

（三）护理措施

1. 术后 24h 内，患者应严格卧床休息，床头摇高 30°~60°。有咳嗽症状者，及时给予镇咳药物，以避免用力咳嗽。

2. 遵医嘱予患者心电监护，注意观察有无起搏及心律失常，若有异常，及时报告医师。

3. 向患者做好术后活动指导。术侧肢体避免屈曲或活动过度。

4. 教会患者学会自我测量脉搏，避免剧烈活动。

5. 定期随访，了解患者起搏器使用情况，避免发生意外。

二十一、潜在并发症：出血

（一）相关因素

抗凝药物使用。

（二）预期目标

1. 未出现出血现象。

2. 凝血功能指标在治疗范围内。

3. 一旦发现出血，及时处理。

（三）护理措施

1. 注意观察患者有无皮肤黏膜出血点、咯血、血尿、血便等出血现象。

2. 注意观察患者有无意识障碍、头痛、肌张力变化等脑出血现象。

3. 定期监测凝血功能。

4. 告知患者家属遵医嘱正确、按时、按量服用抗凝药物的必要性。

二十二、潜在并发症:患者静脉炎

(一)相关因素

静脉使用高渗性或者刺激性药物。

(二)预期目标

1. 患者和(或)家属知晓有关静脉维护的方法和注意事项。

2. 患者未发生静脉炎。

3. 改善患者因静脉回流受阻和炎症所致的疼痛症状,减轻患肢水肿。

(三)护理措施

1. 做好患者护理评估:评估患者穿刺部位有无发红、疼痛、肿胀及是否可触及条索状静脉等。

2. 评估患者有无全身性感染的症状等;了解静脉炎形成的原因。评估患者静脉炎的分类(如:化学性、机械性、血栓性、细菌性等)。

3. 严格执行无菌技术操作规程。

4. 正确选择静脉穿刺,提高穿刺技术。

5. 对长期静脉输液者应有计划地更换输液部位,注意保护静脉。若有渗漏立即拔管,更换穿刺部位。

6. 合理安排输液顺序和滴速。

7. 严格掌握药物配制后的有效时间。

8. 掌握药物的性质,密切监测药物不良反应。

9. 规范使用合适的留置针,规范敷贴的选择及更换。

10. 注意观察患者输液情况。

第四节　消化内科患者护理计划与实操

一、患者体液不足

（一）相关因素

1. 能量摄入不足,禁食,胃肠减压。

2. 严重呕吐、腹泻。

3. 高热,大量出汗。

4. 腹腔渗液（如肠梗阻、肠瘘等）。

5. 各种原因引起的失血。

6. 休克。

（二）预期目标

1. 患者体液充足,无脱水症状和体征。

2. 患者生命体征平稳,尿量＞30mL/h。

3. 患者出入量平衡。

（三）护理措施

1. 严密监测患者的生命体征,准确记录尿量或出入量,定期监测检验指标。

2. 迅速建立静脉通路,补液扩容,必要时遵医嘱输血治疗。

3. 患者急性活动期应禁食,做好口腔护理。病情稳定后遵医嘱给予相应饮食。

4. 患者卧床,置休克体位或平卧位,注意保暖。

5. 遵医嘱用药,注意观察药物的疗效及副作用。

二、患者有体液不足的风险

(一)相关因素

1. 能量摄入不足(如:恶心、呕吐、口腔疾患、消化道恶性肿瘤等)。

2. 排出增加(如:腹泻、尿崩症、糖尿病、大量出汗及利尿、脱水剂使用等)。

3. 非正常途径丢失(如:出血、各种引流液)。

4. 需要量增加(如:代谢紊乱)。

(二)预期目标

患者生命体征平稳,体液量出入平衡。

(三)护理措施

1. 监测生命体征、皮肤色泽、体重及呕吐物、排泄物的颜色、性状、量等变化。动态监测血电解质和动脉血气分析。

2. 根据体液丢失情况,遵医嘱补充液体及电解质。准确测量和记录24h出入量或尿量。

3. 患者在急性活动期应禁食,做好口腔护理。病情稳定遵医嘱给予相应饮食。

4. 注意观察患者肌张力、皮肤弹性情况,询问患者是否出现口渴症状。及时补充水分和电解质,给予少量多次口服补液,若是由于剧烈呕吐造成的体液不足,则主要通过静脉输液给予纠正。

三、疼痛:患者腹痛

(一)相关因素

1. 消化液刺激引起化学性炎症。

2. 癌细胞浸润。

3. 肠道炎症、溃疡。

4. 肠内容物通过炎症狭窄段而引起局部肠痉挛。

5. 胰腺及其周围组织炎症、水肿或出血性坏死。

6. 肝肿瘤生长迅速、肝包膜被牵拉或肝动脉栓塞术后产生栓塞后综合征。

7. 术中手术部位牵拉、烧灼、切除。

8. 结石嵌顿至胆道梗阻、感染及 Oddi 括约肌痉挛。

（二）预期目标

1. 患者主诉疼痛减轻或消失。

2. 患者能运用有效方法消除或减轻疼痛。

（三）护理措施

1. 评估患者疼痛的性质、程度、伴随症状、诱发因素和起病急骤或缓慢，以及疼痛治疗的效果及不良反应。

2. 告知患者发生疼痛时和当疼痛性质、程度发生改变时，及时告知医护人员。

3. 及时对患者采取疼痛控制措施（如：药物、非药物以及心理护理的方法等）。

4. 遵医嘱及时使用止痛药物，并做好相关用药护理。

5. 鼓励患者自我监测疼痛的情况，指导患者学会正确的疼痛评估方法。

6. 针对患者发生腹痛的病因，教会患者缓解或预防腹痛的方法。如对消化性溃疡患者，应讲解引发溃疡疼痛的诱因，使患者能够在饮食、嗜好、情绪、生活节奏等方面多加以注意。

四、患者意识障碍

（一）相关因素

血氨增高、干扰脑细胞代谢核神经传导。

（二）预期目标

1. 患者神志转清，对答切题。

2. 患者家属知晓引起意识障碍的原因，配合治疗。

（三）护理措施

1. 严密监测并记录患者的生命体征及神志、瞳孔、24h 出入量或尿量，注意观察有无恶心、呕吐及呕吐物的性质与量，注意观察皮肤弹性及有无脱水、消化道出血早期表现。

2. 监测患者的动脉血气分析、肝功能、肾功能、电解质及血氨等变化。

3. 患者取平卧位为主，每 2h 翻身、拍背一次，防止压力性损伤发生；使用双侧病床防护栏，注意安全护理，防止跌倒／坠床，躁动患者遵医嘱予约束具使用。根据病情吸氧，摇高床头 15°~30°，头偏向一侧，呼吸道保持通畅，及时吸除呼吸道分泌物。若发现舌后坠，可用舌钳将舌拉出。

4. 患者禁食蛋白质食物，意识转清后进食以碳水化合物、高维生素为主的食物。

5. 去除和避免诱发因素：清除胃肠道内积血，避免快速利尿和大量引流腹水，避免使用催眠、镇静药物、麻醉药物等，防止低血糖及控制感染，排便保持通畅。

6. 遵医嘱予以抗肝性脑病药物治疗，注意观察药物的疗效和副作用。注意观察患者的尿量及排便情况，保持会阴部清洁，每日会阴部冲洗。

五、患者吞咽障碍

（一）相关因素

1. 反流引起食管狭窄。
2. 肿瘤。
3. 食管神经肌肉功能障碍导致贲门失迟缓症。

（二）预期目标

能正常进食，无吞咽、呛咳不适。

（三）护理措施

1. 评估患者引起吞咽障碍的病因，积极治疗原发病。

2. 遵医嘱予患者使用抑酸护胃、促胃肠动力药物,注意观察药物的疗效和副作用。

3. 患者进食缓慢,选择合适的饮食,进食后保持半卧位或坐位 15~20min。

4. 必要时予患者手术治疗,做好术前、术后护理。

5. 患者少食多餐,避免摄入粗糙、过冷、过热和有刺激性的食物,戒烟、戒酒。中、晚期食管癌引起吞咽困难,可插胃管进行鼻饲饮食。

6. 心理上给予安慰,耐心地向患者讲清疾病的发生、发展规律及康复过程,帮助患者了解病情,正确指导进食的方法及应配合的体位,消除患者的恐惧心理,使患者积极地进食,配合治疗,改善吞咽困难的症状。

六、潜在并发症:患者消化道出血

(一)相关因素

1. 肝功能受损引起门静脉高压。

2. 胃肠道黏膜糜烂。

3. 凝血功能异常。

4. 胃黏膜剥离手术后。

5. 肠息肉术后等。

(二)预期目标

患者生命体征稳定,未发生任何出血现象。

(三)护理措施

1. 严密观察患者的神志、生命体征、尿量及末梢循环情况;评估患者有无呕血、黑便、头晕、乏力等消化道出血症状,并记录呕血与黑便的量、次数、性状。

2. 患者注意卧床休息,避免剧烈活动及增高腹压的动作,加强陪护。急性期禁食,病情好转后遵医嘱给予温凉流质饮食,少量多餐。

3. 建立静脉通路,遵医嘱输液纠正血容量不足,给予抗凝药物,必要时输血。

4. 遵医嘱心电监护、吸氧。出血性休克患者,按休克患者常规护理。

5. 做好心理护理,减轻患者紧张、焦虑情绪,避免情绪激动;若有呕血时,头偏向一侧,做好口腔护理,保持口腔清洁;注意观察出血情况,并记录血液颜色、量;及时处理被血液污染的物品。

6. 行纤维胃镜检查者,做好术前准备。

七、潜在并发症:患者癌结节破裂出血

(一)相关因素

肝癌组织坏死、液化导致癌结节自发破裂或因外力破裂。

(二)预期目标

1. 患者未发生破裂出血。
2. 患者和(或)家属能描述癌结节出血的诱因及预防方法。

(三)护理措施

1. 避免出血诱因:卧床休息,避免剧烈活动,避免增高腹压的动作,避免进食生、冷、硬、辣等食物。

2. 监测血压情况,若患者出现头晕、心慌、腹痛、恶心、呕吐、出冷汗、脉搏加快、腹肌紧张、尿量减少等血容量不足的表现,应及时通知医师。

3. 患者保持情绪稳定。

4. 患者保持大便通畅,适当予腹部按摩以促进肠蠕动,以脐部为中心顺时针方向按摩腹部,力度适中,每次不少于30圈。便秘者使用缓泻剂或采用低压灌肠。

5. 加强患者腹部体征的观察,若腹痛加剧伴有大出血应及时通知医师,积极配合抢救。

八、潜在并发症:患者肝性脑病

(一)相关因素

肝功能严重受损引起中枢神经系统功能失调。

（二）预期目标

1. 患者生命体征维持于稳定范围内。

2. 患者的意识清楚,或意识障碍程度减轻。

（三）护理措施

1. 去除和避免诱发因素,避免使用安眠药物和镇静剂;避免高蛋白饮食;禁止大量输液;避免快速利尿和大量引流腹水;大便保持通畅,必要时可进行灌肠。

2. 注意观察患者近期有无冷漠、理解力和记忆力减退,有无行为异常以及扑翼样震颤。监测并记录患者血压、脉搏、呼吸、体温及瞳孔变化,定期复查血氨、肝功能、肾功能,若有异常,及时通知医师。

3. 严格控制蛋白质摄入,病情好转者逐渐增加植物蛋白摄入量。

4. 患者呼吸道保持通畅,做好皮肤、管道等护理。

5. 做好安全护理,防止跌倒 / 坠床、压力性损伤、烫伤等发生。

6. 确保患者身体舒适,维持基本健康需要。

7. 肝性脑病患者需卧床休息,需预防感染和压力性损伤。

8. 指导患者遵医嘱服药,避免服用有肝毒性药物。注意观察肝功能指标有无异常。

九、潜在并发症:患者急性肾损伤、急性呼吸窘迫综合征（ARDS）、心力衰竭

（一）相关因素

重症胰腺炎继发多脏器衰竭。

（二）预期目标

1. 患者生命体征维持于稳定范围内。

2. 患者未发生并发症。

（三）护理措施

1. 严密监测患者的意识、生命体征、24h 出入量或尿量、血氧饱和度、皮肤颜色及温度、腹部体征、肺部啰音的变化等情况；定时监测检验指标。

2. 急性期患者应绝对卧床休息，病情缓解期以卧床休息为主，加强陪护。遵医嘱禁饮、禁食 1~3 日；明显腹胀者需行胃肠减压，予生大黄灌肠、芒硝外敷。

3. 患者呼吸道保持通畅，遵医嘱予鼻导管或面罩吸氧，维持血氧饱和度 ≥ 95%。

4. 遵医嘱合理补液，对心功能不全患者严格控制入量及输液速度。

5. 必要时对患者行血液透析、气管插管、呼吸机辅助呼吸治疗。

6. 向患者讲解诱因、预后等知识，教育患者积极治疗胆道疾病，平时养成规律的进食习惯，避免暴饮、暴食，戒烟、戒酒。

十、潜在并发症：患者低血容量性休克

（一）相关因素

1. 大量失血。

2. 低血压或呕吐丢失体液。

（二）预期目标

1. 患者有足够的组织灌注量，血压恢复正常。

2. 患者未发生低血容量性休克。

（三）护理措施

1. 做好患者护理评估，了解低血容量性休克的原因，评估患者意识、生命体征、心率、血压、皮肤黏膜色泽、尿量、口渴情况和末梢循环状况等，定时监测并记录血氧饱和度、尿量等。

2. 积极治疗原发病，控制出血，必要时做好术前准备。

3. 患者取休克卧位,摇高床头 15°~30°,抬高下肢 20°~30°。

4. 保持呼吸道通畅,遵医嘱吸氧,必要时建立人工气道。

5. 维持血流动力学稳定,尽快建立两条以上的静脉通路,遵医嘱补液、补充血容量、备血等。补液速度要加快,监测补液治疗的效果。

6. 水、电解质及酸碱保持平衡。

7. 遵医嘱记录 24h 尿量或出入量。

第五节　内分泌科患者护理计划与实操

一、舒适的改变:患者恶心

(一)相关因素

1. 血糖高。

2. 血压高。

3. 药物。

4. 患者眩晕。

5. 胃肠不适。

(二)预期目标

1. 患者自述恶心减轻。

2. 患者和(或)家属能够说出不会加重恶心的食物。

3. 患者和(或)家属能够陈述加重恶心的相关因素。

(三)护理措施

1. 评估患者引起恶心的原因及持续时间,必要时监测生命体征。

2. 患者少量多餐,细嚼慢咽,食用清淡的食物,避免进食过热或过冷,以及辛辣刺激性食物。

3.患者进食后取半卧位至少 2h,改变姿势时动作要缓慢。

4.予患者使用护胃药物,注意观察药物的疗效及副作用。眩晕引起恶心,可以使用中医疗法。

5.消除心理压力,指导患者放松训练。

二、患者疼痛

(一)相关因素

1.皮肤组织破损。

2.脑组织缺血、缺氧。

3.局部受压。

4.组织炎症。

5.晚期癌症。

(二)预期目标

1.主诉疼痛消除或减轻。

2.能运用有效方法消除或减轻疼痛。

(三)护理措施

1.注意观察、记录疼痛的性质、程度、时间、发作规律、伴随症状及诱发因素。

2.遵医嘱给予镇痛药物,注意观察并记录用药后的效果。

3.调整好舒适的体位。

4.局部炎症处理(如:冷敷、针灸、换药等)。

5.指导患者和(或)家属正确使用镇痛药物,保护疼痛部位,掌握减轻疼痛的方法。指导患者应用松弛疗法。

6.予患者精神安慰和心理疏导。

三、患者体液不足

（一）相关因素

1. 疾病导致的大量排尿（未控制的糖尿病、尿崩症等）。

2. 体液摄入不足。

3. 水分丢失过多（如：出汗、腹泻、呕吐、引流液等）。

4. 药物（如：脱水剂、利尿剂等使用）。

（二）预期目标

1. 患者血电解质维持在正常范围内。

2. 患者增加必需的液体摄入量。

3. 患者表现无脱水的症状和体征。

4. 患者能够知晓液体不足的危险因素，说出需要增加液体摄入量的重要性。

（三）护理措施

1. 严密监测患者的生命体征、皮肤色泽、体重及呕吐物、排泄物的颜色、性状、量等变化，准确记录 24h 出入量或尿量；定期监测血常规、电解质等结果的变化。动态监测血电解质和动脉血气分析。

2. 维持体液平衡，补液扩容；监测血电解质；必要时遵医嘱输血治疗。准确测量和记录 24h 出入量或尿量。

3. 对于病情稳定无禁食者，鼓励少量多次饮水，饮水 > 2500mL/d。

4. 绝对卧床，取平卧位，注意保暖。

5. 高热患者大量出汗时，及时擦身更衣，床单位保持整洁。对有引流管患者，注意观察其引流液颜色、性质、量的变化。

6. 遵医嘱正确使用止吐药物、止泻药物、制酸护胃药物、营养液，注意观察药物的疗效及副作用。

7. 注意观察患者肌张力、皮肤弹性状况，询问患者是否出现口渴症状。

四、患者体液过多

(一)相关因素

1. 皮质醇增多引起水钠潴留。

2. 低蛋白血症。

3. 醛固酮过高引起的水钠潴留。

(二)预期目标

1. 患者能叙述并执行低盐饮食计划。

2. 患者表现水肿减轻(特定部位)。

3. 患者和(或)家属能够陈述水肿发生的原因及预防方法。

(三)护理措施

1. 每日晨起排尿后,在同一时间着同类服装,用同一体重计测量体重。注意观察患者水肿的消长情况,注意观察患者有无胸腔、腹腔和心包积液。

2. 严重水肿者卧床休息。下肢水肿者且无明显呼吸困难者,可抬高下肢;有明显呼吸困难者,给予半卧位或端坐卧位。

3. 记录患者 24h 出入量或尿量,尤其尿量变化。若患者尿量< 30mL/h,及时报告医师。

4. 注意监测患者血电解质和心电图变化。

5. 遵医嘱正确使用利尿药物,注意观察和预防药物不良反应,尤其关注血电解质变化。非紧急情况下,利尿药物的使用时间选择早晨或日间为宜,避免夜间排尿过频而影响患者休息。

6. 有腹水者每日测量腹围。

7. 患者进食低盐、低脂、易消化饮食,少量多餐。按病情限制钠盐摄入量,预防和控制水肿。

8. 保持床单位整洁,做好皮肤护理。

五、患者自我形象紊乱

(一)相关因素

1. 内分泌及代谢紊乱引起身体外形改变。

2. 特定情况引起的外表效果(如：肥胖、妊娠、缺乏活动等)。

3. 发育改变。

4. 全身皮肤尤其是头面部皮肤大面积皮疹、破损、红斑、水疱、银屑引起的身体外形改变。

(二)预期目标

1. 患者能够实施新的应对措施。

2. 患者能用语言或行为展现对外表的接受(如：穿着、打扮、姿势、饮食、自我表现等)。

3. 患者表现出有重获自我照顾和角色责任的愿望和能力。

4. 患者和(或)家属能够建立新的或恢复旧的支持系统。

5. 患者能建立有效的调适机制和良好人际关系。

6. 患者身体外形改变逐渐减轻或恢复正常。

(三)护理措施

1. 提供心理支持，多与患者接触和交流，鼓励患者表达其感受，耐心倾听其心声。讲解疾病有关的知识，给患者提供有关疾病的资料，向患者说明身体外形的改变是疾病发生、发展过程的表现，只要积极配合检查和治疗，部分改变可恢复正常。消除患者紧张情绪，树立其信心。鼓励患者寻找/参加与自己情形相似的人员组成的支持小组。注意患者心理状态和行为，预防自杀，必要时还可安排心理医师给予心理疏导。

2. 指导患者改善自身形象，适当的修饰可以增加心理舒适度，提升美感。

3. 助患者和(或)家属建立良好的家庭互动关系，鼓励家属主动与患者沟通，并参与患者的护理，促进患者与家人之间的互动关系，以减轻患者内心的抑郁感。

4. 促进患者社会交往,鼓励患者加入社区的各种社交活动;教育周围人群勿歧视患者,避免伤害其自尊。

六、潜在并发症:患者低血糖

(一)相关因素

1. 患者处于有低血糖发生的高度危险状态或已经发生低血糖。

2. 患者进食少或未按时进食,胰岛素及口服降糖药物剂量过大、活动过度,肝、肾功能衰竭,胰岛素瘤,胃肠外营养治疗等。

(二)预期目标

1. 糖尿病患者血糖 > 3.9mmol/L;非糖尿病患者血糖 > 2.8mmol/L。

2. 低血糖患者住院期间减少低血糖发生的次数。

3. 一旦发现低血糖,及时处理。

(三)护理措施

1. 评估患者低血糖的原因,定时测量血糖,一般每小时测量一次血糖。注意观察患者是否出现饥饿感、乏力、心悸、出汗、面色苍白或昏迷等症状。避免剧烈活动及劳累、生气等。

2. 发现患者出现低血糖症状,妥善安置患者,防止意外损害。

3. 指导患者进食含糖食物(如:糖果 / 饼干 / 含葡萄糖多的饮料等),遵医嘱注射葡萄糖。若患者需补液,应检测血钠、血钾、血氯等离子情况,防止出现稀释性低钾血症。

4. 告知患者和(或)家属不能随意增减药物剂量,并对低血糖的预防、监测、症状及处理措施进行健康指导,提高患者对治疗的依从性。

5. 告知患者和(或)家属有关低血糖症的预防、自我监测、判断及处置方法;鼓励患者自我监测血糖值,避免患者单独活动,患者佩戴手环和医疗证明卡,便于发生紧急情况时做及时处理。

6. 评价低血糖处置效果。

七、潜在并发症：患者甲状腺危象

（一）相关因素

1. 患者处于有甲状腺危象发生的高度危险状态或已经发生甲状腺危象。

2. 手术前准备不足、甲亢症状未能很好控制及其他诱发因素，如感染、严重精神刺激、创伤等。

（二）预期目标

1. 患者住院期间无甲状腺危象发生。

2. 一旦发现无甲状腺危象，及时处理。

（三）护理措施

1. 注意观察患者的生命体征、血压、心率和神志变化、24h 出入量或尿量。若原有甲亢症状加重，并出现发热（体温＞ 39℃）、严重乏力、烦躁、多汗、心悸、心率＞ 140 次 /min，食欲减退、恶心、呕吐、腹泻、脱水等现象，立即报告医师。对呼吸困难的患者，及时使用呼吸机。

2. 遵医嘱用药，注意观察药物的疗效及副作用。

3. 给予患者高热量、高蛋白质和富含维生素的食物，禁饮对中枢神经有兴奋作用的浓茶、咖啡等，戒烟、戒酒，勿进食富含粗纤维素的食物，以免增加肠蠕动而导致腹泻。

4. 多与患者交谈，消除顾虑和恐惧心理，避免情绪激动。精神过度紧张或失眠者，适当应用镇静剂或安眠药物。

5. 病室保持安静，避免强光，指导患者减少活动，适当卧床，以免体力消耗。

6. 避免各种诱发因素（如：感染、过度劳累、精神刺激等）。

7. 一旦发生甲状腺危象，积极配合抢救，严密观察病情变化，做好护理记录。

八、潜在并发症:患者糖尿病酮症酸中毒（DKA）

（一）相关因素

1.1 型糖尿病患者有自发 DKA 倾向。

2.2 型糖尿病患者在以下诱因下可发生 DKA：急性感染、胰岛素不当减量或突然中断治疗、饮食不当、胃肠疾病、脑卒中、心肌梗死、创伤、手术、妊娠、分娩、精神刺激等。

（二）预期目标

1. 血糖正常或维持理想水平。
2. 能及时发现并处理并发症。

（三）护理措施

1. 定期监测血糖，及时准确地做好各种检验标本的采集和送检。

2. 严密观察和记录患者的生命体征、神志、24h 出入量或尿量等的变化。注意呼吸频率及呼气时有无烂苹果气味。

3. 对有相应诱因的患者，密切观察是否出现酮症酸中毒、高渗性昏迷的征象。积极防治诱因和处理并发症。

4. 遵医嘱合理用药。

5. 保证患者摄入充足的水分，鼓励患者多饮水。

6. 一旦发生酮症酸中毒，配合医师治疗，加强生活护理，做好护理记录。

7. 对于意识不清、昏迷的患者，喂水和喂饭时，应小心避免呛咳，定时翻身、拍背，避免发生压力性损伤，适当活动肢体，避免下肢深静脉血栓形成。

九、潜在并发症:患者脑疝

（一）相关因素

1. 大面积脑梗死。

2. 脑水肿、血肿、脓肿、肿瘤引起颅内压增高。

(二)预期目标

1. 患者住院期间未发生脑疝。

2. 一旦发现脑疝,及时处理。

(三)护理措施

1. 严密观察患者意识、瞳孔、血压、脉搏、呼吸及头痛、头晕、恶心、呕吐情况。评估患者有无脑疝的先兆表现,一旦出现,立即处理。注意观察脑疝前驱症状。若出现剧烈头痛、喷射性呕吐、烦躁不安、血压升高、脉搏减慢、意识障碍进行性加重、双侧瞳孔不等大、呼吸不规则等脑疝的先兆,应立即报告医师。

2. 患者卧床休息,避免剧烈活动,病情许可予摇高床头 15°~30°。

3. 保持患者呼吸道通畅,遵医嘱给氧、机械通气者可适当通气。

4. 配合抢救患者,立即予以吸氧,建立静脉通道,遵医嘱快速静脉滴注甘露醇或静脉注射呋塞米,甘露醇应在 15~30min 内滴完,避免药物外渗;注意甘露醇的致肾衰副作用,注意观察患者的尿量和尿液颜色,定期复查血电解质。注意观察药物的疗效及副作用。

5. 记录患者 24h 出入量或尿量。尿潴留及时导尿,禁止按压膀胱。

6. 患者大便保持通畅,必要时缓泻剂通便。

7. 高热者,及时控制体温。

8. 躁动者,适当镇静。癫痫者,控制癫痫发作。

9. 控制补液速度(< 60 滴 /min),量出为入,一般 24h 补液量 < 2500mL。

10. 脑疝患者的急救护理:立即采取正确卧位,遵医嘱使用脱水剂,配合医师进行抢救,做好急诊手术的准备工作。

11. 昏迷患者,应头偏向一侧,防止舌后坠及呼吸道分泌物增多而造成窒息。

12. 耐心开导患者及其家属,助其树立信心,使其积极配合治疗。

第六节　风湿免疫科患者护理计划与实操

一、患者疼痛

（一）相关因素

1. 炎症反应。

2. 肌肉关节疼痛。

3. 血管缺血、狭窄。

4. 骨质疏松。

（二）预期目标

1. 患者学会减轻疼痛的方法和技术。

2. 患者主诉疼痛缓解或消失。

3. 患者重视骨质疏松症，积极参与预防及治疗。

（三）护理措施

1. 注意观察患者受累关节的疼痛性质、持续时间、起病特点、肿胀、活动受限程度。

2. 注意观察患者缺血性疼痛的性质、持续时间和程度，监测肢端脉搏搏动情况和患肢皮肤的温度、弹性和色泽。

3. 病情急性活动期患者应卧床休息，关节保持功能位，限制受累关节活动。

4. 患者症状减轻、疼痛缓解时，逐步下床活动。行走平稳缓慢，避免跌倒 / 坠床。

5. 患者做功能锻炼，应遵循循序渐进、量力而行、持之以恒的原则，锻炼前准备活动应做充分，强度以不引起关节疼痛加重为度。

6. 教患者使用放松技巧，转移注意力；根据病情给予热敷、理疗、局部保暖等措施。

7. 增加含钙量高的食物摄入量。

8. 遵医嘱使用止痛药物,做好评估患者和注意观察药物的疗效及副作用。

9. 了解自身抗体测定结果、滑液检查及关节拍片检查结果,以明确导致关节疼痛的原因、病变严重程度等。

二、患者躯体移动障碍

(一)相关因素

1. 关节疼痛反复发作、关节僵硬及关节、肌肉功能障碍。

2. 肌无力、肌萎缩和关节疼痛。

(二)预期目标

1. 患者关节僵硬和受限程度减轻,自护能力增强,生活质量提高。

2. 患者能进行基本的日常活动和工作。

(三)护理措施

1. 评估患者晨僵程度、持续时间,做好局部保暖,日常洗漱水温适宜,避免接触冷水。

2. 评估患者关节畸形程度和功能,环境空间设置需考虑适宜患者活动,鼓励完成力所能及的工作。

3. 对患者提供补偿性生活护理,加强安全管控,防止跌倒/坠床、压力性损伤等。

4. 针对患者个体特点给予放置相应辅助用品(如:借力器具、靠垫、尿壶等)。

5. 对卧床患者定时翻身,保持皮肤完整性,预防坠积性肺炎;使用气垫床;取舒适卧位,加强保护措施,防止受伤,肢体保持功能位。

三、患者有失用综合征的风险

(一)相关因素

关节炎反复发作,疼痛和关节功能障碍。

（二）预期目标

控制及延缓残疾和失能的进展。

（三）护理措施

1. 评估患者引起骨骼、肌肉、运动系统功能退化的危险因素与程度，以预测失用综合征的发生。计划并实施对应的锻炼。

2. 向患者和（或）家属反复讲解失用综合征的不良后果，要求并帮助患者定期改变卧位，预防压力性损伤的发生。

3. 经常与患者沟通，帮助树立战胜疾病，争取最大限度地恢复现有肢体功能的信心。

4. 在康复师的指导下制订计划并实施功能锻炼，及时镇痛，避免患者因疼痛而惧怕锻炼。

5. 对患者进行健康教育，说明功能锻炼的重要性。

四、患者预感性悲哀

（一）相关因素

1. 疾病。

2. 关节可能致残。

3. 生活质量下降。

（二）预期目标

患者焦虑和恐惧程度减轻，心理和生理舒适感增加，能积极配合治疗及护理。

（三）护理措施

1. 加强与患者的沟通交流，评估患者心理需求。

2. 向患者宣教现阶段疾病诊疗的发展，给予患者信心。

3. 利用家属支持系统给予心理、照护上的支持。

五、患者皮肤、黏膜完整性受损

（一）相关因素

1. 血管炎性反应。

2. 疾病累及皮肤病变。

3. 免疫功能缺陷引起皮肤损害。

4. 应用免疫抑制剂。

5. 反复溃疡、皮肤损害。

6. 血小板减少。

（二）预期目标

1. 局部皮肤、黏膜保持完整。

2. 延缓皮肤病变。

3. 破损皮肤未发生继发感染，未出现新的皮肤损害，学会皮肤自我护理。

4. 皮肤、黏膜损伤减轻或恢复完好。

（三）护理措施

1. 注意观察患者皮肤损害的部位、大小、数量、形状、颜色及发生、愈合时间。

2. 注意观察患者局部出血、疼痛、有无分泌物、感染等症状。

3. 注意观察患者受累肢端颜色、皮温、疼痛变化。

4. 患者保持舒适卧位，避免受损皮肤长时间受压。

5. 患者保持口腔清洁，有口腔溃疡者可用冰水含漱止痛、锡类散等促进愈合。

6. 皮肤护理：

（1）保持空气流通，温度和湿度适宜，灯光柔和，避免阳光直接照射病床。光敏感者勿阳光照射，外出宜使用遮阳伞或戴宽檐帽、穿长袖衣和长裤，防止皮肤晒伤。

（2）使用温水清洁皮肤，避免过冷、过热刺激，避免使用肥皂等刺激性洗涤用品。

（3）对卧床患者定时翻身，并提供减压器材。

（4）患者避免皮肤接触刺激性物品，避免接触某些化学制品（如：厨房清洁剂、去垢剂），正确使用护肤品。

（5）患者肢端有炎症，注意保暖，避免冷水刺激，可佩戴手套。

（6）患者皮肤损害部位避免用手挤压，局部感染可用 0.5% 碘伏溶液涂抹。

（7）根据溃疡部位做好口腔、会阴部、眼部等护理。

7. 床单、被褥清洁、干燥、无渣屑、无污渍，身体下无硬物（如：导联线、器械等）。

8. 皮肤瘙痒者应剪短指甲，禁止抓挠，遵医嘱用药给予止痒。

六、患者体液过多

（一）相关因素

低蛋白血症或多浆膜腔积液。

（二）预期目标

患者水肿减轻或消失，出入量平衡。

（三）护理措施

1. 每日晨起排尿后，在同一时间着同类服装，用同一体重计测量体重。

2. 评估患者浮肿部位、程度，有无累及心肺功能。严重水肿者，卧床休息。下肢水肿且无明显呼吸困难者，可抬高下肢。有明显呼吸困难者，给予半卧位或端坐卧位。伴胸腔积液或腹水者，采取半卧位。

3. 记录患者 24h 出入量，监测尿量变化。若患者尿量 < 30mL/h，及时报告医师。

4. 定期监测患者血电解质和心电图变化。

5. 遵医嘱正确使用利尿药物，注意药物不良反应，尤其关注血电解质变化。非紧急情况下，利尿药物的使用时间选择早晨或日间为宜，避免夜间排尿过频而影响患者休息。

6. 有腹水者，每日测量腹围。

7. 患者进食低盐、低脂、易消化饮食，少量多餐。按病情限制钠盐摄入量，预防和控制水肿，低蛋白血症患者遵医嘱可静脉补充白蛋白。

8. 保持床单位整洁，做好皮肤护理。

七、患者自我形象紊乱

（一）相关因素

容貌体型改变。

（二）预期目标

能接受自身疾病带来的变化，学会修饰。

（三）护理措施

1. 提供心理支持，多与患者接触和交流，鼓励患者表达其感受，耐心倾听其心声。讲解疾病有关知识，给患者提供有关疾病的资料，向患者说明身体外形的改变是疾病发生、发展过程的表现，只要积极配合检查和治疗，部分改变可恢复正常。消除患者紧张情绪，助其树立信心。鼓励患者寻找 / 参加与自己相似情形的人员组成的支持小组。注意患者心理状态和行为，预防自杀，必要时还可安排心理医师给予心理疏导。

2. 指导患者改善自身形象，适当的修饰可以增加心理舒适度，提升美感。

3. 助患者和（或）家属建立良好的家庭互动关系，鼓励家属主动与患者沟通并参与患者的护理，促进患者与家人之间的互动关系，以减轻患者内心的抑郁感。

4. 促进患者社会交往，鼓励患者加入社区的各种社交活动；教育周围人群勿歧视患者，避免伤害其自尊。

八、患者意识障碍

(一)相关因素

神经系统病变。

(二)预期目标

1. 意识障碍减轻或恢复正常。

2. 家属知晓引起急性意识障碍的原因,配合治疗。

3. 知晓疾病的相关知识和护理。

(三)护理措施

1. 保持病室安静,空气清新,温度和湿度适宜。

2. 患者卧床休息,保持舒适体位。

3. 合理供给患者营养,必要给予静脉营养剂和白蛋白。

4. 密切观察患者的生命体征、意识、瞳孔等,并及时记录。

5. 监测患者的体温、热型及伴随症状,若体温在38.5℃及以上,应用物理降温或药物降温。

6. 加强患者皮肤、口腔、眼部及会阴护理。

7. 患者保持呼吸道通畅,必要时吸痰。

8. 患者合理补液,水、电解质及酸碱保持失衡。

9. 遵医嘱正确使用抗感染药物、脱水药物、止惊药物,必要时使用呼吸兴奋剂。

10. 护理操作集中进行,动作轻柔。

11. 向家属介绍病情、用药方法及护理方法,做好家属的心理护理。

九、患者舒适的改变

(一)相关因素

1. 口干、眼干,慢性炎性自身免疫疾病累及唾液腺、泪腺。

2. 患者皮肤瘙痒、乏力、疼痛等。

3. 患者关节肌肉及咽部疼痛等。

（二）预期目标

1. 患者自诉口干、眼干症状缓解。

2. 患者主诉不适感减轻或消失。

（三）护理措施

1. 病室温度、湿度适宜。

2. 患者进食清淡、易消化，少量多次饮水，避免辛辣刺激性食物。

3. 患者注意口腔卫生，勤漱口，定期检查口腔情况，正确刷牙，戒烟、戒酒。

4. 患者注意用眼卫生，避免揉搓，外出避免强光刺激，减少用眼时间，必要时可使用人工泪液滴眼，结膜炎患者清洁眼睑后局部涂抹抗菌药物的眼膏。

5. 患者保持皮肤清洁、湿润，勤剪指甲，避免抓挠。

6. 患者卧床休息，避免受累肌肉关节过劳。

7. 患者学习舒缓情绪、分散注意力的方法（如：病友间聊天，听音乐，欣赏周边景色等）。

十、患者外周组织灌注量改变

（一）相关因素

1. 血管病变。

2. 肢端血管痉挛、血管舒缩功能调节障碍。

3. 血管性血栓形成。

（二）预期目标

1. 患者临床症状减轻或消失，未发生相关并发症或并发症发生后能及时得到治疗。

2. 组织灌注量正常。

(三)护理措施

1. 室温适宜,患者着装温暖合适;保持肢体温暖,禁用热水袋、电热毯或热水泡脚。天气转凉,及时使用手套保暖,洗漱时使用温水。

2. 患者注意保护足部,每日洗脚,认真擦干,避免在脚上使用刺激性的肥皂和化学物品,经常修剪指甲。每日检查患者腿脚是否受伤或有压痕,穿干净的袜子、舒适的鞋子。

3. 患者有溃疡或坏疽的处理:要定时伤口换药,保持局部干燥。指导患者做患肢的主动或被动运动。

4. 协助患者取舒适体位,避免下蹲、交叉腿、盘腿、跷二郎腿、久坐等。

十一、潜在并发症:患者多脏器或组织损害

(一)相关因素

1. 疾病进展。
2. 药物。

(二)预期目标

未发生或加重多脏器或组织的损害。

(三)护理措施

1. 评估患者生命体征、血氧饱和度、意识状态、心率、心律、皮肤颜色及肺部啰音等的变化。

2. 监测患者的尿量或 24h 出入量,评估患者有无水肿及水肿部位、程度。

3. 遵医嘱用药,监测各项功能指标。

4. 告知患者疾病及药物的副作用,指导学习自我监测。

5. 经常与患者沟通,告知患者有任何不适,及时告知医务人员。

6. 稳定患者情绪,做好心理护理。

十二、潜在并发症:患者激素副作用

(一)相关因素

长期使用糖皮质激素。

(二)预期目标

患者激素药物使用期间未发生并发症,或并发症较轻。

(三)护理措施

1. 患者饮食宜清淡、易消化,限制糖、盐、脂肪的摄入量,适当补钙、补钾(如:牛奶、奶酪、香蕉、橙子等),戒烟、戒酒。

2. 激素药物宜在饭后规律服用,切忌停服和随意增减。

3. 患者保持口腔清洁,预防霉菌感染。

4. 患者保持皮肤清洁,避免使用肥皂或刺激性沐浴液,日常宜穿宽松棉质衣、裤,避免抓挠,防止皮肤破损感染。

5. 长期使用激素药物的患者,需避免剧烈运动,特别是老年患者,避免磕碰,预防骨质疏松而导致骨折。

6. 遵医嘱同时使用护胃、补钙药物。

7. 使用激素药物期间注意患者有无胃部不适、呕血、黑便等消化道溃疡症状出现。

8. 患者适当活动,避免劳累,注意保暖,预防感染。

9. 定期检测患者肝、肾功能、电解质、血糖、血脂等的变化。家庭监测血压变化,坚持规律治疗,不可自行增减或更换药物。

十三、患者低效性呼吸形态

(一)相关因素

呼吸肌无力。

（二）预期目标

患者保持呼吸道通畅，能有效呼吸。

（三）护理措施

1. 注意观察患者的呼吸频率、节律深浅，有无异常呼吸音和呼吸困难等，发现异常，及时汇报医师。

2. 根据动脉血气分析调整给氧浓度、流量及持续时间。

3. 指导患者做深呼吸、有效咳嗽和上肢外展运动，以促进肺复张和有效排痰。

4. 采取舒适的体位，根据病情定时协助患者翻身、拍背。

5. 遵医嘱给予雾化吸入。

6. 对不能自行咳嗽、咳痰或有肺不张患者，及时吸痰。

7. 遵医嘱用药，做好气管插管及气管切开患者的相应护理。

第七节　肾内科患者护理计划与实操

一、患者自我形象紊乱

（一）相关因素

1. 由激素引起的外表变化。

2. 由特定情况引起的外表效果。

（二）预期目标

1. 提供心理支持：多与患者接触和交流，鼓励患者表达其感受，耐心倾听其心声。讲解疾病有关知识，给患者提供有关疾病的资料，向患者说明身体外形的改变是疾病发生、发展过程的表现，只要积极配合检查和治疗，部分改变可恢复正常。

消除患者紧张情绪，助其树立信心。鼓励患者寻找／参加与自己情形相似的人员组成的支持小组。注意患者心理状态和行为，预防自杀，必要时还可安排心理医师给予心理疏导。

2. 指导患者改善自身形象，适当的修饰可以增加心理舒适度，提升美感。

3. 助患者和（或）家属建立良好的家庭互动关系，鼓励家属主动与患者沟通并参与患者的护理，促进患者与家人之间的互动关系，以减轻患者内心的抑郁感。

4. 促进患者社会交往，鼓励患者加入社区的各种社交活动；教育周围人群勿歧视患者，避免伤害其自尊。

二、潜在并发症：患者水、电解质及酸碱平衡紊乱

（一）相关因素

1. 肾排钾减少、感染、代谢性酸中毒。
2. 水钠潴留。

（二）预期目标

水、电解质及酸碱保持平衡。

（三）护理措施

1. 密切观察患者意识、生命体征、血氧饱和度及末梢循环情况。注意观察有无水、电解质及酸碱平衡紊乱引起的症状、体征以及相关合并症，发现异常及时报告医师。

2. 监测患者动脉血气分析、肾功能和血电解质等变化，若发现异常及时报告医师。

3. 遵医嘱记录患者 24h 出入量或尿量，监测体重变化。

4. 根据血电解质情况，给予患者相应的治疗饮食，并核对患者实际饮食与医嘱是否符合。

5. 遵医嘱使用药物，并注意观察药物的疗效及副作用。

6.积极预防和控制感染,及时纠正代谢性酸中毒,禁止输入库血等。

三、潜在并发症:患者急性肾损伤

(一)相关因素

1.肾血流动力学改变、肾小球滤过率下降。

2.肾小管上皮细胞损失。

(二)预期目标

住院期间未发生并发症。

(三)护理措施

1.病情监测:

(1)若尿量迅速减少或出现无尿,则提示发生急性肾损伤。

(2)急性肾损伤时可出现血清肌酐、血尿素氮快速地进行性升高。

(3)注意观察有无高钾血症,急性肾损伤常可出现血钾升高,可诱发各种心律失常,甚至心脏骤停。

(4)有无食欲明显减退、恶心、呕吐;有无气促、端坐呼吸等。

2.药物护理:

(1)严格遵医嘱用药,密切观察激素药物、免疫抑制剂、利尿药物的疗效及副作用。

(2)使用糖皮质激素药物后,应注意有无发生水钠潴留、血压升高和继发感染。

(3)大剂量激素药物冲击疗法可明显抑制机体的防御能力,必要时需对患者实施保护性隔离,防止继发感染。

(4)遵医嘱使用利尿药物,注意观察有无低钾血症、低钠血症、低氯性碱中毒等。

3.给予患者充足热量、优质蛋白饮食,控制液体的摄入量。

四、潜在并发症:患者心脑血管相关并发症

(一)相关因素

1. 高血压。

2. 心脏病。

3. 血液透析并发症。

(二)预期目标

住院期间未发生并发症。

(三)护理措施

1. 病情监测:

(1)评估患者心血管疾病的病因及诱因。

(2)监测生命体征变化、意识及精神状态变化。

(3)评估患者心功能情况。

(4)监测 24h 出入量或尿量。

(5)监测心电图、血电解质、动脉血气分析等变化。

2. 严格遵医嘱用药,密切观察药物的疗效及副作用,严格控制入量及输液速度。

3. 给予患者低盐、低脂、清淡、易消化饮食,戒烟、戒酒。

4. 稳定患者情绪,鼓励患者树立战胜疾病的信心。

5. 避免诱因(如:用力排便、过度劳累、呼吸道感染等)。

6. 患者保证充足的睡眠和休息,保持大便通畅。

五、潜在并发症:患者肾乳头坏死、肾周脓肿

(一)相关因素

疾病并发症。

（二）预期目标

住院期间未发生并发症。

（三）护理措施

1. 病室保持环境舒适，患者卧床休息，家属陪护。

2. 严密观察患者的生命体征变化，发现异常，及时汇报医师。

3. 遵医嘱予患者药物治疗，注意观察药物的疗效及副作用。

4. 必要时对患者行血液透析治疗。

5. 做好心理护理，鼓励患者树立战胜疾病的信心。

六、潜在并发症（动静脉内瘘）：患者血管闭塞、出血、感染

（一）相关因素

1. 机体免疫功能低下。

2. 动静脉血管条件或内瘘手术。

（二）预期目标

住院期间未发生相关并发症。

（三）护理措施

1. 监测患者有无感染征象：有无体温升高、有无局部红、肿、热、痛等情况。

2. 每日检查患者动静脉内瘘处有无渗血、渗液，内瘘侧肢体有无肿胀，血管震颤音是否良好。

3. 严格遵医嘱用药，密切观察药物的疗效及副作用。

4. 给予患者充足热量、优质蛋白饮食，控制液体摄入量。

5. 日常护理：

（1）患者内瘘侧肢体局部避免过紧包扎。

（2）患者内瘘侧肢体避免佩戴手表、提重物。

（3）患者内瘘侧肢体勿测量血压、抽血与输液。

（4）注意患者睡眠姿势,避免内瘘侧肢体局部受压。

（5）注意患者内瘘侧肢体的功能锻炼。

（6）保持患者内瘘处周围清洁、干燥,每次透析前清洁皮肤。

七、潜在并发症（肾穿）:患者出血、感染、血栓、肾衰竭、尿潴留

（一）相关因素

有创操作及绝对卧床。

（二）预期目标

肾穿后,无相关并发症发生。

（三）护理措施

1. 注意观察患者的生命体征、体温变化及腰部酸痛等。尽量避免导尿或留置导尿时间过久。

2. 注意观察患者的穿刺口敷料情况,有无渗血、渗液,周围皮肤有无红肿等。

3. 病情允许的情况下,患者多饮水,促进排尿。酌情协助卧床患者采取适当体位,尽可能使患者采取习惯性姿势排尿,对需绝对卧床休息或某些手术的患者,事先计划训练床上排尿,以免因不适应排尿姿势的改变而导致尿潴留。

4. 注意观察患者有无腹部膨隆等尿潴留现象。

5. 注意观察患者双下肢颜色、皮温及足背动脉搏动情况。

6. 注意观察患者尿液的颜色、量及性质。

7. 术后24h卧床休息,4~6h平卧位,腰部制动,鼓励患者下肢做踝泵运动及股四头肌功能锻炼。遵医嘱予气压泵治疗,术后6h后,督促床上翻身。

8. 根据排尿次数及尿量,判断残尿的可能性,必要时放置导尿管,训练膀胱收缩功能。

9. 给予心理上的安慰和支持,帮助患者树立信心,使其配合治疗和护理。

八、腹膜透析潜在并发症:患者导管漂管、堵管、出血、感染

(一)相关因素

1. 出口处护理不当。

2. 自身免疫力低下。

3. 腹膜透析操作不当。

4. 长期卧床、便秘。

5. 腹腔网膜包裹。

(二)预期目标

无腹膜透析相关并发症发生。

(三)护理措施

1. 病情观察:

(1)密切观察患者生命体征变化,严格执行无菌操作规程,规范腹膜透析操作。

(2)注意观察患者出口处有无红、肿、热、痛,轻按伤口周围皮肤,有无脓液流出。

(3)注意观察患者伤口敷料,有无渗血、渗液,定期更换敷料,若有异常,及时更换。

(4)注意观察患者腹透液从体内流出速度、量及颜色、性质变化。

(5)患者保持大便通畅,避免便秘;起居规律,养成定时排便的习惯,多食用富有粗纤维素食物,必要时可遵医嘱给予缓泻剂通便。

2. 出口处护理:

(1)七步洗手法正确洗手。

(2)妥善固定腹膜透析管,将其固定于腰带上,避免扭曲、折叠、牵拉。

(3)禁止在腹膜透析管周围使用剪刀。

（4）定时出口处消毒，使用碘伏消毒剂，禁止使用含酒精的消毒剂。

（5）洗澡时护理：禁止盆浴。淋浴时使用肛门袋，覆盖出口处。淋浴完毕后，及时护理出口处。新置管2周内，禁止洗澡。

3. 早期下床活动，避免长时间同一侧卧位。

九、排尿障碍：患者尿频、尿急、尿痛

（一）相关因素

尿路感染所致的膀胱激惹状态。

（二）预期目标

患者尿频、尿急、尿痛症状减轻或完全消失。

（三）护理措施

1. 急性发作期患者应注意卧床休息，宜取屈曲位，尽量勿站立。

2. 患者保持心情愉快，因过分紧张而加重尿频。

3. 指导患者从事一些感兴趣的活动（如：听轻音乐、阅读报刊、看电视或聊天等），以分散患者注意力，减轻焦虑，缓解尿路刺激征。

4. 若无禁忌证，患者应尽量多饮水、勤排尿，以达到不间断冲洗尿路、减少细菌感染。

5. 尿路感染者每日摄水量 ≥ 2000mL，保证每日尿量在 1500mL 以上，且每 2~3h 排尿一次。

6. 患者加强个人卫生，保持会阴部清洁，尤其在女性月经期间。

7. 指导患者进行膀胱区热敷或按摩，以缓解局部肌肉痉挛。

8. 遵医嘱给予抗菌药物，口服碳酸氢钠，注意观察药物的疗效及副作用。

十、患者体液过多

（一）相关因素

由低蛋白血症致血浆胶体渗透压下降等。

（二）预期目标

患者水肿程度减轻或消失。

（三）护理措施

1. 记录患者 24h 出入量或尿量，密切监测尿量变化。若患者尿量＜ 30mL/h，及时报告医师。

2. 定期监测患者体重，每日晨起排尿后，在同一时间、着同类服装、用同一体重计测量体重。注意观察身体各部位水肿的消长情况。下肢水肿者且无明显呼吸困难，可抬高下肢。有明显呼吸困难者给予半卧位或端坐卧位。

3. 监测患者生命体征，尤其是血压。注意观察有无胸腔积液、腹水和心包积液；注意观察有无急性左心衰竭和高血压脑病的表现。有腹水者，每日测量腹围。

4. 密切监测检验结果，如血常规、肾小球滤过率、血尿素氮、血肌酐、血浆白蛋白、血电解质等。

5. 严重水肿的患者应卧床休息，以增加肾血流量和尿量，缓解水钠潴留，但长期卧床会增加血栓发生机会，应保持适度的床上及床旁活动。下肢明显水肿者，卧床休息时可抬高下肢，以增加静脉回流，减轻水肿，水肿减轻后，可起床活动，但应避免劳累。

6. 限制患者对钠的摄入量，予以少盐饮食，避免进食腌制食品，每日盐的摄入 2~3g 为宜。液体入量视水肿程度而定，每日液体入量不应超过前一日 24h 尿量加上不显性失水量（约 500mL）。液体入量指饮食、饮水、服药、输液等以各种形式或途径进入体内的水分。摄入优质蛋白质（如：牛奶、鸡蛋、鱼肉等），但不宜给予高蛋白饮食。补充足够的热量以免引起负氮平衡，尤其低蛋白饮食患者。

7. 遵医嘱使用利尿药物、糖皮质激素药物，注意观察药物的疗效及副作用。密切观察尿量变化，勤漱口，保持口腔清洁，必要时可选择 1%~3% 碳酸氢钠漱口。告知患者不可擅自改变剂量、停药等。

8. 对患者予防跌倒／坠床护理，落实相关跌倒／坠床防范措施。

9. 鼓励患者表达内心的感受，给予心理支持，增强患者战胜疾病的信心。

10. 保持床单位整洁，做好皮肤护理。

十一、患者疼痛

（一）相关因素

1. 长时间卧床致腰痛。

2. 有创操作、手术。

（二）预期目标

疼痛好转或者消失。

（三）护理措施

1. 注意观察患者的腰痛变化情况，记录疼痛的性质、部位、持续时间等。

2. 选择合适的体位，保持环境安静，教会患者和（或）家属有关减轻疼痛的方法（如：分散注意力、听轻音乐、冷敷、热敷等非药物治疗）。

3. 安慰、关心患者，倾听患者的述说，给予情感支持。

4. 遵医嘱使用镇痛药物，注意观察药物的疗效及副作用。

第八节 血液科患者护理计划与实操

一、患者预感性悲哀

(一)相关因素

1. 生理因素。

2. 心理因素。

3. 社会因素。

4. 家庭因素。

(二)预期目标

1. 能表达悲哀,寻求帮助或得到支持。

2. 悲哀情绪减轻或消失。

(三)护理措施

1. 通过交谈等分散患者注意力,减少其对身体变化部分的过分关注。

2. 了解患者的个人反应、饮食及睡眠情况。

3. 应用良好的沟通技巧与患者交流,允许并鼓励患者将情感表达出来,对个人反应予以安抚。

二、患者自我形象紊乱

(一)相关因素

1. 化疗引起脱发。

2. 激素用药。

（二）预期目标

患者能实施新的应对模式，并能用言语表示接受。

（三）护理措施

1. 提供心理支持，多与患者接触和交流，鼓励患者表达其感受，耐心倾听其心声。讲解疾病有关的知识，给患者提供有关疾病的资料，向患者说明身体外形的改变是疾病发生、发展过程的表现，只要积极配合检查和治疗，部分改变可恢复正常。消除患者紧张情绪，助其树立信心。鼓励患者寻找 / 参加与自己相似情形的人员组成的支持小组。注意患者心理状态和行为，预防自杀，必要时还可安排心理医师给予心理疏导。

2. 指导患者改善自身形象，适当的修饰可以增加心理舒适和美感。

3. 建立良好的家庭互动关系，鼓励家属主动与患者沟通并参与患者的护理，促进患者与家人之间的互动关系，以减轻患者内心的抑郁感。

4. 促进患者社会交往，鼓励患者加入社区的各种社交活动；教育周围人群勿歧视患者，避免伤害其自尊。

三、患者疼痛

（一）相关因素

1. 肿瘤细胞浸润骨骼和骨髓。

2. 皮肤黏膜完整性受损。

3. 病理性骨折。

4. 药物副作用。

5. 脾大、脾梗死。

6. 局部过敏性血管炎性病变。

（二）预期目标

1. 患者主诉疼痛消除或减轻。

2. 患者能运用有效方法消除或减轻疼痛。

（三）护理措施

1. 评估患者疼痛的程度、性质及患者对疼痛的体验与反应。

2. 关心、安慰患者,对患者提出的疑虑给予耐心解答。

3. 鼓励患者与家属和病友沟通交流,使患者获得情感支持和配合治疗的经验。

4. 协助患者采取舒适的体位,可适当按摩病变部位,降低肌肉张力,增加舒适度,但避免用力过度。

5. 指导患者采用放松方式、音乐疗法等,转移对疼痛的注意力。

6. 遵医嘱使用止痛药物,并密切观察止痛效果。

四、患者感知觉紊乱

（一）相关因素

1. 药物副作用引起末梢神经损害。

2. 维生素 B_{12} 缺乏,引起神经系统损害。

（二）预期目标

1. 患者能适应感知障碍的状态。

2. 患者感知障碍减轻或逐渐消失。

3. 患者生活需要得到满足,未发生因感知障碍引起的各种损伤。

（三）护理措施

1. 评估患者周围神经病变的分级。

2. 患者避免过热或过冷刺激,慎用热水袋或冰袋,防止烫伤、冻伤。

3. 保持患者床单位整洁,防止感知障碍的身体部位受压或机械性刺激。

4. 多与患者沟通,取得其信任,使其正确面对、积极配合治疗和训练。

5. 患者做感觉训练,可进行肢体的拍打、按摩、理疗、针灸、被动运动和各种冷、热、电刺激。

五、患者躯体移动障碍

（一）相关因素

骨痛、病理性骨折或胸、腰椎破坏压缩等。

（二）预期目标

1. 患者肢体可以做主动关节运动、床上水平移动。

2. 患者无并发症（如：损伤、跌倒/坠床）发生。

3. 患者卧床期间的生活需要得到满足。

（三）护理措施

1. 评估患者躯体移动障碍的原因及程度。评估患者运动和感觉障碍的平面是否上升。

2. 卧床期间做好患者基础护理，协助患者生活护理，满足患者生活需要。

3. 根据个体情况，患者选择合适的运动方式、运动持续时间、运动频率和运动进展速度。指导并协助患者进行功能锻炼，评估患者掌握情况。

4. 每日应饮水 2000~3000mL，多摄入富有粗纤维素食物，预防便秘。

5. 指导患者出院后睡硬床垫，活动缓慢，防治病理性骨折。

6. 定时翻身，保持皮肤完整性，预防坠积性肺炎；使用气垫床；取舒适卧位，加强保护措施，防止受伤，肢体保持功能位；严密观察患侧肢体血运和受压情况，并做好肢体按摩。

六、潜在并发症：患者出血

（一）相关因素

1. 血小板减少，凝血因子缺乏。

2. 血管壁的通透性和脆性增加。

（二）预期目标

1. 患者和（或）家属能叙述出血的原因，及时发现出血。

2. 患者未发生出血现象或出血症状缓解。

3. 一旦发现出血，及时处理。

（三）护理措施

1. 评估患者有无皮肤、黏膜、消化道、呼吸道等部位的出血及低血容量性休克的早期表现。若发现新的出血、重症出血及其先兆，配合做好相关血液检查。

2. 严密监测神志、生命体征及末梢循环情况，监测血常规、凝血功能等检测结果。血小板计数 $< 50 \times 10^9$/L，应减少活动，增加卧床休息时间；严重出血或血小板计数 $< 20 \times 10^9$/L，绝对卧床休息 4~6 周并摇高床头 15°~30°，避免搬动和过早下床活动。期间做好患者生活护理。

3. 病室保持安静、舒适，避免声、光刺激，严格限制探视，治疗和护理活动集中进行。

4. 加强护患沟通，了解患者及其家属的需求和忧虑，给予解释和疏导，消除紧张和恐惧心理，营造良好的住院环境。遇到出血应保持镇静，迅速通知医护人员做好止血工作，避免对患者和（或）家属产生不良影响，指导患者和（或）家属做好预防出血的适当措施。

5. 做好患者活动、饮食、皮肤、黏膜出血的预防和护理。

6. 注意观察患者止血药物的疗效及副作用。

7. 做好成分输血或输注血浆制品护理，注意观察患者有无输血反应。

8. 做好患者生活护理，告知患者勤剪指甲，避免抓伤皮肤。

七、潜在并发症：患者化疗药物不良反应

（一）相关因素

1. 化疗药物不良反应。

2.静脉血管壁纤维组织增生、内皮细胞破坏、血管壁炎性改变。

（二）预期目标

1.患者能叙述并执行预防及应对措施。

2.化疗药物副作用减轻或消失。

（三）护理措施

1.化疗前做好患者静脉评估，根据药物对静脉的刺激程度合理选择输注静脉，首选中心静脉。

2.输注过程中，严密观察患者静脉通道情况，若输入不畅，及时排查原因。

3.给予患者高热量、高蛋白、清淡、易消化饮食，少量多餐，多食新鲜蔬菜、水果。必要时遵医嘱行肠内或胃肠外营养支持。

4.创造良好的病区环境，患者保证充足的睡眠时间，根据病情适当活动。

5.严密观察患者化疗的毒副反应，及时报告医师，并做好对症护理。

（1）肝脏毒性反应：评估患者皮肤、巩膜黄染程度及有无乏力、食欲不振、肝区疼痛等情况，监测肝功能变化；遵医嘱使用护肝药物；饮食宜低脂、清淡，高维生素的摄入。

（2）心脏毒性反应：评估患者有无胸闷、胸痛、心悸、气短、呼吸困难等情况，监测心率、心律、血压等变化。

（3）肺部毒性反应：评估患者呼吸频率、节律、深浅度，有无咳嗽、咳痰、胸痛、呼吸困难等，必要时遵医嘱吸氧和用药。

（4）神经毒性反应：评估患者有无指（趾）端麻木、肌肉麻痹、体位性低血压、尿潴留、胃肠道反应，一旦出现肢体活动或感觉障碍，对症处理。

（5）过敏性反应：评估患者有无皮疹、瘙痒、皮肤黏膜水肿、胸闷、气急、喘鸣、低血压等情况，一旦发生，应及时停用药物，对症处理。

八、潜在并发症:患者感染性休克

(一)相关因素

患者粒细胞减少致免疫力下降、感染、肿瘤细胞释放内源性致热因子。

(二)预期目标

1. 患者感染病灶得以有效控制,体温恢复至正常范围。

2. 患者未出现休克征象。

3. 一旦发生感染性休克,及时处理。

(三)护理措施

1. 评估患者有无感染病灶及意识、生命体征、血氧饱和度、尿量、末梢循环状况等。

2. 监测患者动脉血气分析、血液、尿液、分泌物培养与药物敏感试验、血常规、血电解质、凝血功能、心肌酶谱等。

3. 使用层流床,加强患者营养,合理休息。

4. 遵医嘱药物或物理降温,遵医嘱使用抗菌药物、激素药物、血管活性药物等,注意观察药物的疗效及副作用。

5. 水、电解质及酸碱保持平衡,补充营养。

九、潜在并发症:患者导管相关性血流感染(CRBSI)

(一)相关因素

患者留置中心静脉导管。

(二)预期目标

1. 未发生导管相关性血流感染。

2. 一旦发生导管相关性血流感染,及时处理。

（三）护理措施

1. 每日评估患者是否可以拔管。

2. 定期更换穿刺点敷料，保持敷料清洁并在有效期内。

3. 穿刺部位评估，有无皮肤发红、触痛、肿胀、渗血、渗液。

4. 保持导管连接口的清洁。

5. 严格执行手卫生规范。

十、潜在并发症：患者颅内出血

（一）相关因素

1. 血小板减少。

2. 凝血功能异常。

3. 高血压、剧烈呕吐等导致颅内压升高。

（二）预期目标

1. 患者能叙述出血的原因及临床表现。

2. 未发生颅内出血。

3. 一旦发生颅内出血，及时处理。

（三）护理措施

1. 评估患者有无剧烈头痛、视物模糊、呼吸急促、喷射性呕吐，甚至昏迷，双侧瞳孔不等大、对光反射迟钝等颅内出血表现。

2. 监测患者神志、生命体征及末梢循环情况。

3. 保持患者情绪稳定，避免任何引起颅内压增高的动作（如：剧烈咳嗽、剧烈呕吐、情绪激动、跌倒／坠床等）。

4. 一旦发生颅内出血，做好抢救处理：及时清除呕吐物，保持呼吸道通畅，迅速建立 2 条静脉通路，遵医嘱予 20% 甘露醇以降低颅内压等。

十一、潜在并发症：患者尿酸性肾病

（一）相关因素

1. 化疗后尿酸生成过多。

2. 白细胞大量破坏。

（二）预期目标

1. 尿量及尿液性质正常。

2. 血肾功能指标正常。

（三）护理措施

1. 患者化疗期间，定期检查其白细胞计数及尿常规等。

2. 准确记录患者 24h 出入量或尿量。

3. 注意观察患者有无少尿、血尿或腰痛发生，一旦出现及时通知医师，同时检查肾功能。

4. 鼓励患者多饮水，化疗期间患者每日饮水量宜达 3000mL 以上，必要时予以静脉补充液体。

5. 遵医嘱口服别嘌醇，以抑制尿酸的形成。

6. 在化疗用药前后遵医嘱给予患者利尿药物，及时稀释并排泄降解的药物。

7. 饮食上限制患者对钠盐的摄入量，禁食辛辣刺激性食物，戒烟、戒酒。

十二、潜在并发症：患者急性肾损伤

（一）相关因素

溶血产物阻塞肾小管，引起肾小管上皮细胞坏死。

（二）预期目标

1. 尿色未加深、浓茶样或酱油色尿。

2. 血清肌酐、尿素氮等肾功能相关检验结果维持在正常范围。

（三）护理措施

1. 注意观察患者贫血、黄疸有无加重,尿量、尿色有无改变,记录其 24h 出入量或尿量。监测患者体温、呼吸、心率、血压等情况,一旦出现变化立即通知医师。

2. 评估引起患者肾损伤的原因,询问患者是否接触过有害物质或滥用药物。

3. 注意患者检验结果(如:血红蛋白浓度、网织红细胞计数、血清胆红素浓度等)。

4. 患者进食富含高蛋白、高纤维素、高维生素的食物,保持排便通畅,限制含钾、钠离子食物和食盐的摄入量。

5. 患者多饮水,勤排尿,促进溶血后所产生的毒性物质排泄,也有助于减轻药物引起的不良反应。

6. 使用糖皮质激素药物的患者应注意预防感染。

7. 在洗涤红细胞时,注意观察输血反应。

十三、合作性问题:患者出血性膀胱炎

（一）相关因素

1. 化疗药物。

2. 异基因造血干细胞移植后病毒感染。

（二）预期目标

1. 患者未发生出血性膀胱炎。

2. 患者的尿频、尿急、尿痛相关症状可控制或缓解。

3. 患者未发生尿路堵塞。

（三）护理措施

1. 评估患者尿量、尿色、尿道口疼痛症状。

2. 注意观察患者意识、心率、心律、血压、肌张力变化及有无腹胀、恶心、呕吐等

消化道症状,及时发现,及早处理。

3.疼痛的护理:患者排尿时伴有血块而导致尿痛。疼痛较轻时,可与患者多交流,谈其感兴趣的话题,转移患者注意力;剧烈疼痛时,遵医嘱给予曲马多等缓解疼痛,注意观察止痛药物的副作用。

4.若患者出现尿路堵塞,予留置导尿管,给予膀胱冲洗。

5.鼓励患者多饮水和果汁,适当增加补液量,使之有足够的尿液自然冲洗尿道;每日严格记录出入量,若尿液减少,及时报告医师,以免发生尿潴留;并注意观察患者每次排尿的颜色、性质。

6.患者进食高热量、高蛋白、高维生素、易消化饮食,忌辛辣刺激性食物。鼓励患者多饮水,饮水量保持在 3000mL 以上,保证充足的水分摄入,增加尿量,稀释尿液,减轻梗阻。

十四、患者吞咽障碍

(一)相关因素

肿瘤压迫食道。

(二)预期目标

1.掌握恰当的进食方法,主动配合进行吞咽功能训练。

2.营养需要得到满足。

3.吞咽功能逐渐恢复。

(三)护理措施

1.评估患者吞咽功能,饮水有无呛咳;有无营养不良。

2.遵医嘱予使用抑酸护胃、促胃肠动力药物,注意观察药物的疗效和副作用。

3.患者进食缓慢,选择合适的饮食,进食后保持半坐卧位或坐位 15~20min。

4.患者少量多餐,避免粗糙、过冷、过热和有刺激性的食物,选择营养丰富的流质、半流质饮食,戒烟、戒酒。中、晚期食管癌引起的吞咽困难,则可插胃管进行鼻饲饮食或全胃肠道外营养。

5. 指导患者锻炼吞咽功能。

6. 心理上给予患者安慰，耐心地向患者讲清疾病发生、发展规律及康复过程，帮助患者了解病情，正确指导进食的方法及应配合的体位，消除患者的恐惧心理，使患者积极地进食，配合治疗，以改善吞咽困难的症状。

十五、潜在并发症：患者失用综合征

（一）相关因素

关节腔反复多次出血。

（二）预期目标

1. 未发生关节强直、畸形或功能丧失。
2. 关节外形和功能相比本次出血前未加重。
3. 行动能力无明显受限。

（三）护理措施

1. 评估患者关节外形、关节活动能力有无异常等，以预测失用综合征的发生；计划并实施对应的锻炼。

2. 评估患者局部有无压痛，红、肿、热、痛及功能障碍。

3. 急性期患者，应局部制动并保持肢体、关节处于功能位。在肿胀未完全消退、肌张力未恢复之前，切勿使患肢负重，适当增加卧床时间，避免过早行走。

4. 在康复师的指导下制订并实施功能锻炼计划，及时镇痛，避免患者因疼痛而惧怕锻炼。

5. 经常与患者沟通，帮助树立战胜疾病，争取最大限度地恢复现有肢体功能的信心。

6. 对患者进行健康教育，说明功能锻炼的重要性。

03

第三章

外科系统患者护理计划与实操

第一节　神经外科患者护理计划与实操

一、患者脑组织灌注异常

（一）相关因素

1. 颅内出血使脑血流灌注减少。

2. 颅内压升高使脑血液循环障碍。

3. 脑水肿造成脑组织发生功能和结构上的损害。

4. 脑缺血／脑梗死，局部脑组织缺血、缺氧。

5. 脑缺氧造成脑细胞代谢障碍。

（二）预期目标

1. 患者脑组织灌注不足的病情减轻，格拉斯哥评分（GCS）增高。

2. 患者未出现或减少出现神经系统功能障碍及其并发症。

（三）护理措施

1. 注意观察患者神志、瞳孔、GCS评分及生命体征，注意意识的改变，监测血压，保持血压平稳，有病情变化及时汇报医师。

2. 体位：

（1）术后全麻未清醒患者，取平卧位，根据病情需要将头部偏向一侧。

（2）麻醉清醒后患者，摇高床头15°~30°，以利于颅内静脉回流，减轻脑水肿。

（3）急性期患者，绝对卧床休息，避免不必要的搬动。

3. 给予患者高热量、高蛋白、高维生素流质或半流质饮食。喂饭、喂水时适当摇高床头，避免呛咳。

4. 避免引起颅内压升高的诱因。

5. 遵医嘱使用脱水剂减轻脑水肿。

6. 对于栓塞术后患者，遵医嘱予补充血容量及抗血管痉挛药物。

7. 病室保持安静，光线柔和，温度适宜，减少探视，保证患者充足的睡眠时间。

8. 建立翻身卡，定时给患者翻身，保持皮肤完整性，预防坠积性肺炎；使用气垫床，取舒适卧位；禁用热水袋，防止皮肤烫伤；保持皮肤清洁、干燥，必要时使用保护剂、保护膜。

9. 耐心、细致地和患者建立非语言的信息沟通，并鼓励患者使用手势表达出自己想要的物品，使用带图的文字或小卡片表达常用的短语。

二、排尿异常：尿潴留 — 脊髓脊柱损伤患者

（一）相关因素

1. 脊髓脊柱病变或损伤影响骶尾部神经，致使膀胱括约肌功能受损。
2. 术后紧张或疼痛。
3. 体位改变不适应。

（二）预期目标

1. 患者能自行排尿。

2. 缩短留置导尿管的时间,患者未发生尿路感染并发症。

(三)护理措施

1. 遵医嘱使用脱水剂、激素药物,减轻脊髓水肿压迫。

2. 使用镇痛泵、镇痛药物及物理方法,减轻患者疼痛。

3. 每日评估患者是否需要继续留置导尿管,做好导尿管的护理。

4. 决定拔除导尿管前,通过反复夹管训练患者膀胱舒缩功能,争取尽早拔除导尿管。

5. 拔除导尿管后,严密观察患者有无排尿困难。

6. 诱导患者排尿,用热水(水温 38~40℃为宜)冲洗会阴部,让患者听流水声以诱导其排尿。亦可采用针灸刺激患者排尿。

7. 病情允许时,可摇高床头或取坐位,或患者下床排尿。对需绝对卧床休息或某些手术的患者,事先计划训练床上排尿,以免因不适应排尿姿势的改变而导致尿潴留。

8. 给予患者心理上的安慰和支持,帮助其树立信心,使其配合治疗和护理。

三、潜在并发症:患者癫痫

(一)相关因素

1. 外伤致大脑皮层激惹或损伤。

2. 颅内占位、脑血管疾病。

3. 脑缺氧。

(二)预期目标

1. 清醒患者能述说癫痫发作先兆与诱因。

2. 患者癫痫发作减少或得以控制。

3. 患者无继发性损伤。

(三)护理措施

1. 予以患者摇高床头 15°~30° 以上,以利于颅内静脉回流,减轻脑水肿。

2.给予患者高热量、高蛋白、易消化饮食,避免辛辣刺激性食物。勿暴饮、暴食。

3.予患者高流量吸氧,保持呼吸道通畅,以防止脑缺氧。

4.遵医嘱给予患者镇静、抗癫痫药物,预防癫痫发作。

5.消除或减少发病诱因。

6.大发作时,在患者的上、下臼齿之间置牙垫,防止舌咬伤。

7.抽搐发作时,不可强行按压患者肢体,防止关节脱臼或骨折发生。

8.发作停止后意识恢复过程中有短时躁动的患者,加用病床防护栏。

四、潜在并发症:患者感染

(一)相关因素

1.切口感染:皮下缝线原因,愈合不良等。

2.开颅手术时间过长(＞4h)或合并糖尿病等。

3.存在脑脊液漏(如:鼻漏、耳漏、切口漏等)。

4.与引流管有关。

5.机体免疫力低下。

(二)预期目标

1.患者未发生感染。

2.脑脊液漏者能叙述并执行"四禁三不"。

3.患者感染征象被及时发现,并得以控制。

(三)护理措施

1.病情监测:

(1)注意观察患者的临床症状,有无局部伤口红、肿、热、痛等感染表现。

(2)根据医嘱做好腰穿护理,监测脑脊液白细胞、红细胞计数。

2.体位:

(1)予以患者摇高床头15°~30°,垂体瘤术后患者根据病情需要去枕平卧1~2日。

（2）脑脊液漏患者,取患侧卧位或者坐卧位。

3.饮食护理:给予患者高热量、高蛋白、高维生素饮食,尤其加强蛋白质的摄入量,促进恢复。

4.严格遵守无菌操作规程。

5.限制探视人数,减少人群流动。

6.保持患者头部伤口敷料清洁、干燥,若发现伤口敷料渗血、渗液,立即汇报医师。

7.脑脊液漏患者保持鼻腔清洁,做到"四禁三不":禁止耳道填塞、禁止耳道和鼻腔冲洗、禁止药物滴入、禁止腰穿;不擤鼻涕、不打喷嚏、不剧烈咳嗽。

8.若病情允许,尽早拔除各种引流管、深静脉导管,以减少导管引起的感染。

9.做好各种引流管、气道护理,腰大池引流管、硬膜下引流管保持合适的高度,保证引流通畅,检查期间做好夹管,检查后确保引流通畅。

10.结合脑脊液标本检验结果,根据医嘱合理使用抗菌药物。

五、潜在并发症:患者颅内出血

（一）相关因素

1.颅内压改变使止血处再次出血。

2.术中止血不够彻底。

3.凝血功能障碍。

（二）预期目标

1.警惕颅内出血先兆,一旦患者出现颅内出血,能及时发现,及时处理。

2.患者未出现因护理不当而导致颅内压升高。

（三）护理措施

1.监测患者意识、瞳孔、生命体征,严密观察患者有无剧烈头痛、恶心、呕吐、意识障碍、颈项强直、肢体瘫痪等颅内出血的症状。记录24h出入量或尿量。出现对光反射减弱或消失、脉搏减慢、呼吸节律不规则、瞳孔不等大等圆等症状,立即报告医师。

2. 患者卧床休息,病情许可予摇高床头15°~30°。

3. 避免颅内压升高的因素。

4. 一旦发现颅内出血征象,立即报告医师,并遵医嘱处理,配合做好CT检查,必要时做好再次手术准备。

5. 病室保持安静,光线柔和,温度适宜,减少家属探视,保证患者睡眠充足。

六、潜在并发症:患者颅内压增高

(一)相关因素

1. 脑脊液回流障碍(如:脑室内肿瘤等)。

2. 脑组织水肿,肿瘤压迫局部组织所致。

3. 脑缺氧、脑血液回流障碍。

4. 继发性颅内出血。

(二)预期目标

1. 患者颅内压降低。

2. 患者未发生窒息。

(三)护理措施

1. 加强对患者的巡视,密切观察神志、瞳孔、生命体征,出现异常及时报告医师。

2. 患者绝对卧床休息,摇高床头15°~30°,利于颅内静脉回流,减轻脑水肿。

3. 保持病室安静,尽量避免各种不良刺激,以免影响患者睡眠。避免剧烈咳嗽和便秘,及时控制癫痫发作。

4. 患者呕吐时,头部偏向一侧,及时清除呕吐物,以防窒息。

5. 保持患者呼吸道通畅,吸氧,改善脑水肿。

6. 遵医嘱使用脱水、利尿药物，以减轻脑水肿，降低颅内压。注意输液的速度，如 20% 甘露醇 250mL，在 15~30min 快速静脉滴注，每日 2~4 次。注意观察脱水治疗的效果，停药前应逐渐减药或延长用药间隔时间。

7. 避免引起颅内压升高的诱因。

8. 控制补液速度，量出为入。成年人每日静脉输液量在 1500~2000mL，一般情况下补液量不超过 2500mL，其中等渗盐水不超过 500mL，保持每日尿量不少于 600mL。不应在短时间内大量输液，以免加重脑水肿。神志清醒的患者给予普通饮食，但应限制食盐摄入量。

9. 配合医师做好脑脊液外引流术，以减少脑脊液量。

10. 对有手术指征患者，积极做好术前准备工作。

七、潜在并发症：患者脑疝

（一）相关因素

1. 颅内压不均衡增高。

2. 脑组织受压及移位。

3. 脑组织被挤入间隙和孔道。

（二）预期目标

1. 未发生脑疝。

2. 及时发现脑疝的先兆。

3. 脑疝发生时能采取积极措施抢救。

（三）护理措施

1. 严密观察患者神志、瞳孔、GCS 评分及生命体征，尤其注意意识、瞳孔及呼吸的改变，有病情变化，及时汇报医师，注意区分小脑幕切迹疝和枕骨大孔疝的区别。

2. 患者卧床休息，避免剧烈活动，颅内高压患者宜采用头高位，予摇高床头 15°~30°。

3. 意识障碍病情稳定患者给予鼻饲流质饮食，给予高热量、高蛋白、高维生素饮食。

4. 避免引起颅内压升高的诱因。

5. 搬运患者时，应尽量防止震动。

6. 腰椎穿刺或腰大池引流、脑脊液引流速度不宜过快。颅内压高患者一般不做腰穿。

7. 患者保持呼吸道通畅，吸氧，改善脑水肿。枕骨大孔疝发生呼吸骤停者，立即进行气管插管和辅助呼吸。

8. 遵医嘱正确给予脱水剂、激素药物、白蛋白等药物，并注意观察药物的疗效及副作用。

9. 控制患者补液速度，量出为入。成年人每日静脉输液量在 1500~2000mL，一般情况下补液量不超过 2500mL，其中等渗盐水不超过 500mL，保持每日尿量不少于 600mL。不应在短时间内大量输液，以免加重脑水肿。对神志清醒的患者，给予普通饮食，但应限制食盐摄入量。

八、潜在并发症：尿崩症 —— 垂体瘤、颅咽管瘤患者

（一）相关因素

下丘脑外的疾病及视上核 – 下丘脑系统中断。

（二）预期目标

1. 患者无脱水表现。

2. 血电解质数值在正常范围内。

3. 患者能复述并执行饮水原则。

（三）护理措施

1. 病情监测：

（1）监测患者血电解质、动脉血气分析，正确记录每小时尿量，24h 出入量。

（2）注意观察患者有无腹胀、倦怠、纳差等低钾、低钠的症状。

2. 予患者摇高床头 15°~30°，垂体瘤术后患者根据病情需去枕平卧 1~2 日。

3. 饮食护理：

（1）饮水原则：①少量多次饮水；②口渴时才可以喝水，饮水时喝到不口渴即止，不可以喝水喝到饱，喝水要慢；③尿量增多时，喝水时开水中可以加入少量的盐。

（2）鼓励患者多进食含钾、含钠较丰富的食物（如：香蕉、橙子、菠菜等）。

4. 遵医嘱正确补液，量出为入，保持出入量平衡。注意观察患者是否出现脱水症状，一旦发现要及早补液。

5. 遵医嘱使用治疗尿崩的药物（如：垂体后叶素等），并注意观察药物的疗效及副作用。

6. 患者和（或）家属了解尿崩的相关知识及准确记录尿量的重要性。

7. 对于尿崩患者，记录每小时尿量，尿量 ≥ 200mL/L，连续 3h，或每小时尿量 ≥ 300mL，连续 2h，或每小时尿量 ≥ 400mL，及时汇报医师。

九、潜在并发症：伤口出血（DSA、栓塞术患者）

（一）相关因素

1. 压迫、止血不充分。

2. 压迫弹力绷带移位。

3. 凝血功能障碍。

（二）预期目标

1. 患者术后未出血。

2. 一旦发现伤口 DSA、栓塞术换着伤口出血，及时处理。

（三）护理措施

1. 病情监测：

（1）监测患者意识、瞳孔、生命体征，语言及肢体活动情况，若出现异常，及时报告医师。

（2）严密观察患者腹股沟穿刺处敷料及敷料周围情况,若有渗血、皮下血肿,及时汇报处理。

（3）每 2h 注意观察患者穿刺侧肢足背动脉搏动及肢端皮肤色泽、温度。

2. 体位:

（1）卧床休息。

（2）麻醉清醒者,病情允许可予摇高床头 15°~30°。

（3）保持穿刺侧下肢伸直,禁止弯曲及活动。

3. 术后穿刺部位弹力绷带加压包扎,沙袋压迫 8h。

4. 一旦发现出血征象,立即报告医师,并遵医嘱协助处理,建立静脉通路。

5. 了解患者肝功能、肾功能,出凝血时间,必要时遵医嘱予复查。

6. 宣教出血倾向注意观察的重要性。适当宣教伤口有出血时的紧急处理。

7. 宣教自我监测、自我防护的方法。

十一、患者疼痛

（一）相关因素

1. 颅脑损伤。

2. 颅内肿瘤或颅内血肿、脑水肿等原因引起的颅内压增高。

3. 手术切口或穿刺。

4. 手术引流管置入。

5. 脊髓脊柱肿瘤、病变引起的神经根性疼痛。

6. 脑脊液漏、腰椎穿刺引流过度等引起的颅压降低。

（二）预期目标

疼痛减轻。

（三）护理措施

1. 注意观察入院、转科、手术患者，每日评估患者疼痛评分，注意观察疼痛引起的原因。

2. 体位：

（1）摇高床头 15°~30°，以利于颅内静脉回流，减轻脑水肿。

（2）脊髓脊柱肿瘤术后根据具体情况予俯卧位或侧卧位，避免伤口受压。

（3）某些特殊疾病继续去枕平卧位，避免颅压降低。

3. 给予患者高热量、高蛋白、高维生素饮食，促进伤口愈合。

4. 积极治疗原发疾病。

5. 避免引起颅内压升高的诱因。

6. 保持环境安静，光线柔和，播放舒缓音乐等分散患者注意力，安慰患者，积极回应患者需求。

7. 注意观察患者切口部位的红、肿、热、痛等感染现象，及时汇报医师。

8. 保持引流袋位置合适，防止脑脊液引流过量造成颅内低压。

9. 遵医嘱使用脱水剂减轻脑水肿，注意观察脱水剂使用的疗效及副作用。

10. 遵医嘱予激素药物治疗，减轻脑水肿，并注意观察激素药物的疗效及副作用。

11. 必要时根据医嘱使用镇静、镇痛药物。

十二、患者意识障碍

（一）相关因素

1. 脑水肿致脑组织发生功能和结构上的损害。

2. 脑缺氧致脑细胞代谢障碍。

3. 颅内压升高致脑循环障碍。

（二）预期目标

1. 患者意识障碍未加重。

2. 及时发现患者意识改变。

3. 患者无继发性损伤。

（三）护理措施

1. 严密观察患者神志、瞳孔、GCS 评分及生命体征，有无呼吸、脉搏、血压变化；注意意识的改变，监测并记录意识障碍发生的时间、程度、持续时间及其演变过程。

2. 摇高患者床头 15°~30°，以利于颅内静脉回流，减轻脑水肿。

3. 对于病情稳定患者，给予鼻饲流质饮食，给予高热量、高蛋白、高维生素饮食。

4. 做好气道护理，保持患者呼吸道通畅，给予吸氧，必要时行气管插管、气管切开。

5. 预防继发性损伤。

6. 做好患者的生活护理。

7. 避免引起颅内压升高的诱因。

十三、患者有体液不足的风险

（一）相关因素

1. 高热、呕吐、腹泻、消化道出血。

2. 尿崩症造成水、钠丢失。

3. 使用高渗利尿剂。

4. 脑脊液外漏。

5. 神经源性糖尿病，产生渗透性利尿。

（二）预期目标

1. 患者体液丢失减轻或控制。

2. 患者水、电解质及酸碱保持平衡。

（三）护理措施

1. 遵医嘱输液，准确记录患者 24h 出入量或尿量。

2. 高热、多尿时，鼓励患者喝盐水，以补充丢失的水分或钠。

3. 高热时，及时采取降温措施。

4. 患者呕吐、腹泻、便血时暂禁食，以免加重胃肠负担，加重腹泻、便血及呕吐。

5. 遵医嘱合理使用止呕、止泻、止血药物。

6. 患者尿多（尿量＞4000mL/d 或＞200mL/h）、尿糖阳性时，遵医嘱使用抗利尿及降糖药物。

7. 严格掌握高渗利尿剂使用指征，并注意观察利尿效果。

8. 脑脊液漏患者做好脑脊液漏的护理。

十四、患者语言沟通障碍

（一）相关因素

1. 脑外伤、脑中风等引起的意识障碍。

2. 脑损伤或脑血管供血障碍引起的失语。

3. 气管插管、气管切开等。

4. 文化差异、地域差异（如：使用不同的语言、方言等）。

5. 听力障碍。

（二）预期目标

患者能进行有效沟通或通过非语言沟通达到沟通的目的。

（三）护理措施

1. 治疗原发疾病，促进意识恢复。

2. 指导康复训练，语言沟通训练、记忆力训练。

3. 对于有人工气道的患者，可通过手势表达让患者明白意思，可以准备卡片式图片让患者选取需要解决的问题。

4. 对于有听力障碍的患者可以使用写字板进行沟通，也可以根据卡片式图片进行沟通。

5. 对于有文化、语言差异的患者，责任护士尽量多与患者在操作前、操作中、操作后进行沟通交流，必要时使用写字板。交谈时表达清晰，语句简单，语速适宜，语言通俗易懂，避免使用医学术语。

6. 气管切开的患者做好吸痰护理，尽早堵管、拔除套管。

7. 指导患者进行言语康复训练。根据病情轻重及患者情绪状态，指导患者进行肌群运动训练、发音训练、复述训练、刺激法训练等，可先从简单的字词开始，循序渐进。

8. 鼓励患者或其家属参与语言训练，并提供练习发音时会使用到的字词片卡、纸板、铅笔等物件。

十五、患者中枢性高热

（一）相关因素

丘脑下部、脑干、上颈髓损害或病变，导致中枢性体温调节失常。

（二）预期目标

1. 患者体温在正常范围内。
2. 患者未发生并发症。

（三）护理措施

1. 每 4h 监测患者体温。

2. 体温＞ 38℃，即采取降温措施。

3. 降温 30min 后复测体温并记录。

4. 经上述处理，体温仍不下降者，可用冬眠低温疗法降低体温。

5. 随时更换汗湿的衣被，防止患者受凉。

6. 鼓励患者多饮水,进食清淡、易消化、高热量食物,以补充机体消耗的热量和水分。

7. 加强口腔护理,及时翻身。

十六、患者自我形象紊乱

(一)相关因素

1. 面神经损伤:面瘫、眼睑闭合不全。

2. 动眼神经损伤,眼睑下垂。

3. 肢体瘫痪。

(二)预期目标

1. 患者通过手术治疗及康复训练改善神经损伤。

2. 患者能正视现实,接受生活方式的改变。

3. 患者未发生暴露性角膜炎等并发症。

(三)护理措施

1. 鼓励患者表达内心的真实想法;告诉患者此疾病大多数预后良好,指导患者减轻焦虑情绪。

2. 鼓励患者询问与健康、治疗、预后有关的问题,促使患者正确面对疾病,积极配合治疗。

3. 语言柔和,态度和蔼,保护患者的隐私和自尊。

4. 鼓励患者进行修饰的习惯。

5. 帮助患者适应正常生活、社交活动、人际关系、职业行动的改变(如:经常表扬和鼓励患者以促其适应)。

6. 予患者面部适当按摩,用温水热敷。急性期患者应注意休息,面部防风、防寒,外出时佩戴口罩,避免冷风直吹面部。早晚自行按摩患侧,动作轻柔、适度,部位准确。

7. 患者闭眼不全时做好眼部护理,减少用眼动作,并给予眼罩、眼镜防护,用滴眼液预防感染,保护角膜,预防暴露性角膜炎。

8. 患者饮食宜清淡,避免粗糙、干硬、辛辣刺激性食物。有味觉障碍的患者注意食物的冷热温度,防止烫伤口腔黏膜,保持口腔卫生,避免口腔感染。

9. 遵医嘱进行理疗或针灸,保护面部。掌握面肌功能训练方法,可每日对镜子做皱眉、举额、闭眼、露齿、鼓腮和吹口哨等动作,每日数次,每次 5~15min。

第二节　肝、胆、胰外科患者护理计划与实操

一、患者疼痛

(一)相关因素

手术或疾病。

(二)预期目标

患者自诉疼痛减轻或缓解。

(三)护理措施

1. 患者主诉疼痛时,应立即采取相应护理措施(如:给予舒适体位,安慰患者,让患者深呼吸等)。了解患者以前是否发生过胆绞痛,有无上腹部隐痛不适。

2. 注意观察患者疼痛的性质、程度、缓解相关因素,持续时间及发作规律、伴随症状及诱发因素。

3. 保持环境安静、光线柔和,播放舒缓音乐等分散患者注意力,安慰患者,积极回应患者需求。

4. 遵医嘱使用抗菌药物,预防及控制感染。

5. 告知患者深呼吸时双手按压伤口两侧。

6. 遵医嘱予止痛剂,并注意观察药物的疗效及副作用。

7. 严密观察患者病情变化,尽早确诊,积极完善术前准备,有异常情况及时通知医师。

8. 患者进食低脂食物,以免诱发急性胆囊炎影响手术治疗。

二、患者营养失调:低于机体需要量

(一)相关因素

1. 机体代谢率增高(如:肿瘤、手术等)。

2. 营养物质吸收障碍(如:胃肠手术后等)。

3. 缺乏正确的营养知识。

(二)预期目标

1. 患者能说出导致营养不良的原因。

2. 患者能摄入足够的营养。

3. 患者营养状态有所改善,血生化指标恢复正常。

(三)护理措施

1. 根据患者营养 NRS2002 评分,制订患者饮食计划。

2. 根据患者所需,设计合理的膳食结构,增加不足部分营养的摄入量。

3. 提供良好的就餐环境,必要时鼓励患者少量多餐。

4. 鼓励患者适当活动以增加营养物质的代谢和作用,从而增加食欲。

5. 不能进食的患者给予鼻饲或静脉营养,补充电解质,注意水、电解质平衡,必要时输注白蛋白或输血。

6. 肠内营养患者使用营养泵控制输注速度,注意观察患者有无腹胀、腹泻、腹痛等不耐受情况。

三、潜在并发症:患者出血

(一)相关因素

脏器破裂、大血管破裂、大手术后吻合口破裂、凝血机制障碍。

(二)预期目标

住院期间无出血并发症,或出血得以控制。

(三)护理措施

1. 术后密切监测患者生命体征变化,胸腹部体征和伤口渗血情况。有腹腔引流管者,注意观察引流液的颜色、性质及量。

2. 保持引流管通畅,并做好相关记录。若出现面色苍白、冷汗、脉搏细速、血压下降、引流管引流出大量血性液体等情况,及时报告医师,并做好抢救准备。

3. 患者少量多餐,进食低脂、高维生素的饮食,勿吃粗糙、辛辣刺激性食物,保持大便通畅,避免用力排便及咳嗽等。

4. 若出血,应立即汇报医师,按照疾病应急流程处理(如:应用止血剂、输血、手术等)。

四、潜在并发症:患者吻合口瘘

(一)相关因素

吻合口张力过大、愈合不良。

(二)预期目标

了解吻合口瘘发生的时间,发生时处理及时,营养状况改善。

(三)护理措施

1. 向患者说明并发症产生的原因及临床表现。

2. 注意观察患者腹部伤口情况,有无渗液、渗血。腹部是否有压痛、反射痛以及腹肌紧张。

3. 按照医嘱指导患者正确肠外、肠内、口服等进食,勿过早、过量。

4. 保持引流管通畅,密切观察引流液颜色、量、性质变化,并做好记录。若出现面色苍白、冷汗、脉搏细速、血压下降、引流管引流出大量血性液体等,及时报告医师。

5. 控制感染,注意保持瘘口周围皮肤清洁、干燥。

6. 发现吻合口瘘,应立即报告医师。

五、潜在并发症:患者胃瘫

(一)相关因素

胃大部分切除术后迷走神经切除,患者情绪紧张,手术应激反应等。

(二)预期目标

患者未发生胃瘫,胃肠道功能恢复。

(三)护理措施

1. 经口进食,少量多餐,流质、半流质过渡饮食。

2. 遵医嘱予胃动力药物。

3. 遵医嘱予留置鼻肠管,保证营养摄入。

4. 消除患者的紧张情绪,向患者讲解保持情绪稳定的重要性,说明保守治疗的可行性,通过良好的沟通技巧对患者做到恰如其分的解释,解除其焦虑,调动患者治病的积极性,使其接受治疗。

六、舒适的改变:恶心

(一)相关因素

1. 胃肠不适,多见于急性胃肠炎、消化性溃疡、胰腺炎等疾病。

2. 使用化疗药物、镇静、麻醉药物。

（二）预期目标

患者自述恶心减轻。

（三）护理措施

1. 保持病室安静,光线适宜,空气清新,以免加重恶心程度。

2. 指导患者进食后采取半卧位,改变姿势时动作缓慢。指导患者减轻恶心的技巧。

3. 向患者解释引起恶心的原因及持续时间,化疗前后使用止吐药物。

4. 鼓励患者少量多餐,细嚼慢咽。患者通常可以食用清淡的食物。

5. 指导患者保持乐观的情绪、规律生活,避免过度紧张和劳累,选择合适的锻炼方式,提高机体抵抗力。指导患者合理饮食,避免食用辛辣刺激性食物,戒烟、戒酒。

七、患者体液过多

（一）相关因素

1. 门静脉高压、血浆胶体渗透压降低、钠潴留等,见于肝脏疾病、肝硬化、恶性肿瘤、腹水等。

2. 静脉回流受阻,见于静脉曲张、周围血管疾病、血栓、慢性静脉炎等。

3. 肾上腺皮质激素药物治疗引起的水钠潴留。

4. 摄入的钠或液体过多。

（二）预期目标

1. 患者表现出水肿减轻（特定部位）。

2. 患者和（或）家属能够陈述水肿发生的原因及预防方法。

（三）护理措施

1.评估患者引起水肿的原因，每日同一时间、同一状态（空腹、排空膀胱、穿相同衣服）测体重，定期监测腹围、腿围、臂围，监测血电解质、血尿素氮、肌酐、红细胞压积、血红蛋白等。

2.患者卧床休息，抬高下肢，阴囊水肿者，可垫高阴囊；大量腹水者，取半卧位。明显呼吸困难者，给予半卧位；端坐呼吸者，使用床上小桌，必要时双腿下垂。

3.限制患者水钠摄入量。有腹水者限制摄入钠盐 500~800mg/d，进水量 100mL/d，若有低钠血症，限制 500mg/d。鼓励患者减少食盐的摄入量，低蛋白血症者可静脉补充白蛋白。

4.控制患者液体入量，心功能不全者及老年患者限制液体入量，控制输液速度。

5.做好患者腹腔穿刺引流腹水的护理。

6.遵医嘱正确使用利尿剂，做好用药护理。

八、潜在并发症：患者胆瘘

（一）相关因素

患者处于有胆瘘发生的高度危险状态或已经发生胆瘘。

（二）预期目标

住院期间患者未发生胆瘘。

（三）护理措施

1.评估患者生命体征、腹部体征和引流液情况（性质、颜色、量），了解疼痛位置、性质，并注意疼痛轻重变化。若术后患者出现发热、腹肌紧张、腹部压痛、反跳痛且有明显的弥漫全腹的先兆，立即通知医师。

2.患者予取半卧位，以防胆汁积聚于膈下。

3. 胆瘘急性期患者禁食、禁饮，遵医嘱予补液；病情稳定后宜进食清淡、易消化的流质、半流质食物，避免进食油腻、高胆固醇食物。

4. 向患者和（或）家属讲解引流管的重要性，更换卧位时注意避免引流管扭曲、折叠及受压，有效固定引流管，防止意外滑脱，并且保持腹腔引流管通畅，尽量引流胆汁。注意观察并记录引流液的颜色、性质和量。及时更换伤口周围敷料，给予氧化锌软膏涂抹局部皮肤，防止胆汁刺激和损伤皮肤。

5. 必要时做好术前准备工作。

九、潜在并发症：患者低血钠

（一）相关因素

1. 血浆胶体渗透压降低。

2. 液体负荷过多。若短时间内大量饮水，则导致稀释性低钠血症。

3. 使用利尿药物。

4. 抗利尿激素分泌失调综合征。

5. 禁食、胃肠道紊乱（如：厌食、呕吐、腹泻等）。

（二）预期目标

无低血钠发生或减少因低血钠发生造成的损害。

（三）护理措施

1. 监测患者血钠的变化，液体潴留、消化系统、心血管系统、中枢神经系统等症状。

2. 适当限制患者对水分的摄取。补充钠盐，每日钠的摄入总量不超过 5~6g。慢性和轻型低钠血症者患者，若无症状或症状较轻，陆续补钠即可。对于癫痫、意识障碍等症状严重的低钠血症患者，可静脉补钠。注意补钠时速度不宜过快。

3. 指导患者做好日常生活护理。

4. 告知患者若出现大量出汗、剧烈呕吐、严重腹泻、胃肠道感染等情况时，需要警惕低钠血症的发生，应及时处理。

十、潜在并发症:患者高钠血症

(一)相关因素

1. 摄水量不足。

2. 大量出汗、胃肠炎呕吐造成胃肠液丢失。

3. 钠盐摄入量过多。

4. 疾病(如:肾脏疾病需行腹透、血透等)。

(二)预期目标

无高钠血症发生或减少因高血钠发生造成的损害。

(三)护理措施

1. 监测血电解质、肾功能和动脉血气分析。注意观察有无脱水、心血管系统、胃肠道的表现、中枢神经系统等症状。

2. 单纯性失水所致的高钠血症者,可直接饮水治疗,较重者补充5%葡萄糖注射液。渴感减退性高钠血症者,迅速补充抗利尿激素药物和适量补充每日摄水量;低渗液丢失所致的高钠血症者,先补充低渗、生理盐水,密切观察和监测,有低血压休克者需用生理盐水;钠盐摄入量过高所致高钠血症者,限制钠盐摄入量,补充5%葡萄糖溶液(GS),利尿剂排钠,必要时做腹膜透析或血液透析。

3. 遵医嘱经静脉、口服补液,避免快速纠正高血钠。避免使用含钠高的药物(如:碳酸氢钠、高渗生理盐水等)。

4. 指导患者做好日常生活护理,记录每日饮水量、尿量,避免大量出汗,高热环境及胃肠炎时,及时补水;监测血钠等生化指标,关注神经系统症状(如:烦躁、淡漠、抽搐等);有肾脏疾病的行血透、腹透的患者,严格限制食盐的摄入,选择合适的透析液进行透析治疗。

十一、潜在并发症：患者高钾血症

（一）相关因素

1. 重度失水、失血、休克等导致有效循环血容量减少，血液浓缩，从而使血钾浓度相对升高。

2. 机体钾总量增多，导致血钾浓度过高。

3. 少尿或无尿诱发高钾血症。

4. 肾脏疾病、糖尿病等引起血钾升高。

5. 使用补钾药物。

（二）预期目标

血钾监测正常。

（三）护理措施

1. 监测患者血电解质、动脉血气分析及肾功能。注意观察神经系统症状、心血管系统症状等。

2. 患者立即停止摄入含钾食物（如：西瓜、香蕉、菠菜、果汁、腌制品等）。

3. 积极纠正酸中毒，必要时遵医嘱使用钙制剂，给予利尿剂等降低血钾。

4. 指导患者做好日常生活护理。

5. 高血钾危急值者，予紧急处理。

十二、潜在并发症：患者低钾血症

（一）相关因素

1. 能量摄入减少（如：长期偏食、厌食、减肥等）。

2. 体液丢失（如：禁食、恶心、呕吐、腹泻、胆道引流、小肠瘘、大量出汗等）。

3. 疾病（如：肾脏疾病、原发或继发性醛固酮增多症、库欣综合征等）。

4. 使用排钾利尿剂。

5. 大面积烧伤、引流腹水、腹腔引流、血透、腹透等。

(二)预期目标

无低血钾发生,或减少因低血钾而造成的损害。

(三)护理措施

1. 监测患者血钾、生命体征、尿量的变化,以及消化系统、中枢神经系统、心脏系统的表现。

2. 嘱患者口服补钾药物或进食含钾丰富的食物(如:西瓜、香蕉、菠菜、果汁、腌制品等)。禁食或严重缺钾者,遵医嘱静脉补钾。

3. 指导患者做好日常生活护理。

十三、潜在并发症:肠造口相关并发症(患者有肠造口周围皮炎并发症发生)

(一)相关因素

1. 患者及家属更换造口袋操作不规范。

2. 肥胖患者以及糖尿病患者。

3. 术后感染。

(二)预期目标

1. 并发症未发生或及早发现处理。

2. 患者和(或)家属知晓并发症的预防及处理方法。

(三)护理措施

1. 注意观察患者造口周围皮肤、黏膜颜色等,做好造口并发症粪水性皮炎、出血、脱垂、狭窄、回缩等皮肤护理。

2. 造口坏死、感染:造口开放后取左侧卧位,用塑料薄膜将腹壁切口与造口隔开；应注意清洗造口周围皮肤，并在造口周围涂抹复方氧化锌软膏，造口与皮肤愈合后改用人工肛门袋。

3. 根据患者大便性状调整饮食结构，有造口狭窄患者遵医嘱进食容易消化的流质、半流质食物。鼓励患者下床活动，腹部以脐部为中心按摩，促进肠蠕动。

4. 术后早期鼓励患者在床上多翻身、活动四肢；2~3 日后协助患者下床活动，以促进肠蠕动恢复，减轻腹胀，避免肠粘连。

5. 有肠梗阻表现者，禁食、禁饮，遵医嘱予静脉补液。

十四、潜在并发症：患者胰瘘

（一）相关因素

患者处于有胰瘘发生的高度危险状态或已经发生胰瘘。

（二）预期目标

患者住院期间未发生胰瘘。

（三）护理措施

1. 评估患者生命体征、腹部体征和引流液情况（性质、颜色、量），了解疼痛位置，性质并注意疼痛轻重变化。若术后患者出现发热、腹肌紧张、腹部压痛、反跳痛且有明显的弥漫全腹的先兆，立即通知医师。

2. 评估患者伤口敷料情况及引流液颜色、量、性质，必要时行胰淀粉酶测定。

3. 患者禁食、禁饮。

4. 向患者和（或）家属讲解引流管的重要性，更换卧位时注意避免引流管扭曲、折叠及受压，有效固定引流管，防止意外滑脱，并且保持腹腔引流管通畅，尽量引流胆汁。注意观察并记录引流液的颜色、性质和量。及时更换伤口敷料，给予氧化锌软膏涂抹局部皮肤，防止胆汁刺激和损伤皮肤。

5. 遵医嘱使用抗菌药物及生长抑素。

十五、潜在并发症:患者肝性脑病

(一)相关因素

与血氨升高有关。

(二)预期目标

患者未发生肝性脑病,或发生时得到及时发现并处理。

(三)护理措施

1. 去除和避免诱发因素:禁食高蛋白饮食,预防便秘。

2. 监测并记录患者生命体征及意识、瞳孔变化,密切注意肝性脑病的早期征象。

3. 严格控制患者的蛋白质摄入量,特别是产氨多的肉类、蛋类、乳类等,完全昏迷者禁止蛋白质摄入量。昏迷患者可鼻饲或静脉补充葡萄糖以获得热量。

4. 避免患者使用安眠药物和镇静剂。

5. 遵医嘱使用抗菌药物,防止感染。避免快速利尿和大量引流腹水。

6. 患者保持大便通畅,便秘者遵医嘱使用导泻剂,也可用生理盐水或弱酸性溶液灌肠,忌用肥皂水灌肠。

十六、患者有体液不足的风险

(一)相关因素

1. 正常途径失水过多(如:腹泻、呕吐、高热等)。

2. 异常途径失水过多(如:引流过多、失血过多、肠瘘等)。

3. 体液摄入过少。

4. 与药物相关(如:利尿剂、泻剂)。

(二)预期目标

1. 患者体液丢失减轻或控制。

2. 患者水、电解质及酸碱保持平衡。

（三）护理措施

1. 评估患者体液丢失的原因及脱水的程度。

2. 做患者每 8h 体液摄入计划（如：白天 1000mL、傍晚 800mL、夜间 300mL）。

3. 评价患者是否知晓维持适当液体量的原因和达到液体摄入量的方法。

4. 记录患者液体摄入量和尿量。

5. 监测患者排出量，保证患者每 24h 排出量不少于 1000~1500mL。

6. 监测患者血电解质、血尿素氮、血肌酐、红细胞压积、血红蛋白等。

7. 监测患者生命体征、皮肤色泽、体重、呕吐物及排泄物的颜色、性状、量等变化。动态监测血电解质和动脉血气分析。

8. 根据体液丢失情况，遵医嘱补充液体及电解质。准确测量和记录患者 24h 出入量或尿量。

9. 急性活动期患者应禁食，做好口腔护理。病情稳定，则遵医嘱给予相应饮食。

10. 注意观察患者肌张力、皮肤弹性状况，询问患者是否出现口渴症状。积极补充水分和电解质，给予口服补液，少量多次饮水，由于剧烈呕吐造成的体液不足，则主要通过静脉输液给予纠正。

第三节　胃肠外科患者护理计划与实操

一、患者疼痛

（一）相关因素

手术或疾病本身。

（二）预期目标

自诉疼痛减轻或缓解。

（三）护理措施

1. 患者主诉疼痛时，应立即采取相应护理措施（如：给予舒适体位，安慰患者，让患者深呼吸等）。注意观察有无腹部压痛、反跳痛、腹肌紧张；有无呕血和黑便的发生，有无腹胀、呕吐及呕吐物的性状和量。

2. 注意观察疼痛的性质、程度，持续时间、发作规律、伴随症状及诱发因素。

3. 保持环境安静，光线柔和，播放舒缓音乐等分散患者注意力，安慰患者，积极回应患者需求。

4. 遵医嘱使用抗菌药物，预防及控制感染。

5. 告知患者深呼吸时双手按压伤口两侧。

6. 遵医嘱予止痛剂，并注意观察药物的疗效及副作用。

7. 严密观察患者病情变化，尽早确诊，积极完善术前准备，有异常情况及时通知医师予处理。

8. 做好护患沟通，使患者了解疾病，消除紧张、焦虑的心情。

二、潜在并发症：感染

（一）相关因素

各种治疗性置管、手术。

（二）预期目标

未发生感染。

（三）护理措施

1. 评估患者引起感染的潜在危险因素，并告知患者，使之配合治疗及护理。

2. 加强患者皮肤护理,保持床单位整洁。定时翻身、拍背,保持皮肤完整性,预防坠积性肺炎。使用气垫床,取舒适卧位,加强保护措施,防止受伤,肢体保持功能位。

3. 患者禁食期间加强口腔护理,预防口腔感染。

4. 加强患者引流管护理,严格遵守无菌操作规程。

5. 指导患者有效咳嗽及深呼吸,促进排痰,预防肺部感染。

6. 注意观察患者体温变化,根据医嘱合理使用抗菌药物。

三、潜在并发症:出血

(一)相关因素

脏器破裂、大血管破裂、大手术后吻合口破裂、凝血机制障碍。

(二)预期目标

住院期间无出血并发症或出血得以控制。

(三)护理措施

1. 术后密切监测生命体征变化,血压、脉搏、脉压差、意识、肺部啰音和尿量的变化。注意观察患者末梢循环、肢体皮肤颜色及温度和血氧饱和度的改变。

2. 向患者和(或)家属讲解引流管的重要性,更换卧位时注意避免引流管扭曲、折叠及受压。有效固定引流管,防止意外滑脱,并且保持腹腔引流管通畅。注意观察并记录引流液的颜色、性状和量。定期更换敷料,若有异常,及时通知医师。

3. 告诉患者出血的主要临床表现及观察方法,以便及时发现。

4. 保持引流管通畅,并注意观察和记录引流液颜色、量及性质变化,若有异常及时通知医师。

5. 患者勿进食粗糙、辛辣刺激性食物,保持大便通畅,避免用力排便及咳嗽等。

6. 若出现出血,应立即汇报医师,做好相应处理(如:应用止血剂、输血等)。

7. 做好再次手术止血的准备工作。

8. 安慰患者,消除其紧张心理。

四、患者营养知识缺乏

(一)相关因素

患者不了解该疾病相关知识。

(二)预期目标

患者及家属能描述肠内营养重要性,自愿接受医院治疗饮食。

(三)护理措施

1. 向患者及家属解释肠内营养的重要性、必要性,使之乐于接受治疗。

2. 在患者肠内营养输入时,摇高床头 15°~30°,避免药物反流引起窒息。

3. 保持引流管通畅,定时生理盐水或温开水冲洗,避免管道堵塞。

4. 引流管妥善固定,避免滑脱或拉出。

5. 注意观察肠内营养后患者的反应(如:腹胀、腹泻等)。

6. 根据患者病情逐渐增加肠内营养总量,输液泵持续滴入。

五、潜在并发症:患者吻合口瘘

(一)相关因素

吻合口张力过大、愈合不良。

(二)预期目标

了解吻合口瘘发生的时间,发生时处理及时,营养状况改善。

（三）护理措施

1. 向患者说明并发症产生的原因及临床表现。

2. 注意观察患者腹部伤口情况,有无渗液、渗血,是否有压痛、反射痛以及肌肉紧张发生。若发现吻合口瘘,应立即报告医师,进行处理。

3. 指导患者正确进食,勿过早、过量,食物不宜过硬等。必要时给予胃肠内营养支持治疗。遵医嘱指导患者正确肠外、肠内、口服等进食。

4. 保持引流管通畅,密切观察颜色、量、性质变化,并做好记录。若出现面色苍白、冷汗、脉搏细速、血压下降、引流管引流出大量血性液体等情况,及时报告医师,并做好抢救准备。

5. 控制感染,注意保持瘘口周围皮肤清洁、干燥。

6. 发现吻合口瘘,应立即报告医师,进行应急处理。

六、潜在并发症:患者胃瘫

（一）相关因素

胃大部分切除、迷走神经切除,患者情绪紧张,手术应激反应等。

（二）预期目标

未发生胃瘫,胃肠道功能恢复。

（三）护理措施

1. 患者经口进食流质、半流质饮食,少量多餐。

2. 遵医嘱予患者胃动力药物。

3. 遵医嘱予患者留置鼻肠管,保证患者营养摄入量。

4. 消除患者的紧张情绪,向患者讲解保持情绪稳定的重要性,说明保守治疗的可行性,语速缓慢,语言精练、通俗易懂,解除患者焦虑,调动患者治病的积极性,使患者消除紧张情绪,接受治疗。

七、舒适的改变:恶心

(一)相关因素

1. 胃肠不适,见于急性胃肠炎、消化性溃疡、胰腺炎等疾病。

2. 使用化疗药物、镇静、麻醉药物等。

(二)预期目标

患者自述恶心减轻。

(三)护理措施

1. 保持病室安静,光线适宜,空气清新,以免加重恶心程度。

2. 指导患者进食后采取半卧位,改变姿势时动作缓慢。指导患者减轻恶心的技巧。

3. 向患者解释引起恶心的原因及持续时间,化疗前后使用止吐药物。

4. 鼓励患者少量多餐,细嚼慢咽,食用清淡的食物。

5. 告知患者和(或)家属恶心出现的原因。指导患者保持乐观情绪、规律生活,避免过度紧张和劳累,选择合适的锻炼方式,提高机体抵抗力。指导患者建立合理的饮食习惯,避免食用辛辣刺激性食物,戒烟、戒酒。

第四节　甲状腺、乳腺外科患者护理计划与实操

一、患者有感染的风险

(一)相关因素

手术及引流管放置。

（二）预期目标

切口处无感染。

（三）护理措施

1. 密切观察患者生命体征变化。

2. 保持切口敷料干燥，注意观察切口敷料有无渗血、渗液。

3. 保持引流管通畅，妥善固定引流管。

4. 注意观察引流液颜色、性质、量的变化。

5. 注意观察体温变化。

二、患者自我形象紊乱

（一）相关因素

1. 甲状腺术后颈部留有疤痕。

2. 乳腺癌切除术造成乳房缺失、术后瘢痕形成。

3. 化疗引起的外表变化（如：脱发、色素沉着、肥胖等）。

（二）预期目标

1. 患者能用语言或行为（如：穿着、打扮、姿势、饮食、自我表现等）展现对外表的接受。

2. 患者表现出有重获自我照顾和角色责任的愿望和能力。

（三）护理措施

1. 提供心理支持，多向患者解释，与其交流，鼓励患者表达感受，并耐心倾听。讲解疾病有关的知识，给患者提供有关疾病的资料，向患者说明身体外形的改变是疾病发生、发展过程的表现，只要积极配合检查和治疗，部分改变可恢复正常，帮助消除紧张情绪，树立信心。鼓励患者寻找／参加由与自己相似情形的人员组成的支持小组。注意患者心理状态和行为,预防自杀,必要时还可安排心理医师给予心理疏导。

2.适当的修饰可以增加心理舒适度,提升美感,指导患者改善自身形象。

3.对于由化疗引起脱发的患者,解释毛发可能脱落的部位,告知毛发在治疗结束后会再生;建议患者买假发;告知减少头发脱落的方法:避免过多使用洗发露,轻柔地把头发擦干,避免使用电吹风和卷发器,避免使用发带、发夹撕扯头发,不染发,避免使用护发水、染发剂。对于用药造成身材肥胖等患者,给予心理支持,助其正面、积极地接受自己,鼓励适当运动,控制饮食。颜面改变和功能障碍是患者必须面对的残酷事实,术前予指导,让患者及家属了解实际情况。

4.助患者和(或)家属建立良好的家庭互动关系,鼓励家属主动与患者沟通并参与患者的护理,促进患者与家人之间的互动关系,以减轻患者内心的抑郁感。

5.促进患者社会交往,鼓励患者加入社区的各种社交活动;教育周围人群勿歧视患者,避免伤害其自尊。

三、患者低效型呼吸形态

(一)相关因素

麻醉后切口疼痛、胸带包扎过紧。

(二)预期目标

患者呼吸顺畅。

(三)护理措施

1.保持环境相对安静,通风良好,同时注意保暖。尽量使患者安静,以减少机体的耗氧量。

2.注意观察患者神志、心率、意识、呼吸频率、节律和深度。术后予心电监护,吸氧,去枕平卧6h。

3.注意动态观察患者血压、脉搏、呼吸、血氧饱和度等变化。询问患者有无胸闷、气短、呼吸困难等症状,注意呼吸困难的程度和动脉血气分析的指标改变。

4. 注意观察胸带包扎松紧是否合适、肢端血运、活动及感觉。床头常规备气管插管包、吸引器和机械通气设备,必要时备气管切开包,以利随时抢救。气管切开术后,需严格消毒切口周围皮肤,及时更换伤口纱布,预防感染。

5. 及时了解患者的心理状态,尽可能陪伴在患者身边,耐心倾听,注意观察病情变化,使其情绪稳定。患者注意休息,减少活动。

6. 加强巡视,注意观察患者是否出现咯血情况,一旦发现咯血,应及时将其头部偏向一侧,避免血凝块呛入气管。

7. 避免患者进食辛辣刺激性食物,予高蛋白、高热量、高维生素饮食。

四、舒适的改变:患者恶心、呕吐

(一)相关因素

患者化疗后发生胃肠道反应。

(二)预期目标

减轻胃肠道反应。

(三)护理措施

1. 化疗前评估患者消化道功能、化疗药物毒性及不良反应,给予心理指导。

2. 指导患者分散注意力的方法,鼓励患者阅读、看电视,从事其感兴趣的活动,以缓解恶心、呕吐的反应。

3. 注意观察病情,评估并记录患者恶心、呕吐及脱水的程度,严重者及时汇报医师,遵医嘱对症处理。出现急性呕吐,应及时将患者的头部偏向一侧,避免呕吐物呛入气管。

4. 保持病室环境安静,减少不良刺激,定时通风。尽量使患者安静,以减少机体的耗氧量。

5. 做好饮食指导,避免油腻、辛辣刺激性食物,鼓励患者多饮水。

五、舒适的改变:患者疼痛

(一)相关因素

手术创伤及各种导管留置。

(二)预期目标

患者疼痛减轻或消失。

(三)护理措施

1. 正确评估患者疼痛评分,指导放松方法,分散其注意力。

2. 与患者加强交流,认真倾听,做好心理护理。

3. 必要时遵医嘱予止痛药物。

4. 患者术后生命体征平稳后予半卧位,以利于呼吸与引流。

5. 注意观察患者有无恶心、呕吐症状,必要时予止吐药物。

6. 妥善固定引流管,告知患者勿折叠、扭曲、拉脱。

7. 遵医嘱予患者雾化吸入,指导有效咳嗽、咳痰。

8. 遵医嘱使用抗菌药物,预防及控制感染。

9. 告知患者深呼吸时双手按压伤口两侧。

10. 严密观察患者病情变化,尽早确诊,积极完善术前准备,有异常情况则及时通知医师。

11. 保持环境安静,光线柔和,播放舒缓音乐等分散患者注意力,安慰患者,积极回应患者需求。

12. 做好护患沟通,使患者了解疾病,消除紧张、焦虑的心理。

六、患者呼吸功能受损

(一)相关因素

术后气管切开、咳嗽无力、排痰不畅。

（二）预期目标

保持呼吸道通畅。

（三）护理措施

1. 需严格消毒切口周围皮肤，及时更换伤口纱布，每日局部换药，预防感染。

2. 妥善固定气管导管，气管导管上的系带应根据颈部软组织肿胀消退情况及时调整，以免导管滑脱，并告知患者和（或）家属气管导管的重要性，在改变卧位时，勿偏移导管，保证导管通畅。

3. 保持呼吸道通畅，注意观察患者呼吸道情况，及时吸出气道内分泌物，在无菌环境下进行操作，防止感染。

4. 湿化气道，气管内滴入生理盐水湿化气道；进行雾化吸入，促进排痰。

5. 床旁备气切包及吸引器。

6. 呼吸梗阻解除后，病情好转可试堵内套管。

7. 患者呼吸平稳，无缺氧体征，痰液能从口内吐出，24h 后可拔管。

七、患者吞咽障碍

（一）相关因素

肿瘤术后和疼痛。

（二）预期目标

未发生吞咽障碍。

（三）护理措施

1. 嘱患者术后遵医嘱进食。少量多餐，避免进食粗糙、过冷、过热和刺激性食物，戒烟、戒酒；中、晚期食管癌引起吞咽困难者，则可予插胃管进行鼻饲饮食。

2. 全麻患者清醒 6h 后，无呕吐，取半坐卧位，可给予少量温开水或糖水，术后遵医嘱予治疗饮食。

3. 做好患者口腔护理,促进患者食欲。

4. 心理上给予患者安慰,耐心地向患者讲清疾病发生、发展规律及康复过程,帮助患者了解病情,正确指导进食方法及应配合体位,消除患者的恐惧心理,使患者积极地进食,便其配合治疗,改善吞咽困难的症状。

八、患者有窒息的风险

(一)相关因素

1. 手术后全麻未醒,分泌物误吸,舌后坠。

2. 骨折外伤。

3. 骨折后软腭下垂阻塞咽喉、舌后坠、异物阻塞咽喉部、喉头水肿。

(二)预期目标

1. 呼吸平稳。

2. 促进受损的组织愈合。

(三)护理措施

1. 术后患者一般取平卧位或半卧位,头部偏向一侧,便于分泌物引流和减轻局部肿胀充血。

2. 根据患者病情予以吸氧,摇高床头 15°~30°,头部偏向一侧,呼吸道保持通畅,及时吸除呼吸道分泌物。若发现舌后坠,可用舌钳将舌拉出,防止舌后坠阻塞呼吸道。

3. 患者保持口腔清洁,进食后先用盐水漱口,再漱口液含漱。可根据口腔细菌培养,选择不同的漱口液行口腔冲洗或指导患者漱口,也可用儿童牙刷轻轻刷洗。

4. 必要时床旁备好气切包及吸引器。密切观察患者有无口唇、面色发绀,有情况及时汇报医师,进行急救处理。必要时备气管切开包及机械通气设备,以利随时抢救。气管切开术后,需严格消毒切口周围皮肤,及时更换伤口纱布,预防感染。

5. 患者选择合适的进食量，进食时及进食后 30min 摇高床头 30°~45°，避免翻身、拍背。有误吸风险的患者应缓慢喂食，必要时给予胃管鼻饲。

6. 评估患者意识水平、生命体征、血氧饱和度、面色、瞳孔、唇色等情况；评估患者的神经反射（如：咳嗽、吞咽动作等）。注意观察患者有无痰液、咯血或误吸致窒息的先兆。若有情况，及时汇报医师，进行急救处理。

7. 颌面部伤口缝合后可予以暴露或适度加压包扎。

8. 已发生感染的伤口不宜缝合，做创面湿敷及清洗，控制感染，待创面清洁、肉芽组织生长后再做进一步处理。

9. 做好急症患者的准备工作，协助医师进行伤口清创缝合手术，并做好家属解释安抚工作。

10. 注意观察舌损伤患者术后呼吸道是否通畅，舌体、舌底肿胀程度，伤口是否出血等。

11. 做好患者心理护理，减少焦虑和不安，并和家属做好沟通，注意观察与反馈患者情况。

九、患者口腔黏膜组织完整性受损

（一）相关因素

骨折外伤。

（二）预期目标

促进受损的组织愈合。

（三）护理措施

1. 患者颌面部伤口缝合后可予以暴露或适度加压包扎。

2. 已发生感染的伤口不宜缝合，做创面湿敷及清洗，控制感染，待创面清洁，肉芽组织健康后再做进一步处理。

3. 患者保持口腔清洁，可根据口腔细菌培养，选择不同的漱口液行口腔冲洗或指导患者漱口,也可用儿童牙刷轻轻刷洗。

4.患者少量多餐,食用清淡软食,避免食用辛辣、过热、过冷、过硬食品,鼓励小口喝冷水或冰水,减轻口腔疼痛。

十、患者急性疼痛

(一)相关因素

外伤骨折。

(二)预期目标

无明显疼痛感。

(三)护理措施

1.正确评估患者疼痛评分,指导放松方法,分散注意力。

2.与患者加强交流,认真倾听,做好心理护理。

3.遵医嘱予止痛药物。

4.患肢制动,抬高患肢;石膏或者夹板等固定,能够固定骨折端;避免骨折移位而引起疼痛加剧。抬高患肢可以促进静脉回流,防止肿胀继续加重,也能够缓解肿胀疼痛。

十一、潜在并发症:患者皮瓣血流灌注改变

(一)相关因素

血管吻合不良,皮瓣蒂扭曲、皮瓣血运受阻。

(二)预期目标

皮瓣血流灌注良好。

（三）护理措施

1. 注意观察患者皮瓣的颜色、温度、皮纹、质地，皮瓣颜色与供皮区颜色一致（如：皮瓣颜色变暗、发绀，则提示有静脉瘀血；变灰白色，则提示动脉缺血，应及时探查）。

2. 皮瓣移植后，其表面温度有下降的现象，尤其在寒冷季节，其表面可覆盖棉垫，烤灯照射加温，保持正常的血液循环，一般温度不低于正常组织的2℃。若低于正常皮温2℃及有颜色变化，则提示将发生血液循环障碍，应及时探查。

3. 皮瓣表面应有正常的皮纹皱褶，若发生血管危象、皮纹消失，可见皮纹肿胀。

4. 若皮瓣区域明显肿胀，质地变硬，则可能出现血管危象，应及时处理。

5. 术后可适当应用扩血管药物及抗凝药物，注意出凝血时间的变化。

十二、潜在并发症：患者皮瓣坏死

（一）相关因素

伤口积液、电刀使用不当、皮瓣缝合张力过大。

（二）预期目标

患者未发生皮瓣坏死。

（三）护理措施

1. 皮瓣坏死，一般术后24h即见，可通过皮温、皮肤颜色、肿胀程度、毛细血管反应等指标，耐心细致地全面观察，缺血的皮肤变苍白，逐步呈青紫色，水肿表面有小水泡，3~7日坏死区呈黑色硬痂状。

2. 汇报医师及时处理，清除坏死皮瓣，必要时重新手术植皮。

十三、潜在并发症:患者出血

(一)相关因素

手术止血不彻底、术后剧烈咳嗽导致缝线脱落。

(二)预期目标

切口清洁、干燥,无渗血、渗液,引流液量正常。

(三)护理措施

1. 术后密切监测患者生命体征变化。监测血压、脉搏、脉压差、意识、肺部啰音和尿量的变化。注意观察患者末梢循环、肢体皮肤颜色及温度和血氧饱和度的改变。

2. 密切观察患者切口情况和引流液颜色、性质、量。向患者和(或)家属讲解引流管的重要性,更换卧位时注意避免引流管扭曲、折叠及受压,有效固定引流管,防止意外滑脱,并且保持腹腔引流管通畅,定时更换敷料,若有异常及时通知医师。

3. 必要时遵医嘱予止血药物。告诉患者出血的主要临床表现及观察方法,便于自查。

4. 患者勿吃粗糙、刺激、生硬食物,保持大便通畅,避免用力排便及咳嗽等。

5. 若出现出血,应立即汇报医师,做好相应处理(如:应用止血剂、输血等)。

6. 做好再次手术止血的准备工作。

7. 安慰患者,消除其紧张心理。

十四、潜在并发症:患者伤口出血、伤口感染

(一)相关因素

手术创伤。

(二)预期目标

未发生出血、感染。

（三）护理措施

1. 注意观察伤口肿胀情况及敷料包扎松紧度，敷料上有渗血时需用笔在湿透的敷料边缘做记号，并勾画出当时的范围，以利于评估患者。

2. 感染伤口的渗出液会刺激周围伤口的皮肤，可用氧化锌软膏涂抹周围皮肤，保护周围皮肤。

3. 注意观察患者的生命体征及皮肤的颜色、温度，及早发现异常，及时处理。

4. 注意观察患者的体温变化，并做记录。

十五、潜在并发症：患者化疗副作用

（一）相关因素

患者处于有发生化疗副作用可能的高度危险状态或已经发生化疗副作用。

（二）预期目标

尽可能减少化疗副作用。

（三）护理措施

1. 掌握化疗药物的药理作用、剂量和方法，遵医嘱用药。在准备及给予化疗药物时，遵守规定的安全准则。

2. 化疗前做好患者静脉评估，根据药物对静脉的刺激程度合理选择输注静脉。输注过程严密观察静脉通路情况，输入不畅时，及时排查原因。

3. 根据药物性质予以心电监护，监测生命体征变化。

4. 严密观察化疗的毒副反应，及时报告医师，并做好对症护理。

5. 患者进食高热量、高蛋白、清淡、易消化饮食，少量多餐，多食新鲜蔬菜、水果。必要时遵医嘱行肠内或胃肠外营养支持。

6. 创造良好的病区环境，保证患者充足的休息和睡眠，根据病情安排适当活动。

7. 提供患者及其家属有关化疗药物对癌症细胞作用的信息。

8. 适当地教导患者"放松及想象"的技巧以便在治疗的整个过程中运用。

十六、潜在并发症:患者上肢水肿

(一)相关因素

患侧上肢淋巴引流不畅、头静脉被结扎、腋静脉栓塞或感染。

(二)预期目标

手术创面愈合良好,患侧上肢肿胀减轻或消失。

(三)护理措施

1. 勿在患侧上肢测血压、抽血、进行静脉输液或皮下注射。

2. 指导患者保护患侧上肢,平卧时患肢下方垫高 10°~15°,肘关节轻度屈曲,卧位时,屈肘 90° 放于胸腹部。

3. 按摩患侧上肢或进行屈、伸肘运动;肢体肿胀严重者戴弹力袖;局部感染者,及时应用抗菌药物治疗。

4. 指导患者正确进行患肢功能锻炼。

5. 患者穿宽松、透气、柔软的衣物,保持皮肤的完整性,避免摩擦。

十七、潜在并发症:患者皮下积液、积血

(一)相关因素

伤口处皮肤与皮下组织黏合不佳。

(二)预期目标

引流通畅无积液、积血。

（三）护理措施

1. 注意观察伤口引流液量、颜色及性质。

2. 保持引流管持续负压吸引通畅，积液、积血得以充分引流。

3. 胸带包扎不宜过紧，需松紧合适。

4. 拔管后出现积液，应及时向医师汇报。

十八、潜在并发症：患者呼吸困难和窒息

（一）相关因素

术后切口出血、痰液堵塞、气管塌陷、喉头水肿。

（二）预期目标

患者切口无肿胀出血，呼吸发音吞咽功能均正常。

（三）护理措施

1. 评估患者意识、生命体征、血氧饱和度、面色、瞳孔等情况；评估患者的神经反射（如：咳嗽、吞咽动作等）。注意观察患者有无痰液、咯血或误吸致窒息的先兆。若有情况，及时向医师汇报，进行急救处理。

2. 床旁备气管插管包。密切观察患者有无口唇、面色发绀，有情况及时向医师汇报，进行急救处理。必要时备气管切开包及机械通气设备，以利随时抢救。气管切开术后，需严格消毒切口周围皮肤，及时更换伤口纱布，预防感染。

3. 密切观察切口敷料有无渗血情况，注意观察引流液量、颜色、性质，保持引流管通畅。

4. 患者咳嗽时按压切口，避免剧烈咳嗽。

5. 注意观察患者呼吸、吞咽、发音功能。

6. 根据病情，予患者吸氧，摇高床头 15°~30°，将患者头部偏向一侧，使其呼吸道保持通畅，及时吸除呼吸道分泌物。若发现舌后坠，可用舌钳将舌拉出，防止舌

后坠阻塞呼吸道。

7. 做好患者心理护理，减少焦虑和不安，并和家属做好沟通，注意观察与反馈患者情况。

十九、潜在并发症：患者手足麻木、抽搐

（一）相关因素

手术时误伤甲状旁腺。

（二）预期目标

患者无手足抽搐发生。

（三）护理措施

1. 术后测定甲状旁腺、血钙。

2. 限制肉、蛋、乳类等含磷较高食物的摄入量。

3. 必要时遵医嘱予补钙治疗。

二十、潜在并发症：患者喉上神经、喉返神经损伤

（一）相关因素

手术分离神经、损伤神经。

（二）预期目标

呼吸、发音、吞咽功能正常。

（三）护理措施

1. 注意观察患者呼吸、发音、吞咽功能。

2. 患者饮食时取半卧位，避免呛咳。

3. 告知患者经理疗后 3~6 个月内可逐渐康复,增强患者自信心。

第五节　肛肠外科患者护理计划与实操

一、舒适的改变:患者疼痛

(一)相关因素

手术或疾病。

(二)预期目标

自诉疼痛减轻或缓解。

(三)护理措施

1. 做好患者疼痛评估:评估患者疼痛的性质、程度、伴随症状、诱发因素、起病急骤或缓慢,以及疼痛治疗的效果及不良反应。根据主诉,疼痛时应立即采取相应护理措施(如:给予舒适体位,安慰患者,让患者深呼吸时双手按压伤口两侧等)。

2. 告知患者发生疼痛时和当疼痛性质、程度发生改变时,应及时告知医护人员。

3. 及时采用疼痛控制措施(如:药物、非药物以及心理护理的方法)。

4. 遵医嘱使用抗菌药物、止痛药物,并做好相关用药护理。

5. 鼓励患者自我监测疼痛的情况,指导患者学会正确的疼痛评估方法。

二、患者营养失调:低于机体需要量

(一)相关因素

1. 机体代谢率增高(如:肿瘤、手术等)。

2. 营养物质吸收障碍（如：胃肠手术后等）。

3. 缺乏正确的营养知识。

（二）预期目标

1. 患者能说出导致营养不足发生的原因。

2. 患者能摄入足够的营养素。

3. 患者营养状态有所改善，血生化指标恢复正常。

（三）护理措施

1. 根据患者营养 NRS2002 评分，制订患者饮食计划。

2. 根据患者所需，设计合理的膳食结构，增加不足部分营养的摄入量。

3. 提供良好的就餐环境，必要时鼓励患者少量多餐。

4. 鼓励患者适当活动以增加营养物质的代谢和作用，从而增进食欲。

5. 对于不能进食的患者，给予鼻饲或静脉营养，补充电解质，注意水、电解质及酸碱平衡，必要时输注白蛋白或输血。

6. 对于肠内营养患者，使用营养泵控制输注速度，注意观察患者有无腹胀、腹泻、腹痛等不耐受情况。

三、患者有体液不足的风险

（一）相关因素

1. 频繁呕吐、尿量增加、体液丢失过多、摄入与排出呈负平衡。

2. 禁食，经口摄入液体量不足。

3. 损伤致腹腔内出血。

（二）预期目标

1. 患者体液丢失减轻或控制，水、电解质平衡，未发生酸碱失衡。

2. 患者无脱水的症状和体征。

（三）护理措施

1. 注意观察患者的生命体征变化，评估患者体液丢失的原因及脱水的程度。

2. 遵医嘱准确记录 24h 出入量或尿量，评价患者是否知晓维持适当液体量的原因及达到液体摄入量的方法。

3. 监测患者生命体征、皮肤色泽、体重及呕吐物、排泄物的颜色、性状、量等变化。动态监测血电解质和动脉血气分析。监测患者血电解质、血尿素氮、血肌酐、红细胞压积、血红蛋白水平等。

4. 对置管患者，注意观察引流液的量、性质，异常时及时向医师汇报。

5. 禁食患者给予肠外营养支持治疗，可进食患者做每 8h 摄入计划（如：白天 1000mL、傍晚 800mL、夜间 300mL）。

四、患者体液过多

（一）相关因素

1. 门静脉高压、血浆胶体渗透压降低、水钠潴留等，见于肝脏疾病、肝硬化、恶性肿瘤、腹水等。

2. 静脉回流受阻，见于静脉曲张、周围血管疾病、血栓、慢性静脉炎等。

3. 肾上腺皮质激素药物治疗引起的水钠潴留。

4. 摄入的钠或液体过多。

（二）预期目标

1. 患者水肿减轻（特定部位）。

2. 患者和（或）家属能够陈述水肿发生的原因及预防方法。

（三）护理措施

1. 评估患者引起水肿的原因，每日同一时间、同一状态（空腹、排空膀胱、穿相同衣服）测体重；定期监测患者腹围、腿围、臂围，监测血电解质、血尿素氮、肌酐、红细胞压积、血红蛋白水平等；定期监测血电解质和心电图变化。

2.严重水肿者卧床休息，抬高下肢；阴囊水肿者，可垫高阴囊；大量腹水者，取半卧位。有明显呼吸困难者，给予半卧位或端坐卧位；端坐呼吸者，使用床上小桌，必要时双腿下垂。

3.限制水钠摄入量。有腹水者限制摄入钠盐 500~800mg/d，进水量 100mL/d；若有低钠血症，限制摄入钠盐 500mg/d。鼓励患者减少食盐的摄入量，低蛋白血症者可静脉补充白蛋白。

4.控制液体入量，心功能不全者及老年患者限制液体入量，控制输液速度。

5.遵医嘱正确使用利尿剂，做好用药护理，尤其关注血电解质变化。非紧急情况下，利尿药物的使用时间选择早晨或日间为宜，避免夜间排尿过频而影响患者休息。

6.保持床单位整洁，做好皮肤护理。

五、舒适的改变：患者恶心

（一）相关因素

1.胃肠不适，见于急性胃肠炎、消化性溃疡、胰腺炎等疾病。
2.使用化疗药物、镇静、麻醉药物。

（二）预期目标

患者自述恶心减轻。

（三）护理措施

1.保持病室环境安静，减少不良刺激，定时通风。尽量使患者安静，以减少机体的耗氧量。

2.指导患者进食后采取半卧位，改变姿势时动作缓慢。指导患者缓解恶心的技巧。

3.教会患者分散注意力的方法，鼓励患者阅读报刊、看电视，从事其感兴趣的活动,缓解恶心、呕吐的反应。

4. 做好病情观察,评估并记录患者恶心、呕吐及脱水的程度,严重者及时汇报医师,遵医嘱对症处理。

5. 解释引起恶心的原因及持续时间,遵医嘱使用止吐药物。

6. 鼓励患者少量多餐,细嚼慢咽。患者通常可以食用清淡的食物,避免油腻、辛辣刺激性食物。鼓励患者多饮水。

7. 告知患者和(或)家属出现恶心的原因。指导患者保持乐观情绪,规律生活,避免过度紧张和劳累,选择合适的锻炼方式,提高机体抵抗力。指导患者合理饮食,戒烟、戒酒。

六、患者自我形象紊乱

(一)相关因素

行肠造口后排便方式改变。

(二)预期目标

患者能够接受造口并适应新的排便方式。

(三)护理措施

1. 提供心理支持,多与患者接触和交流,鼓励患者表达其感受,并耐心倾听其心声。向患者讲解疾病有关的知识,给患者提供有关疾病的资料,向患者说明身体外形的改变是疾病发生、发展过程的表现,只要积极配合检查和治疗,部分改变可恢复正常。鼓励患者消除紧张情绪,树立信心。鼓励患者参加由与自己情形相似的人员组成的支持小组。注意患者心理状态和行为,预防自杀,必要时还可安排心理医师给予心理疏导。

2. 适当的修饰可以增加心理舒适度,提升美感,指导患者改善自身形象。

3. 助患者和(或)家属建立良好的家庭互动关系,鼓励家属主动与患者沟通并参与患者的护理,促进患者与家人之间的互动关系,以减轻患者内心的抑郁感。

4. 促进患者社会交往,鼓励患者加入社区的各种社交活动;教育周围人群勿歧视患者,避免伤害其自尊。

5. 指导患者更换造口袋,并进行延续护理,解决患者造口相关问题。

七、潜在并发症:患者出血

(一)相关因素

脏器破裂、大血管破裂、大手术后吻合口破裂、凝血机制障碍。

(二)预期目标

住院期间无出血并发症或出血得以控制。

(三)护理措施

1. 术后密切监测生命体征变化,监测血压、脉搏、脉压差、意识、肺部啰音和尿量的变化。注意观察患者末梢循环、肢体皮肤颜色及温度和血氧饱和度的改变。

2. 向患者和(或)家属讲解引流管的重要性,更换卧位时注意避免引流管扭曲、折叠及受压,有效固定引流管,防止意外滑脱,并且保持腹腔引流管通畅,注意观察并记录引流液的颜色、性质和量。定期更换敷料,若有异常及时通知医师。

3. 告知患者出血的主要临床表现及注意观察方法,以便及时发现。

4. 患者勿进食粗糙、刺激、生硬食物,保持大便通畅,避免用力排便及咳嗽等。

5. 若出现出血,应立即汇报医师,做好相应处理(如:应用止血剂、输血等)。

6. 做好再次手术止血的准备工作。

7. 安慰患者,消除其紧张心理。

八、潜在并发症:患者吻合口瘘

(一)相关因素

吻合口张力过大、愈合不良。

（二）预期目标

了解吻合口瘘发生的时间，发生时处理及时，营养状况改善。

（三）护理措施

1. 向患者说明并发症产生的原因及临床表现。

2. 注意观察患者腹部伤口情况，有无渗液、渗血，是否有腹部压痛、反射痛以及腹肌紧张。

3. 指导患者正确进食，勿过早、过量，食物不宜过硬等。必要时给予胃肠内营养支持治疗。遵医嘱指导患者正确肠外、肠内、口服等进食，勿过早、过量。

4. 保持引流管通畅，密切观察引流液颜色、量、性质变化，并做好记录。若出现面色苍白、冷汗、脉搏细速、血压下降、引流管引流出大量血性液体等情况，及时报告医师，并做好抢救准备。

5. 控制感染，注意保持瘘口周围皮肤清洁、干燥。

6. 发现吻合口瘘，应立即报告医师，进行应急处理，并嘱患者禁食、禁饮。

九、潜在并发症：患者胆瘘

（一）相关因素

患者处于有胆瘘发生的高度危险状态或已经发生胆瘘。

（二）预期目标

住院期间未发生胆瘘。

（三）护理措施

1. 评估患者生命体征、腹部体征和引流液情况（性质、颜色、量），了解疼痛位置、性质并注意疼痛程度变化。若术后患者出现发热、腹肌紧张、腹部压痛、反跳痛且有明显的弥漫全腹的趋势，立即通知医师。

2.发生者予取半卧位,以防胆汁积聚于膈下。

3.胆瘘急性期患者禁食、禁饮,遵医嘱予补液;病情稳定后宜进食清淡、易消化的流质、半流质食物,避免进食油腻、高胆固醇食物。

4.向患者和(或)家属讲解引流管的重要性,更换卧位时注意避免引流管扭曲、折叠及受压,有效固定引流管,防止意外滑脱,并且保持腹腔引流管通畅。注意观察并记录引流液的颜色、性质和量。及时更换伤口周围敷料,给予氧化锌软膏涂抹局部皮肤,防止胆汁刺激和损伤皮肤。

5.必要时做好术前准备工作。

十、潜在并发症:患者低血钠

(一)相关因素

1.血浆胶体渗透压降低.

2.液体负荷过多。若短时间内大量饮水会导致稀释性低钠血症。

3.使用利尿药物。

4.抗利尿激素分泌失调综合征。

5.禁食、胃肠道丢失(如:厌食、呕吐、腹泻等)。

(二)预期目标

无低血钠发生或减少因低血钠发生造成的损害。

(三)护理措施

1.监测患者血钠的变化,液体潴留、消化系统、心血管系统、中枢神经系统等症状。

2.适当限制水分的摄取。补充钠盐,每日钠的摄入总量不超过 5~6g。慢性和轻度低钠血症患者,若无症状或症状较轻,口服补钠即可。对于癫痫、意识障碍等症状严重的低钠血症患者,可静脉补钠。补钠时注意速度不宜过快。

3.指导患者做好日常生活护理。

4. 告知患者出现大量出汗、剧烈呕吐、严重腹泻、胃肠道感染等情况时,需要警惕低钠血症的发生,并及时处理。

十一、潜在并发症:患者高钠血症

(一)相关因素

1. 摄水量不足。

2. 大量出汗、胃肠炎呕吐造成胃肠液丢失。

3. 钠盐摄入量过多。

4、疾病(如:肾脏疾病需行腹透、血透)。

(二)预期目标

无高血钠发生或减少因高血钠发生造成的损害。

(三)护理措施

1. 监测患者血电解质、肾功能和动脉血气分析;注意观察有无心血管系统、胃肠道的表现、中枢神经系统等症状。

2. 单纯性失水所致的高钠血症,可直接饮水治疗,较重者补充 5% 葡萄糖注射液;渴感减退性高钠血症迅速补充抗利尿激素药物和适量补充每日摄水量,低渗液丢失所致的高钠血症,先补充低渗生理盐水,密切观察和监测,有低血压休克者需用生理盐水;钠盐摄入过高所致高钠血症,限制钠盐摄入量,补充 5% 葡萄糖溶液(GS),利尿剂排钠,必要时做腹膜透析或血液透析。

3. 遵医嘱经静脉、口服补液,避免快速纠正高血钠。避免使用含钠高的药物(如:碳酸氢钠、高渗生理盐水等)。

4. 指导患者做好日常生活护理,记录每日饮水量、尿量,避免大量出汗,在高热环境中及胃肠炎时, 及时补水;监测血钠等生化指标,关注神经系统症状(如:烦躁、淡漠、抽搐等);有肾脏疾病的行血透、腹透的患者,严格限制钠盐的摄入量,选择合适的透析液进行透析治疗。

十二、潜在并发症：患者高钾血症

（一）相关因素

1. 重度失水、失血、休克等导致有效循环血容量减少，血液浓缩，从而使血钾浓度相对升高。

2. 机体钾总量增多导致血钾浓度过高。

3. 少尿或无尿诱发高钾血症。

4. 肾脏疾病、糖尿病等引起血钾升高。

5. 使用补钾药物。

（二）预期目标

血钾监测正常。

（三）护理目标

1. 监测患者血电解质、动脉血气分析及肾功能。注意观察神经系统症状、心血管系统症状等。

2. 患者立即停止摄入含钾食物（如：西瓜、香蕉、菠菜、腌制品等）。

3. 积极纠正酸中毒，必要时遵医嘱使用钙制剂、给予利尿剂等降低血钾。

4. 指导患者做好日常生活护理。

5. 若患者出现高血钾危急值，予紧急处理。

十三、潜在并发症：患者低钾血症

（一）相关因素

1. 摄入量减少（如：长期偏食、厌食、减肥等）。

2. 体液丢失过多（如：禁食、恶心、呕吐、腹泻、胆道引流、肠瘘、大量出汗等）。

3. 疾病（如：肾脏疾病、原发或继发性醛固酮增多症、库欣综合征等）。

4. 使用排钾利尿剂。

5. 大面积烧伤、引流腹水、腹腔引流、血透、腹透等。

（二）预期目标

无低血钾的发生或减少因低血钾而造成的损害。

（三）护理措施

1. 监测患者血钾、生命体征、尿量的变化以及消化系统、中枢神经系统、心脏系统表现。

2. 嘱患者口服补钾药物或进食含钾丰富的食物，禁食或严重低钾者，遵医嘱静脉补钾。

3. 静脉补钾原则：

（1）浓度不宜过高，一般不超过 40mmol/L，高浓度补钾会导致心脏骤停。

（2）速度不宜过快，滴速控制在 60 滴 /min 以下。

（3）总量不宜过多，每日补钾量不得高于 6~8g。

（4）见尿补钾，尿量每小时不得少于 30mL。

4. 指导患者做好日常生活护理，避免使用某些药物（如：胰岛素、呋塞米、甘露醇等），若必须使用，应在医师指导下安全使用。

十四、潜在并发症：患者肝性脑病

（一）相关因素

与血氨升高有关。

（二）预期目标

患者未发生肝性脑病，或发生时得到及时的发现与处理。

（三）护理措施

1. 去除和避免诱发因素，避免使用安眠药物、镇静剂；禁止大量输液；避免快速利尿和大量引流腹水；保持大便通畅，必要时可进行灌肠。

2. 注意观察患者有无冷漠，近期理解力和记忆减退，行为异常以及扑翼样震颤。监测并记录患者血压、脉搏、呼吸、体温及瞳孔变化，定期复查血氨、肝功能、肾功能、电解质，若有异常及时通知医师。

3. 严格控制蛋白质摄入量，病情好转者逐渐增加植物蛋白摄入量。

4. 患者呼吸道保持通畅，做好皮肤、管道等护理。

5. 做好患者安全护理，防止跌倒／坠床、压力性损伤等发生。

6. 确保患者身体舒适，维持基本健康需要。

7. 肝性脑病者需卧床休息，需预防感染和压力性损伤。

8. 指导患者遵医嘱服药，避免服用有肝毒性药物。注意观察肝功能有无异常指标。

十五、潜在并发症：患者肠造口相关并发症

（一）相关因素

1. 患者及家属更换造口袋操作不规范。

2. 肥胖患者以及糖尿病患者。

3. 术后感染。

（二）预期目标

1. 并发症未发生或及早发现并处理。

2. 患者及家属知晓并发症的预防、症状及处理方法。

（三）护理措施

1. 注意观察造口是否呈红色、是否光滑湿润、有无出血、有无皮肤黏膜分离、是否正常排气、排便、有无狭窄、有无回缩、有无脱垂。

2. 注意观察造口周围皮肤有无发红、破溃，有无皮炎，有无疝块突出。

3. 更换造口袋时指导患者取仰卧位或坐位。

4. 遵医嘱进食,进食新鲜蔬菜、水果,易消化的高热量、高蛋白、少渣食物。多饮水。避免高脂、辛辣、生冷饮食,适当控制粗纤维素饮食。

5. 皮炎护理:严格按照操作流程更换,动作轻柔;造口底盘裁剪不要过大,原则上大于造口直径 1~2mm;更换频率不易过低,一般建议 2~3 日更换一次,避免大便长时间刺激;指导患者使用合适的造口产品和造口辅助用品。

6. 造口出血的护理:出血量少时,可用棉球和纱布稍加压迫;出血较多时,可用 1% 肾上腺素溶液浸湿的纱布压迫或用云南白药物粉外敷;大量出血时,需缝扎止血。

7. 造口缺血坏死的护理:术后密切观察肠造口的颜色,并解除一切可能对造口产生压迫的因素;若肠造口出现暗红色或紫色,提示肠黏膜缺血;若局部或全部肠管变黑,提示肠管缺血坏死,均应及时报告医师予以处理。

8. 造口狭窄的护理:经常用手指扩宽造口。方法:戴手套,开始时先用小拇指,慢慢好转后改用食指使用润滑剂轻轻进入造口,停留 3~5min,每日 1 次,需要长期进行;进食易消化的食物,以免堵塞造口;若出现腹痛、腹胀、恶心、呕吐、停止排便排气等肠梗阻症状,及时汇报医师。

9. 造口回缩的护理:轻度回缩时可用凸面底盘的造口袋,二件式使用造口腰带辅助治疗,严重者需手术重建。

10. 造口脱垂的护理:排泄物排空后以腹带支撑固定,避免咳嗽及剧烈活动;轻度脱垂时,无须特殊处理,最好选用一件式造口袋,以能容纳脱垂肠管为准;中度脱垂时,可手法复位并用腹带稍加压包扎;重度脱垂者需手术处理。

11. 皮肤黏膜分离的护理:分离较浅者,可先用水胶体敷料保护,再用防漏膏阻隔后粘贴造口袋;分离较深者,多用藻酸盐类敷料填塞,再用防漏膏阻隔后粘贴造口袋。

12. 造口旁疝的护理:严格无菌操作,避免切口感染;糖尿病患者合理饮食,控制血糖;肥胖患者做好体重管理;指导患者避免增加腹内压(如:避免提举重物、治疗慢性咳嗽和排尿困难、预防便秘,佩戴特制的疝气带进行预防)。轻微的旁疝,无明显不适者,可用腹带加压包扎,严重者行手术治疗。

第六节 胸外科患者护理计划与实操

一、患者气体交换受损

（一）相关因素

1. 手术导致通气不足、分泌物过多等。

2. 肺血管阻力增高、肺血管收缩导致肺血流量减少。

3. 支气管痉挛、气道炎症、气道阻力增加。

（二）预期目标

1. 患者呼吸困难缓解，能进行有效呼吸。

2. 患者活动后无气喘。

（三）护理措施

1. 提供温度、湿度适宜的安静环境。病室不宜摆放花草，避免使用皮毛、羽绒或蚕丝织物等。

2. 鼓励患者进食高蛋白、高热量、高维生素的易消化饮食；做好口腔护理，保持口腔清洁。

3. 患者取半卧位，摇高床头 15°~30°，以利于患者胸腔引流管引流。

4. 呼吸道管理

（1）予患者吸氧，根据病情选择合适的氧流量，密切观察患者呼吸情况及血氧饱和度变化。

（2）遵医嘱予以雾化吸入治疗。

（3）定时翻身、拍背，指导患者进行有效咳嗽、咳痰，促使痰液排出。

（3）日常指导患者进行腹式呼吸、缩唇呼吸，增加膈肌的活动范围，改善肺功能。

5. 遵医嘱用药，注意观察药物的疗效及副作用。

6. 促进护患沟通,缓解患者紧张情绪,给予心理疏导和安慰。

二、患者急性疼痛

(一)相关因素

1. 手术所致创伤。

2. 晚期癌症等。

(二)预期目标

1. 患者主诉疼痛消除或减轻。

2. 患者能运用有效方法消除或减轻疼痛。

(三)护理措施

1. 评估患者疼痛的性质、程度、时间、发作规律、伴随症状、诱发因素及对疼痛的认知反应等。

2. 保持病室安静,解除诱发或加重疼痛的因素,控制可能影响患者疼痛的环境因素,协助患者舒适体位。

3. 遵医嘱用药,注意观察药物的疗效及副作用。

4. 运用多种方法(如:听音乐、看电视、聊天、阅读报刊等),物理疗法(如:冷敷、热敷、按摩、理疗、针灸等)分散注意力。

5. 做好疼痛健康宣教,鼓励患者自我监测疼痛的情况,指导患者正确学会疼痛评估方法。

三、潜在并发症:患者吻合口瘘

(一)相关因素

1. 手术、食道解剖、患者体质。

2. 营养不良,吻合口愈合不佳。

（二）预期目标

患者能按需进食，未发生因护理不当而致的吻合口瘘。

（三）护理措施

1. 向患者和（或）家属交代和解释可能出现吻合口瘘的情况及出现吻合口瘘时的症状和体征。

2. 注意观察患者生命体征的变化，观察有无发热、胸痛、咳嗽、胸闷等表现。注意观察引流液的量、颜色、性质变化。若患者出现面色苍白、冷汗、脉搏细速、血压下降、引流管引流出大量血性液体等情况，及时报告医师，并做好抢救准备。

3. 胃食管颈部吻合术后两日，注意患者头部制动。

4. 向患者讲解留置胃管的重要性，使用留置胃管可及时抽吸胃内容物。不可自行拔除胃管，在翻身时要注意防止胃管拉出。若不慎将胃管脱出，要及时通知医护人员。若术后 48h 后滑脱不可重插，以免发生吻合口瘘。

5. 一旦发生吻合口瘘应遵医嘱禁食，或给予静脉高营养，使吻合口逐渐愈合，若愈合较差，配合医师进行再次手术治疗或采取其他措施。

第七节　骨科患者护理计划与实操

一、患者躯体移动障碍

（一）相关因素

1. 骨折。

2. 治疗受限（如：牵引、石膏固定等）。

3. 神经受损、疼痛不适。

4. 体力和耐力降低。

5.意识障碍（如：合并有脑外伤等）。

（二）预期目标

1.患者卧床期间的生活需要能得以满足。

2.患者未出现或较少出现因缺少活动而发生的并发症。

3.患者在帮助下可进行局部活动。

4.患者能独立或部分独立进行躯体活动。

（三）护理措施

1.协助卧床患者洗漱、进食、排泄及个人卫生活动等。

2.移动患者躯体时，动作稳、准、轻，以免加重肢体损伤，保证患者的安全。

3.患者卧床期间，定时予以翻身，预防坠积性肺炎。

4.指导并鼓励患者做力所能及的自理活动（如：瘫痪患者用吸管吮吸饮用水及漱口）。

5.指导并协助患者进行功能锻炼，制动的关节作"等长收缩"运动，未制动的关节至少每日做 2~3 次全关节活动，预防关节僵硬或强直。

6.指导患者康复训练及使用助行器，防止由于缺少活动引起的并发症。

7.保持肢体处于功能位，预防肢体畸形。

8.预防并发症，使用气垫床；取舒适卧位，加强保护措施，防止受伤，肢体保持功能位。

二、患者疼痛

（一）相关因素

1.化学刺激（如：炎症、创伤等）。

2.缺血、缺氧、创伤、局部受压。

3.机械性损伤（如：体位不当、组织受到牵拉等）。

4.心理因素（如：幻觉痛、紧张等）。

（二）预期目标

1. 患者疼痛的刺激因素消除或减弱。

2. 患者疼痛感消失或减轻。

（三）护理措施

1. 注意观察并记录疼痛的性质、部位、程度、起始和持续时间、发作规律、伴随症状及诱发因素。

2. 患者咳嗽或深呼吸时，可用手托住伤口或用枕头抵住伤口。

3. 外固定过紧时，适当调至可耐受程度。

4. 患者伤口有炎症时，配合医师及时换药。

5. 患者下床活动时，用吊带托起受伤或术侧肢体。

6. 患者维持良好的体位，减轻卧床过久引起的不适。

7. 对需翻身的患者，应妥善保护好伤肢和术肢，避免过度转动及被褥对创面的直接压迫。

8. 保持患者身体舒适，去除刺激物。

9. 必要时遵医嘱使用镇痛药物，注意观察药物的疗效及副作用。

10. 患肢制动，抬高患肢；要有石膏或者夹板等外固定，固定骨折端，避免骨折移位而引起疼痛加剧。抬高患肢可以促进静脉回流，防止肿胀继续加重，也能够缓解肿胀疼痛。

11. 保持环境安静，光线柔和，播放舒缓音乐等分散患者注意力，安慰患者，积极回应患者需求。保证足够的休息和充足的睡眠，也可用热敷、冷敷及按摩等分散注意力。

12. 加强护患沟通，使患者了解疾病，消除紧张、焦虑的心理。

三、患者舒适的改变

（一）相关因素

1. 神经根受压。

2. 脊髓受压。

3. 疼痛。

（二）预期目标

1. 患者不舒适的症状减轻。

2. 患者未出现由于不舒适而引起的并发症。

（三）护理措施

1. 患者取舒适体位，维持躯体功能位。患者进食后采取半卧位，改变姿势时动作缓慢。

2. 保持病室安静，光线适宜，空气清新，以免加重恶心程度。保持床单位整洁，调节室温 22~26℃。

3. 协助患者日常生活，防止由于行走不稳、眩晕而致的跌倒 / 坠床。

4. 告知患者病室洗手间扶手、助行器的使用办法。

5. 维持牵引的有效性，并改善舒适状态。

6. 鼓励患者少量多餐，细嚼慢咽。患者通常可以食用清淡的食物。

四、排泄型态改变：患者尿潴留与失禁

（一）相关因素

1. 脊髓损伤、神经反射中断。

2. 体液量摄入不足。

（二）预期目标

1. 患者大、小便能排出体外。

2. 患者大、小便无意识地流出能得以控制，且皮肤无糜烂，身体无异味。

3. 患者已重建或逐步重建排泄型态。

4. 未发生相应并发症：尿道感染、挛缩型膀胱等。

5. 患者和（或）家属了解重建排泄型态的知识。

（三）护理措施

1. 尿潴留患者留置导尿。每日评估患者是否需要继续留置导尿管，做好导尿管的护理。

2. 向患者和（或）家属讲解、示范重建排尿型态的知识与技能，并帮助重建排尿型态。

3. 尿潴留患者保持留置导尿管持续开放至肌张力开始恢复、反射出现，当肌张力开始恢复，反射出现时，可将膀胱引流改为定时开放，一般每 2~4h 开放引流 1 次，以防止膀胱缩小或过度膨胀。留置导尿 2~3 周后可试着拔除导尿管。使用手法按摩挤压排尿，训练膀胱反射性动作。决定拔除导尿管前，反复夹管训练膀胱舒缩功能，争取尽早拔除导尿管。拔除导尿管后，严密观察有无排尿困难。

4. 尿失禁患者一般不留置导尿，以避免继发尿路感染。加强会阴部皮肤护理。

5. 大便失禁的患者根据失禁原因采取相应措施，遵医嘱予以清洁灌肠、抗炎、调理饮食。

6. 预防大便失禁致皮肤糜烂，用温水轻轻擦拭皮肤，保持局部皮肤干燥，使用外用保护皮肤制剂。

7. 诱导排尿，让患者听流水声以诱导其排尿。亦可采用针灸刺激排尿。

8. 病情允许时，摇高床头 15°~30° 或取坐位或患者下床排尿。对需绝对卧床休息或某些手术患者，事先计划训练床上排尿，以免因不适应排尿姿势的改变而导致尿潴留。

9. 给予心理上的安慰和支持，帮助其树立信心，配合治疗和护理。

五、患者低效性呼吸型态

（一）相关因素

1. 肺功能低下。

2. 全麻插管后喉头水肿。

3. 身体虚弱。

（二）预期目标

1. 患者呼吸道通畅。

2. 患者无明显缺氧症状或缺氧症状减轻。

（三）护理措施

1. 加强巡视,注意观察呼吸频率、节律、深度等变化,有无缺氧症状,若有异常,及时通知医师。

2. 遵医嘱吸氧。

3. 床旁备负压吸引装置。

4. 予患者有效咳嗽、深呼吸及活动指导,预防肺部感染。

5. 避免使用镇静止痛剂,谨防呼吸抑制。

6. 安慰患者,嘱其安心配合治疗。

六、潜在并发症:患者术后出血

（一）相关因素

1. 手术创面大,且需切除部分骨质。

2. 老年人血管脆性增加。

3. 患者凝血功能低下。

（二）预期目标

1. 患者手术切口出血得以及时观察并妥善处理。

2. 患者未出现因伤口出血过多而致休克、贫血等。

（三）护理措施

1. 术后 24h 严密观察患者神志、脉搏、呼吸、血压、尿量,注意观察伤口敷料有无渗血及引流液的颜色、量和性质。

2. 对行石膏固定的患者，注意观察石膏内出血情况。可沿石膏上血迹的边界用铅笔圈划并注明时间，以明确是否继续出血。

3. 保持引流通畅，以防积血残留在关节内。

4. 根据手术情况遵医嘱术后 24h 内患肢局部制动，以免加重出血。

5. 遵医嘱预防性地应用止血剂，一旦出现出血较多，配合医师积极处理，伤口局部加压包扎，必要时输血、输液、扩容，防止休克。

6. 予患者营养支持，注意饮食调节和静脉补充，以预防贫血，增强机体抵抗力。避免辛辣刺激性食物。

7. 向患者和（或）家属讲解引流管的重要性，更换卧位时注意避免引流管扭曲、折叠及受压，有效固定引流管，防止意外滑脱，并且保持引流管通畅，注意观察并记录引流液的颜色、性质和量。定期更换敷料，若有异常，及时通知医师。

七、潜在并发症:患者术后感染

(一)相关因素

1. 术前皮肤存在感染灶(如：毛囊炎、破损等)。

2. 体内有潜在感染灶(如：牙龈炎、气管炎等)。

3. 切口渗血、渗液多,且引流不畅。

4. 伤口冲洗、引流装置被污染。

5. 隐性糖尿病的存在。

6. 机体抵抗力低下。

(二)预期目标

1. 引起患者伤口感染的因素被避免。

2. 患者一旦出现感染征象,能得到积极处理。

（三）护理措施

1. 严格备皮,切口局部皮肤有炎症、破损需治愈后再手术。

2. 术前配合医师对患者进行全身检查,并积极治疗隐性糖尿病、牙龈炎、气管炎、痔疮等感染灶。

3. 患者加强营养,进食高蛋白、高热量、高维生素饮食。保持大便通畅。

4. 遵医嘱预防性使用抗菌药物。

5. 术后妥善固定冲洗引流装置,保持冲洗管液瓶高于伤口 60~70cm,引流袋低于伤口 50cm,充分引流且保持通畅。注意观察和记录引流液的性质、量及颜色,保持出入量平衡。

6. 钻孔或开窗引流术后 24h 内快速(以流水样)灌洗,维持冲洗直至引流液澄清(一般留置 3 周, 体温下降, 引流液连续 3 次培养阴性)为止。冲洗液随着引流液颜色的变淡逐渐减量。

7. 出现滴入不畅或引流液流出困难,应检查是否有血(脓)凝块堵塞、管道受压扭曲,若有,及时处理,以保证引流通畅,及时更换冲洗液、倾倒引流液,防止发生逆行感染。

8. 保持切口干燥,发现敷料有渗血、渗液时及时更换。

9. 注意观察局部有无红、肿、热、痛的急性炎症表现。

10. 注意观察体温变化及有无其他部位的感染,遵医嘱合理使用抗菌药物。一旦出现感染,应查明原因并积极处理。

八、潜在并发症:患者脑脊液漏

（一）相关因素

硬脊膜破裂。

（二）预期目标

1. 患者出现脑脊液漏时,能及时被发现并得到妥善处理。

2.患者出现脑脊液漏后无明显的继发感染。

（三）护理措施

1.注意观察患者伤口引流液的量、颜色及性质，出现脑脊液漏时及时报告医师。

2.注意观察患者有无脑脊液流出过多后颅内压降低所致的头痛、血压下降等，若有，做相应处理：平卧位、多饮盐水，必要时遵医嘱静脉输注生理盐水。

3.注意观察患者体温及有无颅内感染征象（如：头痛加剧、呕吐、脑脊液细菌培养阳性等）。

4.及时更换被脑脊液渗湿的敷料，更换引流装置、倾倒引流液时严格无菌操作，以防逆行感染。

5.遵医嘱使用足量、足程的抗菌药物，并密切观察药物的疗效及副作用。

6.患者加强营养，增强机体抵抗力，促进伤口愈合。

九、潜在并发症：患者肢体血液循环障碍

（一）相关因素

1.骨折。

2.外伤（如：骨筋膜室综合征等）。

3.手术创伤。

4.牵引、支具固定、石膏固定。

5.局部受压。

（二）预期目标

1.四肢损伤、手术患者肢体血液循环能得到重点观察。

2.患者一旦出现血液循环障碍，能得到及时处理。

（三）护理措施

1. 注意观察患者肢端颜色、温度、毛细血管充盈度、脉搏、疼痛性质及有无被动牵拉指（趾）痛，异常时及时报告医师。

2. 受伤手术肢体局部制动，避免继发出血或加重损伤。

3. 抬高伤肢、术肢15°~30°，以利于静脉血、淋巴液回流，减轻疼痛和肿胀。

4. 听取患者对伤肢及术肢疼痛、麻木的倾诉，及时调整外固定物和伤口敷料的松紧度。

5. 对缺血肢体，禁止做按摩、热敷，防止增加局部代谢，加重组织缺血。

6. 一旦出现血液循环障碍，迅速解除外固定物及敷料，必要时协助做好紧急手术准备。

十、潜在并发症：患者关节脱位

（一）相关因素

1. 部位：髋关节较易发生。

2. 置换关节类型。

3. 手术入路途径。

4. 解剖结构差异。

5. 肢体位置不正确。

6. 肢体移动或搬动方法不妥。

7. 功能锻炼方法不正确。

（二）预期目标

1. 引起脱位的因素被避免或减少。

2. 患者能掌握搬动患肢的方法。

3. 患者能掌握功能锻炼的方法。

（三）护理措施

1. 一旦发生脱位，立即制动减轻疼痛，防止发生血管、神经损伤。进一步处理牵引、手法复位或再次手术。

2. 耐心倾听患者述说，关心患者的病痛，细心照顾患者的生活，解除患者的恐惧与焦虑情绪。向患者说明脱位的严重后果。

3. 髋关节脱位患者，保持患肢于外展 30° 位，患足穿丁字鞋或做皮肤牵引，两大腿之间放置软枕或三角形厚垫，以防患肢外旋、内收。术后不宜过早进行直腿抬高活动，以免引起脱位和疼痛。放置便盆时从健侧置入，使用简易接尿器以免移动髋关节。固定并保持功能位或必要的位置。

4. 注意观察患者的生命体征，有无休克。观察局部脱位症状，复位后是否消失。

5. 指导避免脱位的坐姿，双脚不交叉；不屈身向前及向前弯曲拾起物体；不坐低椅；坐凳时术肢自然下垂。伤后 24h 之内冷敷，减轻肿胀疼痛，之后热敷促进血液循环、减少肌肉痉挛疼痛。若疼痛较重，查明原因后可酌情应用止痛剂。

6. 复位固定后开始功能锻炼，防止关节僵硬和肌肉萎缩。早期固定范围内，肌肉等长舒缩，解除固定后逐渐增加活动力量和范围，其他关节始终保持功能锻炼。

7. 对可能并发骨折的患者，要及时发现，合理治疗。对伴有血管神经损伤的患者，加强护理，注意观察病情进展，促进其功能恢复。对伴有内脏损伤者，注意观察治疗效果。髋关节脱位可导致股骨头坏死，切忌伤后 3 个月之内患肢负重。

十一、潜在并发症：患者失用综合征

（一）相关因素

1. 神经受损：瘫痪。

2. 局部大范围的创伤。

3. 活动受限、减少。

4. 缺乏功能锻炼。

5. 剧痛。

6. 长期卧床。

7. 高度营养不良。

（二）预期目标

1. 患者未出现、少出现失用综合征。

2. 患者能正确使用康复训练器具。

3. 患者能主动进行康复训练。

（三）护理措施

1. 评估患者引起骨骼、肌肉、运动系统功能退化的危险因素与程度，预测失用综合征的发生。

2. 向患者及家属反复讲解失用综合征的不良后果，使之积极锻炼。要求并帮助患者定期改变卧位，预防压力性损伤的发生。

3. 经常给患者翻身并检查皮肤受压情况，以防压力性损伤发生。

4. 做好皮肤、头发、口腔、会阴部等基础护理。

5. 及时镇痛。

6. 心理护理：帮助树立战胜疾病、争取最大限度地恢复现有肢体功能的信心。

7. 计划并实施功能锻炼，预防长期卧床易发生的几种畸形：防止足部受压，以保持踝关节功能位；按摩踝关节、足背、足趾，预防足下垂畸形；膝关节伸屈活动，防止屈曲、挛缩畸形；睡硬板床并进行伸髋锻炼，预防屈髋畸形；仰卧时，两臂离开躯干放置，以防肩关节内收；全臂用枕垫起，以防肩关节后伸；在病情允许下，指导和协助患者自行梳头、扣后背纽扣、拉住床头栏杆向床头方向移动身体，避免肩内收畸形。

十二、潜在并发症：患者失血性休克

（一）相关因素

1. 开放性损伤。

2. 闭合性损伤。

3. 手术后切口渗血。

（二）预期目标

1. 患者能得到有效监护。

2. 患者一旦休克，能得到及时处理。

（三）护理措施

1. 评估患者受伤性质、程度、部位，以估计失血量。

2. 严密监测患者体温、脉搏、呼吸、血压、神志、尿量，并进行血红蛋白、红细胞及其压积的检测。

3. 严密观察伤口渗血量及引流量。

4. 警惕休克先兆出现（如：精神紧张或烦躁，面色苍白，皮肤湿冷，乏力、心悸、出汗、呼吸急促，血压正常或稍高，脉压差小，尿量正常或减少等）。

5. 一旦出现休克先兆，迅速建立有效静脉通路，遵医嘱扩容（输血、输液等），高流量吸氧。

6. 在扩容治疗同时采取止血措施：表浅伤口用沙袋或敷料压迫止血，四肢动脉出血采用止血带压迫止血，止血钳钳夹活动性出血点，遵医嘱使用止血药物。

7. 对可疑内出血患者，在扩容、止血的同时积极完善术前准备。

8. 妥善固定骨折，减少搬动，以免加重损伤、增加出血量和疼痛，防止引起或加重休克。

十三、潜在并发症：患者牵引效能降低或失效

（一）相关因素

1. 缺乏维持牵引有效功能的知识。

2. 患者意识障碍或不配合。

3. 体位不当。

（二）预期目标

1. 患者牵引功能良好，达到预期目标，表现为骨折复位、脱位纠正、关节挛缩患者牵引后肢体疼痛减轻。

2. 患者及其家属能配合维持牵引有效功能。

3. 患者牵引期间未出现并发症。

（三）护理措施

1. 滑动牵引患者适当摇高床头或床尾，以保持牵引力与体重的平衡，预防下肢牵引者足部抵住床尾栏杆、颅骨牵引者头部抵住床头栏杆、托马架牵引时架子上端的环大小不合适的发生而使牵引失去作用。

2. 保持正确的患肢位置：

（1）骨颈骨折、粗隆间骨折时外展中立位，可穿丁字鞋，防止外旋。

（2）股骨上段骨折时保持半卧位，尽量外展，以利于骨折对位。

（3）胫腓骨中下段骨折行跟骨牵引时，可将牵引绳系在牵引弓的外界，使踝关节轻度内翻，以利于骨折复位。

（4）保持牵引砝码悬空、滑车灵活、牵引绳与患肢长轴平行，防止滑车抵住床尾或床头、砝码着地、牵引绳断裂或滑脱。

（5）不可随意增减牵引重量。牵引重量过轻不利于骨折复位或畸形矫正；过重可导致过度牵引，造成骨折不愈合，甚至肢体血液循环障碍。

3. 评估患者疼痛情况，不可随意减轻牵引重量。

4. 注意观察患者颅骨牵引、皮牵引螺丝松紧度，注意观察皮肤有无水泡、压红，若有情况及时反馈给医师予以调整，以防松脱。

5. 指导患者及其家属维持牵引功能有关知识。

十四、潜在并发症:患者窒息

(一)相关因素

1. 清理呼吸道低效:呼吸肌麻痹、全麻插管术后误吸呕吐物、颈部过度制动。

2. 伤口渗血多且引流不畅导致血肿压迫。

3. 植骨脱出压迫气管。

4. 进食不当误入气管。

(二)预期目标

1. 患者呼吸道通畅。

2. 患者伤口引流通畅,无血肿压迫气道。

3. 一旦出现窒息,能得到及时抢救。

(三)护理措施

1. 注意观察术后患者(尤其是术前瘫痪者)有无呼吸困难等缺氧症状,注意观察血压、脉搏、呼吸,特别是呼吸频率、深度与节律变化。警惕颈椎病变引起自主神经功能失调后,交感神经抑制,导致心动过缓、呼吸变深、血压下降等。

2. 床旁备气管切开包、吸引装置,必要时及时抽吸,保持呼吸道通畅。

3. 注意观察局部渗血情况,警惕血肿压迫脊髓、气管而窒息。

4. 保持颈椎部位等手术伤口内置负压引流装置通畅,注意观察颈部伤口敷料渗血及颈部肿胀情况。若伤口敷料渗血多,颈部逐渐肿胀,且负压引流装置引流量少,则很可能出现渗血,导致血肿,压迫脊髓、气管而窒息。

5. 颈椎手术后,颈部两侧置沙袋制动,严防头颈部突然转动、过早翻身而致颈部植入骨松脱,压迫气管而窒息。

6. 颈椎术后协助翻身保持头颈部一致,保持颈与脊柱在同一轴线上,以防扭曲、用力过度致植入骨脱出。

7. 颈椎手术当日禁食,根据颈部肿胀、喉部舒适程度、呼吸道分泌物合理安排进食,从流质到半流质再到软食,饮水、进食速度宜慢且均匀。

8. 遵医嘱使用脱水和激素药物,减轻脊髓、颈部水肿,防止窒息。

9. 一旦发现血肿明显且伴有气促、发绀等窒息先兆,立即报告医师,积极静脉给予止血药物及扩容,并做好血肿清除术的准备。

10. 一旦出现误吸而憋气、呛咳、发绀、呼吸困难等窒息症状,即刻紧急抢救,抽吸异物,甚至气管切开。气管切开术后,需严格消毒切口周围皮肤,及时更换伤口纱布,预防感染。

十五、潜在并发症:患者病理性骨折

(一)相关因素

1. 骨破坏。

2. 局部缺乏保护。

3. 行动受限。

(二)预期目标

患肢得到妥善的制动与保护而未发生病理性骨折。

(三)护理措施

1. 抬高患肢,以利于静脉回流,减轻肿胀。

2. 限制患肢活动,用石膏托或皮肤牵引。

3. 搬动患肢时动作轻巧、稳、准、轻,以免加重肢体损伤,保证患者的安全。

4. 注意观察邻近关节是否出现红、肿、热、痛,其他部位有无病灶转移,警惕骨组织感染后发生骨质疏松及破坏而骨折。

十六、潜在并发症:患者泌尿系统感染

(一)相关因素

1. 导尿。

2. 留置导尿管。

3. 长期卧床。

4. 食物中水分过少。

（二）预期目标

1. 患者未出现泌尿系统感染。

2. 患者一旦出现泌尿系统感染，能得到控制。

（三）护理措施

1. 严格遵循手卫生制度，执行无菌操作。

2. 留置导尿患者会阴护理 2 次 / 日，保持会阴部清洁。

3. 避免导尿或留置导尿管时间过久。

4. 多饮水（≥ 3000mL/d），起到冲洗膀胱的作用。

第八节 泌尿外科患者护理计划与实操

一、患者排尿异常

（一）相关因素

结石、肿瘤、感染、肾功能异常。

（二）预期目标

尿频、尿急、尿痛、血尿症状好转。

（三）护理措施

1. 急性发作期患者，注意卧床休息，宜取屈曲位，尽量勿站立或坐直。

2.患者多饮水、勤排尿,以实现不断冲洗尿路,减少细菌在尿路滞留。

3.患者加强个人卫生,增加会阴部清洗次数。尤其在女性患者月经期。

4.指导患者进行膀胱区热敷或按摩,以缓解局部肌肉痉挛,减轻疼痛。取适当体位,病情许可应协助患者以习惯姿势排尿,如扶患者坐起或抬高上身。

5.遵医嘱给予抗菌药物和口服碳酸氢钠,注意观察药物的疗效及副作用。

6.告知患者配合观察尿量、颜色、气味、频次、是否有痛感等。

7.利用条件反射(如:听流水声或用温水冲洗会阴部等诱导排尿),亦可采用针灸刺激排尿。

8.安慰患者,消除其焦虑、紧张情绪。

二、患者排尿形态改变(造口)

(一)相关因素

手术方式。

(二)预期目标

尿流改道排尿通畅,造口周围皮肤无并发症出现。

(三)护理措施

1.注意观察造口形态,知晓造口类型,选择合适的造口袋。

2.注意观察造口黏膜有无出血、缺血,保持输尿管支架引流通畅。

3.正确掌握造口袋及引流袋更换流程,避免管道折叠、扭曲。

4.准确记录患者24h尿量,注意观察尿液颜色及性质。

5.病情允许时,嘱患者多喝水。

三、患者自我形象紊乱

(一)相关因素

尿流改道腹壁造口。

(二)预期目标

1. 患者能够实施新的应对措施。

2. 患者能用语言或行为展现对外表(如：穿着、打扮、姿势、饮食、自我表现等)的接受。

3. 患者表现出有重获自我照顾和角色责任的愿望和能力。

4. 患者和(或)家属能够建立新的或恢复旧的支持系统。

(三)护理措施

1. 提供心理支持,多与患者接触和交流,鼓励患者表达其感受,耐心倾听其心声。讲解疾病有关的知识,给患者提供有关疾病的资料,向患者说明身体外形的改变是疾病发生、发展过程的表现,只要积极配合检查和治疗,部分改变可恢复正常,消除紧张情绪,树立信心。鼓励患者寻找/参加与由自己情形相似的人员组成的支持小组。注意患者心理状态和行为,预防自杀,必要时还可安排心理医师给予心理疏导。

2. 适当的修饰可以增加心理舒适度,提升美感,指导患者改善自身形象。

3. 助患者和(或)家属建立良好的家庭互动关系,鼓励家属主动与患者沟通并参与患者的护理,促进患者与家人之间的互动关系,以减轻患者内心的抑郁感。

4. 促进患者社会交往,鼓励患者加入社区的各种社交活动;教育周围人群勿歧视患者,避免伤害其自尊。

四、潜在并发症:患者双J管滑脱

(一)相关因素

术后活动不规范。

(二)预期目标

住院期间无相关并发症。

(三)护理措施

1. 注意观察患者有无腰痛、腰胀、出血情况。

2. 鼓励患者多饮开水,每日饮水2000mL以上,行自然冲洗尿路,若尿液突然出现鲜红色且尿色逐渐加深,及时汇报医师,并检查是否由于双J管上下移动所致。

3. 禁止患者做四肢及腰部同时伸展、突然下蹲的动作及重体力劳动,以防双J管向上移动或滑脱。

4. 对轻度尿路刺激症状,可以自行通过体位调整来缓解。

5. 定时排空膀胱,女性患者排尿时避免快速下蹲,避免憋尿。

6. 告知患者有轻度排尿刺激是正常的,告知关注但不必紧张,适应一段时间即可。改变体位时,动作要缓慢,避免剧烈动作,防止双J管滑脱。

五、潜在并发症:患者感染性休克

(一)相关因素

患者处于有感染性休克发生的高度危险状态或已经发生感染性休克。

(二)预期目标

住院期间无并发症发生。

（三）护理措施

1. 做好患者护理评估，确认感染的原因及部位。评估患者意识、生命体征、血氧饱和度、尿量及末梢循环状况等；严密检查患者尿量变化，评估患者有无肾功能衰竭、成人呼吸窘迫综合征（ARDS）、弥漫性血管内凝血（DIC）等并发症发生；监测动脉血气分析、血液、尿液、分泌物培养与药物敏感试验、血常规、血电解质、凝血功能、心肌酶谱等。

2. 协助患者取休克卧位或平卧位。加强营养支持，进食易消化、高蛋白、高维生素食物。

3. 患者保持呼吸道通畅，遵医嘱吸氧，必要时建立人工气道。

4. 建立静脉通路，遵医嘱补液，根据血液动力学情况严密控制输液量及速度。

5. 遵医嘱使用抗菌药物、激素药物、血管活性药物等。

6. 配合医师尽快处理原发感染灶。

7. 遵医嘱药物或物理降温。

8. 准确记录患者 24h 尿量或出入量。

9. 监测抗休克治疗的效果。

六、潜在并发症：患者尿失禁

（一）相关因素

前列腺癌根治术后。

（二）预期目标

缩短尿失禁时间，减轻尿失禁程度。

（三）护理措施

1. 术前指导患者进行正确盆底肌训练，每日早、中、晚训练 3 组，每组次数根据患者耐受情况而定。

2. 加强营养,3L 袋静脉营养支持治疗。患者若能进食,给予高蛋白、高能量饮食。

3. 做好皮肤护理,使用温水清洗患者会阴部,勤换衣裤、床单、尿垫等,定时按摩受压部位,防止压力性损伤的发生。

4. 体外引流,必要时应用接尿装置体外引流尿液。

七、潜在并发症:患者阴囊水肿

(一)相关因素

手术创伤。

(二)预期目标

水肿程度减轻。

(三)护理措施

1. 患者注意阴囊的清洁,勤换内裤,预防感染,适当用阴囊托带将阴囊兜起。

2. 若有必要局部用 50% 硫酸镁湿敷。

3. 保持切口创面清洁、干燥。

4. 多饮水、少吃辛辣及生、冷食物,戒烟、戒酒。

5. 对阴囊水肿局部出现破溃感染及皲裂的患者,操作中动作应轻柔,减轻疼痛;对破溃与皲裂处渗液不止者,禁止敷料覆盖,应使创面暴露,保持局部清洁、干燥;在破溃感染初期创面表浅时,每日用生理盐水和 3% 双氧水清洁创面 3 次,用短波紫外线照射,每日 1 次,照射 3~4 日破溃处无渗液,创面清洁、干燥后改为特定电磁波谱治疗仪(TDP)照射,每日 3 次,1 周后创面结痂愈合。

八、潜在并发症:患者肾上腺危象

(一)相关因素

肾上腺激素水平改变。

（二）预期目标

无并发症发生。

（三）护理措施

1. 密切观察患者意识、生命体征、尿量，尤其血压、心率、体温。注意观察患者是否烦躁不安、谵妄、神志模糊，甚至昏迷，是否存在脱水情况。

2. 遵医嘱及时补充激素药物。

3. 监测血电解质、血糖。

4. 一旦发生肾上腺危象：

（1）绝对卧床休息。

（2）心电监护。

（3）选择合理的氧疗工具，保持呼吸道通畅。

（4）建立静脉通路，根据医嘱用药，补充激素药物，维持水、电解质及酸碱平衡。

（5）高热时，采用物理或药物降温，注意观察用药后效果。

（6）稳定患者情绪，避免一切不良刺激，必要时使用镇静剂。

（7）使用病床防护栏，以防患者因躁动而坠床。

（8）准确记录患者 24h 出入量或尿量。

（9）严密观察患者病情变化，做好护理记录。

九、患者舒适的改变

（一）相关因素

留置管道。

（二）预期目标

拔除导尿管及造瘘管后自感舒适。

（三）护理措施

1. 注意观察患者有无明显疼痛情况，体位是否符合病情恢复，引流管是否妥善固定。

2. 嘱患者放松心情，取舒适卧位；定期改变卧位或拍背，防止压力性损伤和坠积性肺炎。

3. 引流管的护理，向患者和（或）家属讲解引流管的重要性，更换卧位时注意避免引流管扭曲、折叠及受压，有效固定引流管，防止意外滑脱，并且保持引流管通畅，定期更换敷料，若有异常及时通知医师。

4. 遵医嘱使用止痛药物。

5. 告知患者及家属疾病的治疗过程，可通过聊天、听音乐等方式分散注意力。

6. 遵医嘱拔除引流管。

十、患者体液不足

（一）相关因素

术后激素突然减少，导致血管扩张，水、电解质平衡紊乱。

（二）预期目标

1. 血压、尿量维持在正常范围内。

2. 充足的液体摄入量。

3. 无脱水的症状和体征、血生化检查结果正常。

（三）护理措施

1. 严密监测患者血压、尿量、血生化检查结果等；记录液体摄入量和尿量；评价患者是否知晓维持适当液体量的原因和达到液体摄入量的方法；监测生命体征、皮肤色泽、体重以及呕吐物、排泄物的颜色、性状、量等变化；动态监测血电解质和动脉血气分析；监测血电解质、血尿素氮、血肌酐、红细胞压积、血红蛋白等。

2. 医嘱补充液体，纠正水、电解质及酸碱失衡。

3. 对禁食患者,给予肠外营养支持治疗,可进食患者做每8h摄入计划(如:白天1000mL、傍晚800mL、夜间300mL)。

十一、患者疼痛

(一)相关因素

1. 疾病、排石过程。

2. 手术创伤、切口存在。

(二)预期目标

患者主诉疼痛缓解或消除。

(三)护理措施

1. 评估患者疼痛的性质、程度、持续时间、发作规律、伴随症状及诱发因素。

2. 发作期患者应卧床休息,取舒适体位。

3. 遵医嘱用药止痛,注意观察药物的疗效及不良反应。

4. 非药物疼痛缓解方法,包括催眠、想象、放松、音乐疗法、转移注意力、游戏疗法、活动疗法、热/冷疗法及按摩等,根据患者的反应及时调整疼痛控制方法。

5. 若有咳嗽,注意保护手术切口,以防疼痛加剧。

6. 告知患者及家属疾病的特点及转归,避免紧张的情绪。

十二、潜在并发症:患者出血

(一)相关因素

手术、术后活动不规范。

(二)预期目标

住院期间无相关并发症。

（三）护理措施

1. 注意观察病情：

（1）注意观察患者生命体征，重视患者主诉，及时对症处理。

（2）注意观察切口有无渗血情况，注意观察引流液的量、颜色、性质，出现异常及时汇报处理。

2. 患者避免剧烈活动（如：扭腰、下蹲、手臂上举等动作），避免过度用力排便，以防切口出血。

3. 患者进食富含纤维素的食物，保持大便通畅，多饮水，每日饮水达2000~3000mL。

4. 保持各种引流管的引流通畅，防止引流管受压、脱落，防止尿液潴留、继发感染而出血。

5. 遵医嘱使用止血药物，预防出血情况的发生。

十三、潜在并发症：高血压危象

参照心内科同一并发症处理。

十四、潜在并发症：低血糖

参照内分泌科同一并发症处理。

十五、潜在并发症：糖尿病酮症酸中毒

参照内分泌科同一并发症处理。

十六、患者有感染传播的风险参照感染科同一并发症处理。

（一）相关因素

1. 病理生理因素：

（1）有高度耐受抗菌药物的病原体定植；

（2）暴露于由空气传播或接触传播（直接、间接接触飞沫）中的病原体。

2. 治疗因素：与伤口污染、感染的排泄物污染引流装置有关（导尿管和胸腔引流管、吸痰装置、气管内插管等）。

3. 情境因素（与下列因素有关）：

（1）带有感染物质的自然灾害。

（2）缺乏有关感染源或预防的知识。

（3）静脉给药。

（4）有多个性伙伴无保护的性交。

（5）其他。

（二）预期目标

1. 患者和（或）家属能描述疾病的传播方式。

2. 患者和（或）家属住院期间表现能仔细地洗手。

3. 患者和（或）家属诉说需要隔离，直到不具有传染性。

4. 未发生感染传播。

（三）护理措施

1. 空气隔离：

（1）单间隔离为宜。

（2）当患者病情允许时，佩戴外科口罩，并限制其活动范围。

（3）进入确诊或可疑传染病患者房间、进行可能产生喷溅的诊疗操作、接触患者及其血液、体液、分泌物、排泄物等，需使用防护用品。

2. 飞沫隔离：

（1）单间隔离为宜。

（2）患者病情允许时，佩戴外科口罩，并限制患者的活动范围。

（3）患者之间、患者与探视者之间相隔距离需在1m以上，探视者应佩戴外科口罩；

（4）与患者近距离（1m以内）接触时需使用防护用品。

3.急性传染性非典型肺炎、人感染高致病性禽流感等的隔离：

（1）安置于负压病室隔离。

（2）应严格按防护规定着装。

4.多重耐药物菌感染患者的隔离：

（1）实施接触隔离措施。

（2）对患者实施诊疗护理操作时，应当安排在最后进行。

（3）进行诊疗护理时严格执行手卫生规范，戴手套，必要时穿隔离衣或佩戴外科口罩和防护眼镜。

（4）与患者直接接触的相关医疗器械、器具及物品在每次使用后予以消毒。

（5）使用专用清洁工具对诊疗环境及物体表面进行清洁、消毒。

（6）对被患者血液、体液污染的物品，立即予以消毒。

第九节　修复重建外科患者护理计划与实操

一、患者躯体移动障碍

（一）相关因素

1.体力和耐力降低。

2.疼痛和不适。

3.医疗限制（如：牵引、石膏固定等）。

4.意识障碍、瘫痪（偏瘫或截瘫）、骨折等。

（二）预期目标

1. 患者卧床期间生活需求得以满足。

2. 患者无因卧床出现的并发症（如：压力性损伤、下肢深静脉血栓等）。

3. 患者在帮助下可进行躯体活动。

4. 患者能独立进行躯体活动。

（三）护理措施

1. 评估患者躯体移动障碍的程度。

2. 提供患者疾病、预后及治疗的可靠信息。

3. 指导、鼓励患者最大限度地完成自理活动（如：瘫痪患者用吸管吮吸饮用水及漱口）。

4. 协助卧床患者进行洗漱、排泄、进食等个人卫生活动。做好皮肤护理工作，用温水清洗会阴部，保持皮肤清洁、干爽。定时翻身、拍背，预防坠积性肺炎。

5. 移动时保证患者的安全，动作稳、准、轻，以免加重肢体损伤。

6. 提供循序渐进的活动。

7. 预防缺乏活动导致的并发症。

8. 指导患者和（或）家属进行出院后的功能锻炼及如何使用辅助器材。

二、患者急性疼痛

（一）相关因素

骨折及关节脱位引起局部组织损伤及神经受压。

（二）预期目标

1. 患者疼痛症状逐渐减轻直至消失。

2. 患者舒适度得到改善。

（三）护理措施

1. 抬高患肢并保持患肢于关节的功能位。

2. 定时注意观察患肢远端血运、皮肤颜色、温度、感觉和活动情况等。

3. 患者 24h 内局部冷敷，达到消肿止痛目的，受伤 24h 后局部热敷以减轻肌肉痉挛引起的疼痛。冷敷时间不宜过长，避免冻伤皮肤。避免加重疼痛的因素，运用转移注意力等非药物镇痛方法缓解疼痛，必要时遵医嘱应用镇痛剂。

4. 注意观察止痛药物的不良反应，及时宣教止痛药物的疗效及副作用，并及时进行疼痛评分。

三、患者自理能力缺陷

（一）相关因素

骨折后石膏固定。

（二）预期目标

保持皮肤及口腔清洁、舒适。

（三）护理措施

1. 做好生活护理，定期做好口腔护理，会阴部护理，勤剪指甲，每周协助进行皮肤、头发清洁。

2. 指导、协助肢体活动及功能锻炼。遵医嘱定期对患者进行按摩，维持肌张力。

四、患者组织灌注量改变

（一）相关因素

1. 血管痉挛。

2. 血管栓塞。

（二）预期目标

患者再植肢（指）体组织灌流正常，无血管痉挛或栓塞现象。

（三）护理措施

1. 监测患者生命体征，严密观察有无其他器官损伤，以及离断肢（指）体的局部情况。

2. 抬高患肢，使之处于略高于心脏水平，以促进静脉回流，减轻肢体肿胀。防止静脉栓塞。术后患者平卧 10~14 日，勿侧卧位，以防患侧血管受压影响患肢血管的血流速度。勿起坐，包括进食及大、小便时，因起坐可导致患肢血管压力的改变而危及血供。

3. 血管危象的观察：皮肤温度、皮肤颜色、毛细血管回流试验、肢（指）腹张力及指（趾）端侧方切开出血等。正常情况下，再植肢体的指（趾）腹饱满，颜色红润，早期颜色可比健侧稍红，皮温亦可比健侧稍高，毛细血管回流良好。一般术后 48h 内可发生血管危象，若未及时处理，将危及再植肢（指）体的成活。术后应注意每 1~2h 观察一次。

4. 应用麻醉性止痛药物，保持血管扩张，防止血管痉挛；适当应用抗凝、解痉药物（如：低分子右旋糖酐、复方丹参注射液、山莨菪碱等）。

五、患者有失用综合征的风险

（一）相关因素

1. 不能进行有效的功能锻炼。
2. 缺乏正常训练。
3. 长期卧床、限制活动、活动减少，无力活动。

（二）预期目标

1. 患者能说出失用综合征的后果。

2. 患者能正确使用康复训练的器具。

3. 患者能主动进行康复训练。

4. 患者未出现失用综合征。

（三）护理措施

1. 向患者反复强调失用综合征的不良后果。

2. 计划并指导患者主动运动，使之积极锻炼；要求并帮助患者定期改变卧位，预防压力性损伤的发生。

3. 鼓励并实施主动或被动的患肢功能锻炼及按摩疗法。

4. 给予疼痛控制，减轻患者痛苦。

5. 心理护理，帮助树立战胜疾病、争取最大限度地恢复现有肢体功能的信心，并给予必要的感官刺激。

6. 做好皮肤、头发、口腔、会阴部等的基础护理。

六、潜在并发症：患者高钾血症

（一）相关因素

1. 严重组织损伤。

2. 输入大量库血或溶血。

3. 肾排钾困难（急性肾衰竭）。

4. 进入体内钾过多（静脉补钾过量、过快）。

5. 酸中毒。

（二）预期目标

1. 高钾血症的征象能被及时发现。

2. 减轻或去除诱发原因及加重因素。

3. 高钾血症及时纠正，血清钾离子正常。

4. 预防血钾过高所引起的合并症。

（三）护理措施

1. 做好护理评估患者：

（1）监测患者血电解质、动脉血气分析及肾功能。

（2）评估患者高钾血症的原因：有无体内钾离子分布异常的情况（如：酸中毒等）；有无进入体内的钾离子增多的情况（如：大量输入库血、服用含钾药物、组织受损等）；有无钾离子排出减少的情况。

（3）注意观察患者有无神经系统异常症状和体征（如：肌肉酸痛、疲乏感等）；有无心血管系统异常症状和体征（如：心律不齐、T 波高尖等）。

2. 立即停止摄入含钾食物（如：西瓜、香蕉、果汁、腌制品等）。

3. 使用心电监护仪，注意监护仪提示的信息。

4. 遵医嘱使用降低血钾浓度的药物，及时纠正酸中毒。

5. 若患者必须接受输血，则使用最新鲜的血液制品。

6. 准确记录患者 24h 出入量或尿量。

7. 协助医师做好透析治疗的准备。

8. 告知患者及其家属高钾血症治疗的相关知识。

七、患者气体交换受损

（一）相关因素

1. 气道阻塞，通气不足，分泌物过多。

2. 肺血管阻力增高、肺血管收缩导致肺血流量减少。

3. 支气管痉挛、气道炎症、气道阻力增加。

（二）预期目标

1. 患者呼吸困难缓解、能进行有效呼吸。

2. 活动后无气喘。

（三）护理措施

1. 环境：有明确过敏源者应尽快脱离，提供安静、温度、湿度适宜的环境，病室内不宜摆放花草，避免使用皮毛、羽绒或蚕丝织物等。

2. 患者多饮水，鼓励患者进食高蛋白、高热量、高维生素的易消化食物；做好口腔护理，保持口腔清洁。

3. 体位：患者取半卧位，床头摇高 15°~30°，以利于患者胸腔引流管引流。

4. 呼吸道管理：

（1）予以患者吸氧，根据病情选择合适的氧流量，密切观察患者呼吸情况及血氧饱和度变化。

（2）遵医嘱予以雾化吸入治疗。

（3）定时给患者翻身、拍背，指导患者进行有效咳嗽、咳痰，促使痰液排出。

（3）日常指导患者进行腹式呼吸、缩唇呼吸，增加膈肌的活动范围，改善肺功能。

5. 遵医嘱用药，注意观察药物疗效及副作用。

6. 促进护患沟通，缓解患者紧张情绪，给予心理疏导和安慰。

八、潜在并发症：患者出血（血小板低）

（一）相关因素

血小板减少、凝血因子缺乏、血管壁异常。

（二）预期目标

患者掌握避免出血的危险因素。

（三）护理措施

1. 避免剧烈活动。

2. 去除室内及室外可能的危险物品（如：尖锐桌角、易碎玻璃片等）。

3. 去除引起出血的可能因素：

（1）预防压迫、摩擦、扭伤及外伤。

（2）避免过度用力（如：用力握手、拧鼻涕或挖耳朵，扛重物等）。

（3）避免测肛温。

（4）预防便秘，无其他疾病的饮水禁忌证时，宜鼓励多喝水，遵医嘱使用缓泻剂。

（5）避免使用阿司匹林类药物及抗凝血制剂。

（6）避免不必要的侵入性检查及治疗，注射时宜选用小号针头。

（7）选择软毛牙刷、棉签或以其他口腔清洁器代替硬毛牙刷进行口腔护理。

（8）给予口腔及嘴唇的润滑，防止干燥。

4. 鼓励患者摄取高热量、高蛋白的饮食，给予温凉、易消化的少渣或无渣饮食，避免坚硬、粗糙、辛辣刺激性饮食。必要时遵医嘱禁食。

九、慢性疼痛：患者周围神经卡压综合征

（一）相关因素

臂丛神经受压。

（二）预期目标

患者疼痛得到缓解或控制，自述疼痛减轻。

（三）护理措施

1. 严密观察患肢的颜色、皮肤温度、毛细血管回流试验、肢（指）腹张力及指（趾）端侧方切开出血等，防止肢体缺血加重。

2. 悬吊患肢，避免负重，避免用肩扛重物。

3. 予患者有效理疗，适当给予局部热敷、按摩等理疗，最大限度地恢复功能。

4. 指导患者进行康复锻炼，每日各种练习各做 10 次，重复两次。

（1）身体伸展：双脚直立，站在距墙边 30cm 处，两手紧靠两面墙壁，身体向角

落靠,感觉到颈部有牵拉为止,坚持 5s。

（2）颈部伸展：左手放在后脑勺上,右手放在背后,用左手将头部向左肩靠,颈部右侧有牵拉感为止,坚持 5s。

（3）肩关节活动：耸肩,然后向后、向下运动,类似肩关节做圆弧形运动。

十、患者有外周神经血管功能障碍的风险：桡骨远端骨折

（一）相关因素

1. 骨和软组织损伤。

2. 外固定不当。

（二）预期目标

1. 能够陈述周围感觉或运动的变化。

2. 表现有可触及的外周动脉搏动,肢端温暖,毛细血管充盈时间不超过 3s。

（三）护理措施

1. 注意观察石膏绷带或夹板固定的松紧度,观察患侧手指血供、感觉、活动有无异常,必要时及时调整,以免神经、血管受压,影响有效组织灌注。

2. 用吊带或三角巾将患肢托起,以减轻肢体肿胀疼痛。

3. 指导功能锻炼,复位固定后,尽早开始手指伸屈和用力握拳活动,并进行前臂肌肉舒缩运动。4~6 周后可去除外固定,逐渐开始腕关节活动。

十一、合作性问题：患者糖尿病足

（一）相关因素

患者处于有糖尿病足发生的高度危险状态或已经发生糖尿病足。

（二）预期目标

1. 能采取有效措施预防糖尿病足的发生。

2. 足部无破损、无感染发生,局部血运循环良好。

3. 糖尿病足发生时能有效处理。

(三)护理措施

1. 评估患者有无足部溃疡的危险因素:

(1)既往有无足部溃疡史。

(2)有无神经病变的症状和体征。

(3)有无其他危险因素。

(4)有无个人因素。

2. 每日检查足部的颜色、温度,有无感觉减退、麻木、刺痛及水肿,注意观察足背有无破损、感染,并及时处理。

3. 禁用刺激性药物(如:碘酒等)。

4. 预防外伤:

(1)指导患者使用合适的鞋袜。

(2)患者不赤脚走路。

(3)患者外出不穿拖鞋。

(4)患者避免使用热水袋。

(5)患者指甲、趾甲要热水泡软后剪。

(6)教导患者检查鞋子内部有无粗糙处。

5. 避免感染:

(1)保持足部清洁,每日洗脚,水温不超过 37℃。

(2)足部过于干燥,要涂抹润肤霜。

(3)检查患者的鞋子和袜子质量。

6. 积极控制血糖,指导患者戒烟。通过注射胰岛素(内源性或外源性胰岛素)、口服降糖药及运动将血糖控制在目标范围内。

7. 指导、协助患者进行足部运动,以促进血液循环。

8. 向患者和(或)家属宣教足部护理的重要性。

十二、潜在并发症：患者感染性休克

（一）相关因素

患者处于有感染性休克发生的高度危险状态，或已经发生感染性休克。

（二）预期目标

控制感染，纠正休克。

（三）护理措施

1. 做好患者护理评估：

（1）确认感染的原因及部位。

（2）评估患者的意识、血氧饱和度、生命体征、毛细血管充盈度、体温、脉搏、呼吸、血压，尿量等。

（3）评估患者有无肾功能衰竭、DIC、ARDS 等并发症的发生；

（4）监测患者动脉血气分析、血常规、电解质等生化指标的变化。

2. 协助患者取休克卧位，患者绝对卧床休息，加强营养支持，进食高蛋白、高维生素、易消化的食物。

3. 患者保持呼吸道通畅，吸氧，必要时建立人工气道。

4. 建立静脉通道，遵医嘱补液。

5. 遵医嘱予激素药物、血管活性药物、抗菌药物等，并注意观察药物的疗效及副作用。

6. 配合医师尽快处理感染灶。

7. 遵医嘱予药物及物理降温。

8. 记录患者 24h 出入量或尿量，并监测休克治疗效果。

十三、潜在并发症：患者伤口出血

（一）相关因素

患者处于有伤口出血发生的高度危险状态，或已经发生伤口出血。

（二）预期目标

伤口未发生出血现象。

（三）护理措施

1. 注意观察患者生命体征、尿量及末梢循环情况。

2. 评估患者切口有无肿胀、渗血。

3. 在患者出血和潜在出血部位直接用手加压。

4. 对出血部位予以冰敷。

5. 对出血部位予以止血加压敷料包扎。

6. 抬高出血患肢。

7. 若有血肿出现，注意观察大小及特征。

8. 注意观察出血部位远端动脉搏动情况。

9. 指导患者咳嗽、打喷嚏时需加压出血部位。

10. 评估患者伤口引流管的引流液颜色、量和性质。

十四、患者有跌倒／坠床的风险

（一）相关因素

年龄大、体能虚弱、步态不稳以及服用降压、利尿药物引起体位性低血压等。

（二）预期目标

患者住院期间未发生跌倒／坠床。

（三）护理措施

1. 向患者解释，做好活动指导，加强防护。存在跌倒／坠床的高危患者须有警示标识，并落实相关护理措施。地面保持清洁，无积水，通道无障碍物，病室环境光线充足，夜间照明适宜。病室内洗手间的淋浴区域铺设防滑垫。

2. 要求家属 24h 陪护。向患者及其家属做好周边环境介绍及安全告知，并解释如何使用床头传呼系统。

3. 告知患者用药相关知识及注意事项，以及跌倒/坠床时的应对方式，避免二次伤害。患者服药后，密切观察其状况，不可让其独自下床，合理安排陪护，并定期巡视，严密监测患者的生命体征和病情变化。

4. 关注血电解质，尤其是血钾情况，及时识别低钾症状，血钾过低时及时汇报医师处理。

5. 应告知需卧床休息的患者躺于医用病床中央，并使用病床防护栏，以免坠床，避免患者突然改变卧位，遵行"起床三步曲"。

6. 提供性能良好的辅助行走的助行器，轮椅，指导患者及其家属正确使用。

7. 视力障碍患者活动时，须佩戴适合的眼镜。

8. 对严重认知障碍或身体功能阻碍的患者加以病床防护栏，必要时由医师和护士对患者进行评估，取得患者和（或）家属知情同意后，给予保护性约束具使用。

十五、患者伤口感染

（一）相关因素

1. 清创不彻底。

2. 伤口愈合不佳。

3. 患者营养状况不佳。

（二）预期目标

1. 伤口未发生感染。

2. 发生感染后及时发现和处理。

（三）护理措施

1. 严格执行无菌操作，接触创面戴手套，操作前后做好手卫生。

2. 监测患者体温变化。

3. 遵医嘱使用抗菌药物。

4. 保持伤口清洁、干燥,及时更换敷料。发现敷料有渗血、渗液时,及时更换。

5. 术后妥善固定冲洗引流装置,保持冲洗管液瓶高于伤口 60~70cm,引流袋低于伤口 50cm,充分引流且保持通畅。注意观察和记录引流液的性质、量及颜色,保持出入量平衡。

6. 评估患者伤口状况,及时发现有无感染。遵医嘱预防性使用抗菌药物。

7. 保持病室安静,光线适宜,勤通风,进行空气消毒。保持床单位整洁。

8. 加强营养,进食高蛋白、高热量、高维生素的饮食,保持大便通畅,增强体质,促进伤口早期愈合。

十六、风险:感染传播

(一)相关因素

1. 病理生理因素:

(1)有高度耐受抗菌药物的病原体定植。

(2)暴露于由空气传播的病原体。

(3)暴露于由接触传播(直接、间接接触飞沫)的病原体。

2. 治疗因素:

(1)伤口污染。

(2)感染的排泄物污染引流装置(导尿管和胸腔引流管、吸痰装置、气管内插管)。

3. 情境因素(个体的、环境的):

(1)带有感染物质的自然灾害。

(2)不洁的生活条件(如:污水、个人卫生差等)。

(3)媒介传播疾病高危地区(如:疟疾、狂犬病、鼠疫、自然灾害等)。

(4)载体传播疾病高危地区(如:甲型肝炎、志贺细菌性痢疾、沙门菌等)。

(5)缺乏有关感染源或预防的知识。

(6)静脉给药。

（7）有多个性伙伴无保护的性交。

（8）自然灾害（如：洪灾、台风等）。

（二）预期目标

1. 患者和（或）家属能描述疾病的传播方式。

2. 患者和（或）家属在住院期间执行规范洗手法。

3. 患者和（或）家属能诉说需要隔离，直到不具备传染性。

（三）护理措施

1. 根据疾病的特点，明确疾病的传染源、传播途径、易感人群。

2. 在标准预防的基础上，根据疾病的传播途径，给予相应的隔离和预防措施。

3. 传染病患者或可疑传染病患者应安置在单人隔离病室。若条件限制，同种病原体感染的患者可安置在同一房间。

4. 隔离病室应有隔离标志，并限制人员的出入。

十七、合作性问题：患者低血钾

（一）相关因素

1. 排出过多（如：长期大量呕吐、腹泻、肾小管性酸中毒、醛固酮增多症等）。

2. 使用药物（如：利尿剂、极化液等）。

3. 碱中毒。

（二）预期目标

1. 低血钾的问题能被及时发现。

2. 减轻及去除诱发因素及加重因素。

3. 低血钾及时纠正，血钾离子正常。

4. 预防血钾离子过低而引起的合并症。

（三）护理措施

1. 监测患者血电解质、生命体征、尿量、动脉血气分析和肾功能的变化。

2. 了解患者低血钾的原因。

3. 注意观察有无神经系统的症状和体征。

4. 心电监护。

5. 遵医嘱补钾，尽量选择中心静脉，合并代谢性酸中毒时先补钾后纠酸。

静脉补钾原则：

（1）浓度不宜过高，一般不超过 40mmol/L，若高浓度补钾会导致心脏骤停。

（2）速度不宜过快，滴速控制在 60 滴 /min 以下。

（3）总量不宜过多，每日补钾量不得高于 6~8g。

（4）见尿补钾，尿量每小时不得少于 30mL。

6. 指导患者做好日常生活管理，避免某些药物（如：胰岛素、呋塞米、甘露醇等），若必须使用，应在医师指导下安全使用。

7. 鼓励患者进食含钾丰富的食物（如：马铃薯、橙子、香蕉等）。

8. 记录患者 24h 出入量或尿量。

9. 告知患者和（或）家属低血钾治疗的相关知识。

第十节　耳鼻咽喉科患者护理计划与实操

一、舒适的改变：患者疼痛

（一）相关因素

疾病因素或手术创伤。

（二）预期目标

3 日内患者疼痛减轻或消失。

（三）护理措施

1. 评估患者疼痛的部位、性质、程度、持续时间及伴随症状。

2. 安慰、关心患者，倾听患者的述说，给予情感支持。告知患者及家属疾病的特点，避免紧张的情绪。

3. 根据患者的反应及时调整疼痛控制方法，非药物疼痛缓解方法，包括催眠、想象、放松、音乐疗法、转移注意力、游戏疗法、活动疗法、热/冷疗法及按摩等。

4. 必要时遵医嘱予止痛药物，注意观察药物的疗效及副作用。

5. 若有咳嗽，注意保护手术切口，以防疼痛加剧。

二、潜在并发症：患者有窒息的风险

（一）相关因素

手术、麻醉插管后局部黏膜水肿影响呼吸。

（二）预期目标

住院期间未发生窒息。

（三）护理措施

1. 严密观察患者的面色、呼吸频率、节律深浅，监测血压、心率及血氧饱和度的变化，遵医嘱低流量吸氧。若发现异常呼吸音和呼吸困难表现等，及时汇报医师。

2. 注意观察术区有无活动性出血，患者有无频繁的吞咽动作。术后嘱患者将口中分泌物吐出，勿吞咽，记录分泌物色、性质、量，必要时备好急救药物及物品。

3. 根据病情予以患者吸氧，摇高床头 15°~30°，头部偏向一侧，呼吸道保持通畅，及时吸除呼吸道分泌物。若发现舌后坠，可用舌钳将舌拉出。防止舌后坠阻塞呼吸道。

4. 术后避免剧烈咳嗽,进食温凉、无刺激的流质、半流质或软食。

5. 若有窒息现象,立刻通知医师。

三、潜在并发症:患者有出血的风险

(一)相关因素

手术创伤。

(二)预期目标

住院期间无大出血发生。

(三)护理措施

1. 监测患者神志、生命体征及末梢循环情况。

2. 避免突然低头、弯腰、上举重物等动作。

3. 避免频繁地咳嗽、打喷嚏等。

4. 及时处理被血液污染的物品。

5. 做好心理护理,减轻患者的紧张焦虑情绪,避免情绪激动。

6. 指导患者和(或)家属注意观察出血的征兆及出血时应采取的适当措施,并及时告知医护人员。

四、患者自我形象紊乱

(一)相关因素

如手术、器官外形改变因素引起的外表变化。

(二)预期目标

1. 患者及家属能够实施新的应对措施。

2. 患者能用语言或行为展现对外表的接受（如：穿着、打扮、姿势、饮食、自我表现等）。

（三）护理措施

1. 提供心理支持，多与患者接触和交流，鼓励患者表达其感受，耐心倾听其心声。讲解疾病有关的知识，给患者提供有关疾病的资料，向患者说明身体外形的改变是疾病发生、发展过程的表现，只要积极配合检查和治疗，部分改变可恢复正常，消除紧张情绪，树立信心。鼓励患者寻找 / 参加由与自己相似情形的人员组成的支持小组。注意患者心理状态和行为，预防自杀，必要时还可安排心理医师给予心理疏导。

2. 适当的修饰可以增加心理舒适和美感，指导患者改善自身形象。

3. 助患者和（或）家属建立良好的家庭互动关系，鼓励家属主动与患者沟通并参与患者的护理，促进患者与家人之间的互动关系，以减轻患者内心的抑郁感。

4. 促进患者社会交往，鼓励患者加入社区的各种社交活动；教育周围人群勿歧视患者，避免伤害其自尊。

五、潜在并发症：患者静脉炎

（一）相关因素

静脉使用高渗性或者刺激性药物。

（二）预期目标

1. 患者和（或）家属知晓有关静脉维护的方法和注意事项。

2. 患者未发生静脉炎。

3. 改善患者因静脉回流受阻和炎症所致的疼痛症状，减轻患肢水肿。

（三）护理措施

1. 评估患者穿刺部位有无发红、疼痛、肿胀及是否可触及条索状静脉等，评估患者有无全身性感染的症状等，了解静脉炎形成的原因，评估患者静脉炎的分类（如：化学性、机械性、血栓性、细菌性等）。

2. 严格执行无菌技术操作原则。

3. 正确选择静脉穿刺，提高穿刺技术。

4. 对长期静脉输液者，应有计划地更换输液部位，注意保护静脉。

5. 合理安排输液顺序和滴速。

6. 严格掌握药物配制后的有效时间。

7. 掌握药物的性质，密切监测药物的不良反应。

8. 规范使用合适的留置针，规范敷贴的选择及更换。

六、潜在并发症：患者高血压急症、脑血管病

（一）相关因素

高血压控制不佳。

（二）预期目标

无并发症的发生，发生高血压急症，及时处理。

（三）护理措施

1. 测量血压，观察患者有无头痛、头晕，有无眼花、耳鸣、恶心、呕吐等症状。

2. 严密观察患者有无并发症征象。

3. 避免用力排便。

4. 定期监测患者血压、严密观察病情变化；卧床休息，摇高床头 15°~30°，避免一切不良刺激及不必要的活动；开通静脉通路，遵医嘱用药；吸氧，保持呼吸道通畅。

5. 向患者宣教长期规律用药的重要性，定期复查，观察药物的疗效及副作用。

七、患者有感染传播的风险

（一）相关因素

1. 有高度耐受抗菌药物的病原体定植。

2. 伤口污染、感染的排泄物污染引流装置。

3. 带有感染物质的自然灾害。

4. 缺乏有关感染源或预防的知识。

5. 静脉给药。

（二）预期目标

1. 患者和（或）家属能描述疾病的传播方式。

2. 患者和（或）家属住院期间能做好手卫生。

3. 患者和（或）家属需要隔离，直到不具有传染性。

4. 未发生感染传播。

（三）护理措施

1. 严格执行手卫生规范。

2. 做好隔离标识。

3. 严格执行探视制度。

4. 对患者及来访者进行隔离防护知识宣教。

5. 在标准预防的基础上，根据疾病传播途径执行相应的隔离与预防措施。

八、潜在并发症：患者低血压

（一）相关因素

血管迷走神经反射、血容量不足、麻醉药物反应等。

（二）预期目标

血压恢复正常。

（三）护理措施

1. 评估患者低血压的原因、程度及对血压有影响的药物。

2. 密切注意观察患者神志、心率、心律、呼吸及血压变化。

3. 嘱患者活动时动作宜缓慢，家属24h陪同，若出现心率减慢、恶心、呕吐、出冷汗应立即呼叫。

4. 遵医嘱药物治疗，补充血容量。

九、患者体液过多

（一）相关因素

1. 门静脉高压、血浆胶体渗透压降低、钠潴留，见于肝脏疾病、肝硬化、恶性肿瘤、腹水等。

2. 患者静脉回流受阻，见于静脉曲张、血栓、慢性静脉炎等。

3. 肾上腺皮质激素药物治疗引起的水钠潴留。

4. 患者摄入的钠或液体过多。

5. 患者低蛋白摄入（如：偏食、营养不良等）。

6. 患者缺乏活动、过紧的绷带、站立或久坐导致的静脉血液瘀滞。

7. 患者右心衰竭导致体静脉瘀血、水钠潴留、低蛋白血症。

（二）预期目标

1. 患者水肿减轻或消失，皮肤完整，无压力性损伤。

2. 患者和（或）家属能够陈述水肿发生的原因及预防方法。

（三）护理措施

1.评估患者引起体液过多的原因。每日同一时间、同一状态（空腹、排空膀胱、穿相同衣服）测体重；定期监测腹围、腿围、臂围，监测血电解质、血尿素氮、肌酐、红细胞压积、血红蛋白水平等；定期监测血电解质和心电图变化。

2.评估患者水肿的部位、程度，监测皮肤压力性损伤征象；轻柔地清洗皮肤皱褶处，小心地擦干；最少每2h更换体位一次，并拍背，预防压力性损伤。

3.遵医嘱使用利尿剂，注意观察药物不良反应，监测血电解质。非紧急情况下，利尿药物的使用时间选择早晨或日间为宜，避免夜间排尿过频而影响患者休息。

4.严重水肿者卧床休息，抬高下肢；阴囊水肿者，可垫高阴囊；大量腹水者，取半卧位。明显呼吸困难者，给予半卧位或端坐卧位；端坐呼吸者，使用床上小桌，必要时双腿下垂。

5.限制患者水钠摄入量。有腹水者限制摄入钠盐500~800mg/d，进水量100mL/d，若有低钠血症，限制500mg/d。鼓励患者减少食盐的摄入量，低蛋白血症者可静脉补充白蛋白。

6.控制患者液体出入量，补液以"量入为出"为原则，控制输液速度和总量。

7.保持床单位整洁，做好皮肤护理。

十、舒适的改变：患者鼻塞、头胀、溢泪

（一）相关因素

鼻腔手术填塞后引起鼻塞、头胀、溢泪。

（二）预期目标

患者鼻腔填塞期间舒适度提升。

（三）护理措施

1. 给予患者半坐卧位，适当摇高床头，避免身体下滑，用冰袋或湿毛巾冷敷前额。

2. 评估患者不舒适的程度，告知鼻腔填塞后会引起鼻部胀痛、咽干、头胀、渗血、流泪等症状，不能耐受时遵医嘱给予止痛药物。注意观察药物疗效及副作用。

3. 鼓励患者多饮水，协助患者漱口或口腔护理。

4. 患者进食营养丰富、易消化软食，可少量多餐。

5. 遵医嘱予抗炎、止血、激素药物等治疗。

十一、潜在并发症：患者眶蜂窝织炎、球后视神经炎、脑脊液鼻漏

（一）相关因素

手术创伤。

（二）预期目标

患者术后无相关并发症出现或处理及时有效。

（三）护理措施

1. 遵医嘱正确使用抗菌药物和滴鼻剂。

2. 注意观察患者鼻腔及口腔分泌物的性质、颜色、量及体温、脉搏变化，有无头痛、恶心、呕吐、意识改变、眶周淤血或青紫情况，眼球有无外突或运动障碍等。

3. 注意观察患者鼻腔填塞物的松紧度，嘱患者不要用力咳嗽或打喷嚏，保持大便通畅。

4. 若发现异常，及时通知医师，做好急救准备。

5. 注意皮肤清洁，勤洗澡换衣，避免皮肤损伤。

十二、潜在并发症：患者有面瘫的风险

（一）相关因素

手术损伤或术后不注意保护面神经。

（二）预期目标

住院期间无面瘫发生。

（三）护理措施

1. 术后让患者做抬眉、闭眼、鼓气、龇牙等动作，注意观察有无异常。

2. 若患者发生面瘫，遵医嘱给予改善循环及营养神经等药物治疗；给予滴眼液、涂抹抗菌药物的眼膏、睡眠时加盖眼罩等护理措施。

3. 患者进食柔软、易咀嚼的食物，术后外出注意保暖，避免手术部位直面冷风。

4. 患者饮食宜清淡，避免粗糙、干硬、辛辣刺激性食物。有味觉障碍的患者注意食物的冷热程度，防止烫伤口腔黏膜，保持口腔卫生，避免口腔感染。

十三、患者低效性呼吸形态

（一）相关因素

吸气性呼吸困难。

（二）预期目标

患者呼吸平稳，无呼吸困难发生。

（三）护理措施

1. 协助患者取半卧位，床旁备负压吸引装置。

2. 遵医嘱持续气管内低流量吸氧。

3. 遵医嘱予患者抗炎、消肿治疗。避免使用镇静、镇痛药物，谨防呼吸抑制。

4.加强巡视,注意观察患者呼吸频率、节律、深度等变化,有无缺氧症状,若有异常,及时通知医师。

5.安慰患者,嘱其安心配合治疗。

十四、患者语言沟通障碍(喉癌手术患者)

(一)相关因素

患者气管切开无法发声。

(二)预期目标

与患者交流无障碍。

(三)护理措施

1.为患者准备纸笔,进行笔谈,尽可能满足患者需求。护士在与患者交谈时表达清晰、语句简单、语速适宜、语言通俗易懂,避免用医学术语。

2.认真仔细观察患者的手势,领会其要表达的意思。

3.教会患者使用床头传呼系统。

4.做好心理护理,告知患者堵管后就可发音。(全喉切除患者半年后可以练习经食管发音,或用人工电子喉与之交流)。

5.鼓励患者和(或)家属,并提供发音需使用到的词语卡、纸板、铅笔等物件。

十五、潜在并发症:患者有口腔黏膜完整性受损的风险

(一)相关因素

患者鼻饲饮食。

(二)预期目标

鼻饲期间,患者口腔黏膜完整、无感染。

（三）护理措施

1. 评估患者口腔黏膜完整程度及其口腔卫生习惯。

2. 对不能自己刷牙的患者，每日做好口腔护理 2 次。

3. 保持患者口唇湿润。

4. 注意观察患者口腔黏膜情况。

十六、潜在并发症：患者出血、咽瘘、乳糜瘘等

（一）相关因素

手术创伤、术后愈合不佳、营养失调。

（二）预期目标

术后无相关并发症发生，或处理及时有效。

（三）护理措施

1. 注意观察患者的血压、心率变化。切口加压包扎者注意观察敷料是否松脱。

2. 吸痰动作轻柔，注意观察患者出血量，包括敷料渗血情况、痰液性质、口鼻腔有无血性分泌物、负压引流液的量及颜色、性质。

3. 术后一周内患者勿做吞咽动作，勿将口水咽下。

4. 若有大量出血，应立即让患者平躺，用吸引器吸出血液，同时建立静脉通路，尽快通知医师，根据医嘱使用止血药物或重新手术止血，必要时准备输血。

5. 患者留置胃管期间，加强营养支持，告知患者勿擅自经口进食。注意观察引流液的颜色、性质和量。

十七、潜在并发症:患者喉返以及喉上神经损伤(甲状腺手术患者)

(一)相关因素

手术不当。

(二)预期目标

1. 患者生命体征平稳,未发生并发症。

2. 已发生的并发症得到及时诊治。

(三)护理措施

1. 鼓励术后患者发音与吞咽,注意有无声调降低或声音嘶哑,以及早发现喉返神经损伤的征象,及早对症护理。

2. 缝扎引起的神经损伤属永久性;钳夹、牵拉或血肿压迫所致损伤者多为暂时性,经理疗等处理后,一般在3~6个月内可逐渐恢复;严重损伤所致呼吸困难和窒息者多需即刻做气管切开。

3. 喉上神经内支受损者,因喉部黏膜感觉丧失所致反射性咳嗽消失,在进食,尤其饮水时,易发生误咽和呛咳,取半卧位;加强对此类患者在饮食过程中的观察和护理,并鼓励其多进食固体类食物,一般经理疗后可自行恢复其功能。

4. 告知患者一般经理疗后3~6个月内可逐渐恢复其功能,增强患者自信心。

十八、潜在并发症:患者甲状腺危象

(一)相关因素

感染、手术、创伤、精神刺激。

(二)预期目标

住院期间未发生甲状腺危象。

（三）护理措施

1. 密切观察患者意识、生命体征变化，注意观察有无恶心、呕吐、腹泻等不适。

2. 遵医嘱用药，注意观察药物的疗效及副作用。

3. 避免各种诱发因素（如：感染、过度劳累、精神刺激等）。

4. 一旦发生甲状腺危象，患者绝对卧床休息，心电监护，吸氧，保持呼吸道通畅。

5. 选择合适的降温方式进行物理或药物降温，监测患者体温变化。

6. 建立静脉通路，使用肾上腺皮质激素、普萘洛尔等药物。

7. 稳定患者情绪，避免不良刺激，必要时使用镇静剂。

8. 严密观察患者的病情变化，做好护理记录。

十九、潜在并发症：患者呼吸困难和窒息（甲状腺手术患者）

（一）相关因素

手术创伤。

（二）预期目标

患者术后未发生并发症，或并发症能及时被发现和处理。

（三）护理措施

1. 患者术后取平卧位，待血压平稳或全麻清醒后取半坐卧位，以利呼吸和引流。

2. 指导患者在床上变换体位，起床、咳嗽时可用手固定颈部以减少震动。

3. 术野常规放置橡皮片或胶管引流 24~48h，注意观察引流液的量和颜色，及时更换敷料，估计并记录出血量。

4. 保持引流管通畅，避免引流管阻塞导致颈部积血、形成血肿压迫气管而引起呼吸不畅。

5. 鼓励和协助患者进行深呼吸和有效咳嗽，必要时行超声雾化吸入，使痰液稀释易于排出。

6. 因切口疼痛而不敢或不愿意咳嗽排痰者,遵医嘱适当给予镇痛药物。

7. 对于血肿压迫所致呼吸困难和窒息的患者,须立即抢救,给氧,剪开缝线,敞开伤口。若患者呼吸仍无改善,配合医师做气管切开术,待病情好转,再送手术室做进一步检查、止血和其他处理。

二十、胃肠道反应:患者恶心、呕吐

(一)相关因素

手术化疗药物使用。

(二)预期目标

患者自诉恶心减轻,无呕吐发生。

(三)护理措施

1. 患者进食高蛋白、高维生素、易消化饮食,保证所需营养的摄入量。

2. 呕吐严重时遵医嘱应予患者止吐药物及补充液体,以防水、电解质及酸碱平衡紊乱。

3. 及时清理呕吐物,保持室内通风。

二十一、潜在并发症:患者肝癌破裂出血

(一)相关因素

手术创伤。

(二)预期目标

住院期间未发生大出血或有效止血。

（三）护理措施

1. 避免出血诱因。

2. 患者卧床休息，避免剧烈活动。

3. 避免增高腹压的动作（如：用力咳嗽、打喷嚏、用力排便、提重物等）。

4. 患者进食温凉软食，避免生、冷、辛辣刺激性食物。

5. 加强对患者腹部体征的观察，若患者突然主诉腹痛，伴腹膜刺激症状，出血量大时可出现周围循环衰竭表现，应及时通知医师。

6. 患者卧床休息取合适卧位，保持患者情绪稳定。

7. 予患者吸氧、心电监护，严密监测生命体征变化。

8. 保持静脉通畅，遵医嘱合理安排补液顺序。

二十二、潜在并发症：患者假性动脉瘤和动 - 静脉瘘

（一）相关因素

手术创伤。

（二）预期目标

患者术后无假性动脉瘤及动 - 静脉瘘发生。

（三）护理措施

鞘管拔除后 1~3 日内，注意观察穿刺部位有无出现搏动性肿块和收缩期杂音，有无局部性、连续性杂音。

二十三、潜在并发症：患者腹膜后出血或血肿

（一）相关因素

手术创伤。

（二）预期目标

住院期间无出血或血肿发生。

（三）护理措施

1. 注意观察患者生命体征、面色、尿量、末梢循环情况；注意观察患者有无自诉腹股沟区疼痛、肌张力升高及压痛情况。

2. 遵医嘱处理，注意观察药物的疗效与副作用。

3. 若患者有血肿形成，注意观察血肿大小、范围情况，及时通知医师，并动态注意观察。

二十四、肝内胆汁瘀积综合征：患者有皮肤完整性受损的风险

（一）相关因素

皮肤黄疸。

（二）预期目标

患者和（或）家属能识别可造成皮肤损伤的危险因素，患者未发生皮肤损伤。

（三）护理措施

1. 评估患者皮肤完整性受损发生的原因及诱因，评估患者瘙痒的性质、部位、程度、发生时间、持续时间等。

2. 去除刺激因素。

3. 保持患者皮肤清洁，及时更换污染的被服。

4. 剪短患者指甲，切忌搔挠皮肤。

5. 患者穿柔软、宽松的棉质衣物。

6. 患者皮肤干燥时少洗澡，禁用碱性肥皂。

7. 患者瘙痒难忍时可局部轻轻拍打或遵医嘱用药。

二十五、潜在并发症：患者失血性休克（鼻出血患者）

（一）相关因素

大量出血。

（二）预期目标

患者住院期间无大量活动性出血发生。

（三）护理措施

1. 测量患者的生命体征，建立静脉通道，配合医师进行止血处理，使用抗菌药物及止血剂，必要时使用镇静剂，补液，输血。定期监测凝血功能。

2. 注意观察患者鼻腔有无活动性出血，若填塞后鼻腔有少许渗血，量逐渐减少，颜色变淡，表示无继续出血。若鼻腔流出的鲜血增多，或口中吐出较多鲜血，表示鼻腔仍有出血，应报告医师再次止血。

3. 注意观察患者鼻腔填塞物有无松动、脱落。

二十六、舒适的改变：患者头晕

（一）相关因素

梅尼埃病或耳石症发作。

（二）预期目标

头晕症状好转。

（三）护理措施

1. 患者注意卧床休息，避免头部剧烈转动。

2. 注意观察患者头晕性质、程度及有无恶心、呕吐的伴随症状。

3. 安排陪护 1 名,给予患者生活上必要的照顾。

4. 遵医嘱给予药物治疗,注意观察药物的疗效及副作用。

5. 给予患者富含维生素、纤维素、易消化饮食。

6. 告知患者可能诱发和加重头晕的因素, 安慰和鼓励患者。保持环境安静,协助做好生活护理(如:避免强光、强声刺激,协助恶心、呕吐患者漱口,同时补充水分和营养,防止水、电解质及酸碱平衡紊乱。对于频繁恶心、呕吐的患者应遵医嘱使用止吐药,指导位置性眩晕的患者正确变换体位,做好卧床患者的大、小便护理)。

二十七、感知觉紊乱:患者听力下降(耳部疾病患者)

(一)相关因素

听力功能受损。

(二)预期目标

患者听力改善。

(三)护理措施

1. 遵医嘱用药,注意观察药物的疗效及副作用,对需手术治疗的患者进行围手术期常规护理。

2. 保持安静、舒适的休息环境,尽量减少或避免噪音的干扰。

3. 避免使用耳毒性药物。

4. 在与单侧听力下降患者沟通时,尽量靠近其健侧,与双侧听力下降患者沟通时适当提高音量,以患者能够听清为宜。

二十八、舒适的改变:患者耳鸣

(一)相关因素

听觉系统病变。

(二)预期目标

耳鸣症状改善或消失。

(三)护理措施

1. 注意观察患者耳鸣发生的时间、持续时间及严重程度,有无听力减退、眩晕等伴随症状。

2. 遵医嘱按时用药,注意观察药物疗效及副作用。

3. 伴有眩晕发作时,嘱患者卧床休息,并拉上床挡。

第十一节　眼科患者护理计划与实操

一、患者有感染的危险

(一)相关因素

1. 机体抵抗力下降。

2. 局部创口预防感染措施不当。

(二)预期目标

1. 患者知晓防范感染的相关知识。

2. 患者住院期间眼部无感染发生。

3. 患者体温≤37.5℃。

（三）护理措施

1. 保持室内空气新鲜,定时通风。

2. 严格执行无菌操作规程。

3. 注意观察术眼敷料渗血、渗液情况,并随时更换敷料,保持干燥。

4. 注意观察术眼有无红肿、出血、分泌物等症状。

5. 遵医嘱予局部滴眼液治疗,遵守无菌原则。

6. 指导患者勿用手揉术眼,注意用眼卫生。

7. 改善患者营养状况,提高机体抵抗力。

二、感知觉紊乱:患者视力障碍

（一）相关因素

1. 视力下降。

2. 术眼纱布覆盖。

（二）预期目标

让患者了解病情,提供良好的社会支持,增加其配合度。

（三）护理措施

1. 做好心理护理,告知患者视力下降的原因。

2. 关心、体贴患者,聆听患者感受,与其沟通,缓解其紧张情绪。

3. 提供光线充足的环境,将常用物品按方便患者的原则定位放置,活动的空间不设置障碍物。

4. 指导患者了解预防跌倒/坠床的安全措施,教会患者使用床头传呼系统,并鼓励患者主动寻求帮助。

三、患者舒适的改变（玻切术后患者）

（一）相关因素

1. 治疗性强迫体位。

2. 手术反应。

（二）预期目标

1. 保证患者体位有效性，提高手术疗效。

2. 采取多种方式延长体位坚持时间，提高患者舒适度。

（三）护理措施

1. 给患者讲解特殊体位的作用及其对手术效果与疾病预后的重要性。对行眼内注气或硅油填充的患者，需根据裂孔的位置指导保持特殊体位。

2. 通过示范、讲解及图片使用等模式指导患者特殊体位的正确姿势，及时纠正患者的不当体位。

3. 在保证有效的顶压作用下，让患者改变体位休息，采取多种方式减轻患者因体位所导致的不适，如：为患者按摩或热敷腰、颈、背部及双臂。

4. 患者饮食宜清淡、避免粗糙、干硬、辛辣刺激性食物，保持口腔卫生。

四、潜在并发症：患者眼压增高

（一）相关因素

1. 手术。

2. 眼科疾病本身。

（二）预期目标

患者眼压正常。

（三）护理措施

1. 密切观察患者病情变化，如：视力、眼压变化，有无眼痛、头痛、视物模糊等情况。

2. 告知患者多食富含粗纤维素食物，避免浓茶、咖啡等刺激性食物。

3. 患者保持大便通畅，必要时遵医嘱口服缓泻剂通便或灌肠。

4. 患者避免剧烈咳嗽、打喷嚏，不剧烈活动，避免重体力劳动及低头、弯腰等幅度较大的动作。

5. 让患者了解病情，保持精神愉快，情绪稳定，生活有规律，避免情绪波动导致眼压增高。

6. 患者保证充足的睡眠。

7. 患者控制饮水量，指导患者少量分次饮水，每次不超过 300mL。戒烟、戒酒，避免浓茶、咖啡及辛辣刺激性食物。

8. 遵医嘱给予局部或全身降眼压治疗。

9. 患者避免在暗室久留，以免瞳孔长时间处于散大状态而诱发眼压增高。

10. 指导患者识别早期并发症的症状，积极干预，掌握眼部保护的方法。

五、潜在并发症：患者出血

（一）相关因素

1. 手术或外伤。

2. 视网膜血管性疾病。

3. 剧烈震动、咳嗽、重体力劳动、酗酒等。

（二）预期目标

1. 住院期间未发生。

2. 一旦发现，及时处理。

（三）护理措施

1. 做好患者教育，保持情绪稳定，避免压力增加引起出血。

2. 若患者出现视力突然下降、视野缺损、眼球肿胀疼痛，立即汇报医师，及时处理。

3. 出血患者给予半卧位，嘱闭眼休息。

4. 在饮食上，患者注意清淡饮食，食用高蛋白、高维生素的食物，保持大便通畅，避免油腻辛辣等食物。勿碰撞。

5. 遵医嘱用药，出血明显合并有全身症状者，进行止血治疗。

六、潜在并发症：患者角膜穿孔

（一）相关因素

外伤史。

（二）预期目标

1. 住院期间未发生。

2. 一旦发现，及时处理。

（三）护理措施

1. 注意观察角膜、结膜情况，发现异常及时处理。

2. 告知患者按时用药，异物剔除后次日务必复诊。

3. 若角膜异物取出术后患者视力突然下降、"热泪"流出，可能是角膜穿孔，需及时处理。

七、患者有传播感染的风险（眼内炎患者）

（一）相关因素

1. 手术感染。

2. 手卫生不到位。

3. 患者内源性感染疾病。

（二）预期目标

1. 患者和（或）家属能描述疾病的传播方式。

2. 患者和（或）家属住院期间表现能仔细地洗手。

3. 未发生感染传播。

（三）护理措施

1. 原则上单间隔离为宜，或同类感染的患者相对集中安置，减少与其他患者交叉接触的机会。

2. 病室定时通风，必要时做空气消毒。地面、床头柜等使用 1000mg/L 含氯消毒剂擦拭，2 次 /d。擦拭用物单独消毒，单独使用。

3. 准备专用物品（如：消毒凝胶、专用垃圾桶、血压计、听诊器等），以备随时使用。

4. 护理人员进行诊疗护理时，严格执行手卫生规范。

5. 与患者直接接触的相关医疗器械、器具及物品在每次使用后进行消毒。

6. 被患者血液、体液、分泌物污染的物品立即消毒。

7. 对患者实施诊疗护理操作时，应当安排在最后进行。

八、患者疼痛（高眼压患者）

（一）相关因素

眼压高。

（二）预期目标

1. 眼压控制。

2. 患者主诉疼痛消除或减轻。

（三）护理措施

1. 遵医嘱给予降眼压药物,监测眼压情况。

2. 向患者解释疼痛的原因及疾病的过程,及时评估患者的疼痛程度。

3. 注意观察药物疗效及副作用。

4. 指导患者进行眼球局部按摩。

5. 控制患者饮水量,每次饮水不超过 200mL,少量多次。

6. 患者食用清淡、易消化食物,避免进食辛辣刺激性食物。

九、患者疼痛（术后疼痛患者）

（一）相关因素

手术治疗引起的伤口疼痛。

（二）预期目标

1. 患者主诉疼痛消除或减轻。

2. 患者能运用缓解疼痛的方法。

（三）护理措施

1. 评估患者疼痛的性质及程度,向患者解释疼痛的原因及疾病过程。

2. 适当转移患者注意力,指导其眼部放松,尽可能减少眼球活动。

3. 鼓励患者多进食富含纤维素、易消化软食,保持大便通畅,避免用力排便、咳嗽及打喷嚏。

4. 遵医嘱用药,注意观察药物疗效及副作用。

04 | 第四章

妇科患者护理计划与实操

一、患者疼痛

（一）相关因素

1. 手术。

2. 腹腔内出血。

3. 盆腔炎性疾病。

4. 脏器扭转。

（二）预期目标

患者无疼痛或减轻疼痛。

（三）护理措施

1. 准确评估患者疼痛程度，了解患者疼痛原因，予以针对性处理。

2. 非药物处置：

（1）安慰患者，解释病情，予以心理支持。

（2）协助患者卧床休息，选择舒适卧位。

（3）保持环境安静，光线柔和，播放舒缓音乐等分散患者注意力，积极回应患者需求。

（4）物理疗法：冷敷、热敷、按摩、理疗、针灸等。

3. 使用止痛药物的护理：

（1）遵医嘱正确使用止痛药物，告知患者及家属药物可能会出现的不良反应。

（2）实施镇痛泵（PCA）前应与患者及家属解释 PCA 作用原理，可能出现的不良反应，指导患者及家属正确使用 PCA。

二、患者尿潴留

（一）相关因素

1. 括约肌阻断（见于：狭窄、会阴部肿胀）。

2. 留置导尿管。

（二）预期目标

1. 患者能够自主排尿。

2. B 超测残余尿：膀胱内残余尿少于 50mL。

（三）护理措施

1. 病情监测：

（1）留置导尿管后应注意观察患者的排尿情况，包括尿液颜色、性质、量。

（2）督促及时排尿，若排尿异常，汇报医师，必要时做膀胱残余尿检查。

2. 手术前做好患者的心理护理，消除紧张情绪，向患者介绍手术后的注意事项及长期留置导尿管的必要性，可能会出现的不适及预防措施。多与患者交谈，及时了解其思想动态及病情，给予耐心的疏导及对症治疗，以取得患者的信任与配合。

3. 指导患者进行盆底肌锻炼和腹肌锻炼，每日早、中、晚各一组，每组 20~30 次，量力而行。术后 3 日开始恢复锻炼。通过肛门、阴道、尿道相关肌肉的收缩锻炼以及腹肌锻炼,增强逼尿肌、尿道括约肌和腹肌的收缩力,使盆腔神经功能得以逐渐恢复,从而提高膀胱功能,促进自主排尿。

4. 留置导尿管期间做好相关护理,预防尿路感染。

5. 拔除导尿管后可听流水声或开塞露塞肛诱导排尿,腰腹部热敷可促进尿道括约肌松弛,必要时可以配合针灸合谷、太冲、三阴交、足三里等穴位以促进排尿。

6. 使用缓解排尿障碍药物的护理:

(1)遵医嘱正确使用缓解排尿障碍药物,注意观察和预防药物的不良反应。

(2)非紧急情况下,选择睡前使用药物,因为有可能出现与血压下降相伴随的一过性意识丧失,所以用药过程中应充分注意观察,出现异常情况时,应停用药物并采取适当的处置措施。

三、患者恶心、呕吐

(一)相关因素

1. 胃肠不适,见于急性胃肠炎、消化性溃疡、胰腺炎、妊娠、感染、肾结石、药物过量等。

2. 使用化疗药物、茶碱制剂、洋地黄制剂或抗菌药物。

3. 使用麻醉剂。

(二)预期目标

1. 患者自述恶心减轻。

2. 患者和(或)家属能够说出不会加重恶心的食物。

3. 患者和(或)家属能够陈述加重恶心的一些因素。

(三)护理措施

1. 病情监测:

(1)注意观察患者恶心、呕吐情况,密切关注患者水、电解质平衡情况。

(2)解释引起恶心的原因及持续时间。

2. 恶心、呕吐的预防：

（1）患者进食前要把衣服放宽松。

（2）清除进餐环境中令人不悦的异物、异味。

（3）室内保持通风，在空气新鲜的环境里进餐。

（4）鼓励患者进食后采取半卧位，改变姿势时动作要缓慢。

（5）患者进食后至少 2h 内避免平卧。

3. 饮食护理：

（1）鼓励患者少量多餐，细嚼慢咽。

（2）指导患者进食清淡、易消化饮食，避免食用过热、过冷、高脂、高纤维素、辛辣刺激性食物。

4. 药物护理：

（1）遵医嘱正确使用止吐药物，注意观察和预防药物的不良反应。

（2）患者不良反应可有头痛、头部和上腹部有温热感，腹部不适，便秘，口干，皮疹，注射部位局部反应，偶见支气管哮喘或过敏反应，短暂性无症状转氨酶（ALT、AST）升高。

四、潜在并发症：患者导尿管相关尿路感染

（一）相关因素

宫颈癌及阴式手术后长期留置导尿管。

（二）预期目标

未发生导尿管相关尿路感染。

（三）护理措施

1. 病情监测：

（1）评估患者导尿管留置时间，尽早拔除尿管。

（2）注意观察患者尿量、尿液的性质及尿色。

（3）注意观察患者外尿道口是否有疼痛、发红以及水肿，是否有分泌物。

（4）注意观察患者有无发热、血尿或者下腹部灼热感等症状。

（5）监测患者血常规、尿常规、尿液培养与药物敏感试验等。

2. 导尿管护理：

（1）保持导尿管引流通畅，及时排空尿袋内尿液，防止逆行感染。

（2）维持无菌密闭引流，抗反流引流袋 5~7 日更换一次。

（3）予患者会阴护理每日 2 次，注意保持会部阴清洁。

（4）严格遵循手卫生制度及无菌操作原则。

（5）病情允许时，鼓励患者饮水 2000mL/d 以上，以稀释尿液。

（6）必要时遵医嘱膀胱冲洗。

（7）告知患者，更换卧位时，注意不要折叠、弯曲、移位导尿管。

3. 使用抗菌药物的护理：遵医嘱正确使用抗菌药物，注意观察和预防药物的不良反应。

五、潜在并发症：患者阴道大出血

（一）相关因素

1. 妇科疾病。

2. 患者处于阴道出血量发生的高度危险状态或已经发生阴道出血。

（二）预期目标

阴道出血量减少或未发生阴道出血。

（三）护理措施

1. 病情监测：

（1）监测患者神志、血压、心率、生命体征及末梢循环情况。

（2）评估患者有无阴道出血，注意观察阴道内分泌物的性质、量及颜色。

（3）急性期患者限制患者活动，卧床休息，给予日常生活的协助。

（4）卧床期患者定期更换体位，保持皮肤完整，防止压力性损伤。

2. 阴道出血的处理：

（1）保留卫生巾，用于估算阴道出血量。

（2）予患者会阴护理每日 2 次，注意保持会阴部清洁。禁止盆浴。

（3）家属陪同，预防跌倒 / 坠床。

（4）遵医嘱用药或阴道填塞。

（5）做好心理护理，减轻紧张焦虑情绪，避免情绪激动。

（6）告知患者和（或）家属阴道出血的征兆及出血时应采取的适当措施，嘱其有大量出血及时告知医护人员。

3. 患者进食富有营养，补充足够的热量和蛋白质。

4. 遵医嘱正确使用止血药物，注意观察和预防药物的不良反应。

六、潜在并发症：患者腹腔内出血

（一）相关因素

患者处于腹腔内出血发生的高度危险状态或已经发生腹腔内出血。

（二）预期目标

腹腔内出血减少或未发生腹腔内出血。

（三）护理措施

1. 病情监测：

（1）监测患者神志、血压、心率、生命体征及末梢循环情况。

（2）评估患者腹部体征，注意观察有无腹痛、腹胀、腹膜刺激征等情况，评估患者伤口敷料渗出情况。

（3）注意观察并记录腹腔引流管引流液量、颜色、性质，保持引流通畅。

（4）急性期患者应限制活动，嘱其绝对卧床休息，给予日常生活的协助。

（5）监测患者血常规、血电解质、凝血功能等，若有异常，及时通知医师。

2. 腹腔内出血的处理:

(1)遵医嘱吸氧,严密观察心电监护仪的波形和相关数据。

(2)患者取合适卧位,注意保暖。

(3)患者遵医嘱禁食。

(4)家属陪同患者,预防跌倒 / 坠床。

(5)建立两路静脉通路,遵医嘱输血、输液纠正血容量不足,给予抗凝药物,保持输液通畅。

(6)做好心理护理,减轻患者紧张焦虑情绪,避免情绪激动。

(7)必要时做好手术的准备。

3. 能进食患者,食物应富有营养,能补充足够的热量和蛋白质。

4. 遵医嘱正确使用止血药物,注意观察和预防药物的不良反应。

七、潜在并发症:患者皮肤、黏膜出血

(一)相关因素

1. 使用抗凝药物。

2. 患者处于有皮肤、黏膜出血发生的高度危险状态或已经发生皮肤、黏膜出血。

(二)预期目标

未发生皮肤、黏膜出血。

(三)护理措施

1. 病情监测:

(1)注意观察患者生命体征、尿量及末梢循环情况。

(2)评估患者有无皮肤黏膜瘀点、瘀斑,区分是陈旧的还是新鲜的。

(3)急性期患者应限制活动,宜卧床休息,给予日常生活协助。

2. 皮肤黏膜出血的预防:

(1)保证舒适安全的环境,以防止患者跌倒 / 坠床。

（2）预防压迫、摩擦、扭伤及外伤。

（3）避免过度用力（如：用力握手、擤鼻涕或挖耳朵等），掌握正确的咳嗽方式。

（4）选择软毛牙刷、棉签或以其他口腔清洁器代替硬毛牙刷进行口腔护理。

（5）避免不必要的侵入性检查及治疗，注射时宜选用小号针头。

（6）做好心理护理，减轻紧张焦虑情绪，避免情绪激动。

（7）预防便秘，无其他疾病的饮水禁忌证时，宜鼓励患者多饮水，遵医嘱使用缓泻剂。

3. 饮食护理：

（1）缺乏维生素 C 或维生素 K 的出血倾向患者，应鼓励进食富含维生素 C（如：新鲜蔬菜、石榴、橘子、柠檬、柚子等）或维生素 K（如：新鲜蔬菜、肝脏、肉类等）的饮食。

（2）保持患者体力，预防营养不足，鼓励摄取高热量、高蛋白的饮食。

（3）给予患者温凉、易消化的少渣或无渣流食或半流食，避免坚硬、粗糙、刺激性食物。

（4）必要时遵医嘱禁食。

4. 使用止血药物的护理：遵医嘱正确使用止血药物，注意观察和预防药物的不良反应。

八、潜在并发症：患者化疗副作用

（一）相关因素

1. 妇科肿瘤患者化疗。

2. 患者处于有发生化疗副作用的高度危险状态或已经发生化疗副作用。

（二）预期目标

1. 患者知晓化疗副作用并能及时告知医师。

2. 患者化疗副作用减轻。

(三)护理措施

1. 病情监测:

(1)严密观察患者化疗的毒副反应,及时报告医师并做好对症护理。

(2)注意观察患者皮肤巩膜黄染程度及有无乏力、食欲不振、肝区疼痛等情况,监测肝功能变化。

(3)注意观察患者有无胸闷、胸痛、心悸、气短、呼吸困难等情况。

(4)注意观察患者有无指(趾)端麻木、腱反射减弱或消失、肌肉萎缩和麻痹、体位性低血压、尿潴留、腹胀、便秘等情况。

(5)评估患者过敏反应的程度,有无皮疹、瘙痒、皮肤黏膜水肿、胸闷、气急、喘鸣、低血压等情况。

2. 掌握化疗药物的药理作用、剂量和方法,遵医嘱用药,并注意观察药物的疗效及副作用。

3. 输注过程中严密观察患者静脉通路情况,输入不畅时,及时排查原因。

4. 根据药物性质予以患者心电监护,监测生命体征变化,严格交接班。

5. 饮食护理:高热量、高蛋白、高维生素、低脂清淡、易消化饮食,少量多餐,多食新鲜蔬菜、水果,必要时遵医嘱行肠内或胃肠外营养支持。

6. 使用化疗药物的护理:

(1)遵医嘱正确使用化疗药物,注意观察和预防药物不良反应。

(2)联合用药,应根据药物的性质排先后顺序。使用放线菌素 D(更生霉素)、顺铂等需要避光的药物,要用避光罩或黑布包好;用药前,先注入少量生理盐水,确认针头在静脉中再注入化疗药物。发现药物外渗应立即停止滴入,遇到局部刺激较强的药物(如:氮芥、长春新碱、更生霉素等)外渗,立即给予局部冷敷,并局部封闭,外敷,以防止局部组织坏死、减轻疼痛和肿胀。遵医嘱调节滴速,以减少对静脉的刺激。腹腔化疗者应经常变动卧位,保证疗效。

九、潜在并发症:患者压力性尿失禁

(一)相关因素

1. 膀胱出口功能不全(见于先天性尿道异常)。

2. 盆底肌和支持结构退行性变(见于雌激素缺乏)。

3. 患者腹内压高以及盆底肌无力(见于肥胖、妊娠、性交、个人不良卫生习惯等)。

4. 患者盆底肌和括约肌功能不全(见于短期内体重减轻、生育等)。

5. 患者肌张力丧失。

(二)预期目标

1. 患者自述压力性尿失禁减少或消除。

2. 患者能解释尿失禁的成因。

(三)护理措施

1. 评估患者排泄/尿失禁以及液体摄入型态。

2. 向患者解释无力的盆底肌对控制排尿的影响。

3. 教育患者正确认识骨盆底肌肉,并通过锻炼加强它们的力量。患者取立位、坐位或卧位,试做排尿动作。先慢慢收缩肛门,再收缩阴道、尿道,产生盆底肌上提的感觉,在肛门、阴道、尿道收缩时,大腿和腹部肌肉保持放松,每次缩紧不少于3s,然后缓慢放松,每次10s左右,连续10遍,以不觉疲乏为宜,每日进行5~10次。同时训练间断排尿,即在每次排尿时停顿或减缓尿流,以及在任何"尿失禁诱发动作"(如:咳嗽、弯腰等)之前收缩盆底肌,从而减轻排尿紧迫感程度、频率和溢尿量。若病情许可,鼓励患者做抬腿运动或下床走动,以增强腹部肌肉张力。

4. 解释肥胖和压力性尿失禁的联系,指导患者进行盆底肌的锻炼,每2h排尿一次;避免长时间站立,必要时减肥。

5. 向患者解释压力性尿失禁和雌性激素分泌的关系,建议使用雌性激素乳膏。

6. 对于未见好转的患者，请泌尿专家评估患者逼尿肌不稳定、肌力缺乏、机械性梗阻或神经损伤的可能性。

7. 避免长时间的站立；告知至少每 2h 排尿一次的好处。

第五章

产科患者护理计划与实操

一、产妇恶露异常

(一)相关因素

感染。

(二)预期目标

产妇恶露能恢复正常(颜色及性质正常、量少、无臭味)。

(三)护理措施

1. 向产妇说明恶露异常的原因及防治措施。

2. 注意观察产妇恶露的颜色、量、气味、性质,并记录。

3. 定期测量产妇体温并记录,有异常及时汇报医师。

4. 协助产妇取半卧位。

5. 遵医嘱使用抗菌药物,控制感染。

6. 密切关注产妇血常规等检验结果。

7. 病室保持安静,温度、湿度适宜,避免声、光刺激,提供舒适的休息环境。

二、产妇母乳喂养无效

（一）相关因素

1. 焦虑。

2. 知识缺乏。

3. 技能不够熟练。

4. 体温过高。

5. 疼痛。

（二）预期目标

1. 产妇能正确叙述相关喂养知识，表现出熟练的喂养行为。

2. 婴儿能获得足够营养，体重增长理想。

3. 产妇能选择有效的哺乳方法，未发生积乳。

（三）护理措施

1. 对产妇进行心理评估及疏导，缓解产后抑郁、焦虑。

2. 指导产妇掌握正确的母乳喂养方法及技巧。

3. 指导产妇及时排空乳房，预防因乳汁淤积而引起乳腺炎。

4. 指导产妇掌握正确的母乳喂养姿势，取坐位或卧位，婴儿身体紧贴母亲，头部与身体呈一直线，脸对乳房。婴儿含接姿势正确，即婴儿张口足够大，将乳头及部分乳晕含至口内，以达到有吸吮又不损伤乳头的目的。

5. 使用物理、药物等方式缓解产妇产后宫缩疼痛及伤口疼痛。

6. 指导产妇让婴儿早吸吮、勤吸吮，尽早排奶。

7. 对于体温过高的产妇，暂停母乳喂养，遵医嘱用药，及时排空乳房，待体温正常后继续哺乳。

8. 病室做好产妇隐私保护。提供安静的休息环境，让产妇保证充足的睡眠时间，以消除产后疲惫。

三、产妇有大出血的可能

（一）相关因素

术后产妇子宫收缩不良。

（二）预期目标

1. 产妇生命体征平稳。

2. 产妇子宫收缩良好，阴道出血少，血常规检验指标正常。

3. 产妇体液不足得以及时发现及纠正。

（三）护理措施

1. 密切观察产妇意识状态、体温、血压、脉搏、呼吸、尿量等，有异常情况及时汇报医师。

2. 密切观察产妇子宫收缩及阴道出血情况，按摩子宫底，必要时遵医嘱给予缩宫素促进宫缩。

3. 密切关注产妇的血常规、血凝功能等检验结果。

四、产妇有亲子依恋改变的风险

（一）相关因素

1. 产后疲惫。

2. 会阴部疼痛。

3. 新生儿性别不符合期望。

（二）预期目标

产妇尽早开始亲子互动。

（三）护理措施

1. 协助产妇产后尽早进食，补充能量；安排舒适的休息环境，以消除产后疲惫。

2. 抚慰、劝说产妇，帮助产妇与新生儿之间皮肤的接触和目光交流，协助产妇触摸和拥抱新生儿，尽早让新生儿吸吮。

3. 耐心解释新生儿生理状况欠佳而需做其他生理支持性措施的原因，介绍支持的方式，同时给予抚触。

五、疼痛：产妇切口疼痛

（一）相关因素

1. 分娩。
2. 手术。

（二）预期目标

1. 产妇主诉疼痛消除或减轻。
2. 产妇能运用有效方法消除或减轻疼痛。

（三）护理措施

1. 评估产妇伤口疼痛的部位、性质、程度、持续时间、发作规律、伴随症状及诱发因素。

2. 注意观察药物的疗效及副作用。

3. 做好对产妇镇痛泵（PCA）的护理，指导产妇正确使用 PCA 的方法，告知可能出现的不良反应（如：头痛、头晕、恶心、呕吐等）。

4. 保持切口敷料清洁、干燥，定时换药。

5. 教会产妇使用放松技巧，转移注意力；根据病情给予热敷、理疗、局部保暖等措施。

六、产妇有胎儿受伤的风险

（一）相关因素

1. 胎儿宫内窘迫。
2. 早产。

（二）预期目标

产前及产时未发生宫内窘迫，避免胎儿宫内窘迫症的发生。

（三）护理措施

1. 增加产前检查次数，定期复查肝功能，及时了解病情变化，病情严重者提前入院待产。

2. 产妇适当卧床休息，以左侧卧位为宜，增加胎盘血流量；给予产妇吸氧，遵医嘱予高渗葡萄糖、维生素、能量合剂等，既可护肝，又可提高胎儿对缺氧的耐受性。

3. 做好终止妊娠的准备，主要根据孕周及胎儿的状况选择适当终止妊娠的方法，妊娠期肝内胆汁淤积症（ICP）并不是剖宫产的指征。建议在妊娠 37~38 周引产，积极终止妊娠。

七、产妇有体液不足的风险（宫缩乏力患者）

（一）相关因素

产程延长、宫缩乏力致产后出血。

（二）预期目标

产妇体液不足得以及时发现和纠正。

（三）护理措施

1. 让产妇平卧、吸氧。遵医嘱予以尽快输液，必要时输血。

2.严密观察产妇的意识状态、血压、脉搏、呼吸、尿量、阴道出血量等,有异常情况及时报告医师。

3.遵医嘱及时使用缩宫素,并严密监护和调节滴速。

4.准备好急救药物及器械。

八、妊娠期妇女体液过多（妊娠期高血压疾病患者）

（一）相关因素

下腔静脉受增大子宫压迫使血液回流受阻或营养不良性低蛋白血症。

（二）预期目标

水肿减轻或消失。

（三）护理措施

1.患者每日晨起排尿后,在同一时间、着同类服装、使用同一体重计测量体重。

2.准确记录患者 24h 出入量或尿量,若患者尿量 < 30mL/h,及时报告医师。

3.对于有下肢水肿者,每日测量腿围。

4.对于明显呼吸困难者,给予半卧位或端坐卧位。

5.对于有下肢水肿者,若无明显呼吸困难,可抬高下肢。

6.患者进食低盐、低脂、易消化饮食,少量多餐。按病情限制食盐摄入。

7.低蛋白血症患者可补充白蛋白。

8.控制患者出入量,严重心衰患者限制液体量在 1500~2000mL。

9.遵医嘱正确使用利尿药物,注意药物不良反应的观察和预防,尤其关注血电解质变化。

九、妊娠期妇女体液不足（妊娠剧吐）

（一）相关因素

恶心、呕吐。

（二）预期目标

妊娠期妇女未出现脱水症状，血电解质正常。

（三）护理措施

1. 评估患者体液丢失的原因及脱水的程度。

2. 遵医嘱补液。

3. 遵医嘱准确记录 24h 出入量或尿量。

4. 定期监测体重。

5. 监测血电解质、血尿素氮、血肌酐、红细胞压积、血红蛋白指标等。

6. 评估患者饮食习惯，在病情允许的范围内给予适合的饮品。

7. 鼓励患者常含小块的冰块或喝些冷饮（如：酸奶、清凉果汁等）。

8. 病室保持通风，清除室内有异味的物品，增加患者舒适度。

十、妊娠期妇女恶心、呕吐（妊娠剧吐）

（一）相关因素

人绒毛膜促性腺激素（HCG）水平升高。

（二）预期目标

恶心、呕吐症状减轻。

（三）护理措施

1. 提供一个愉快、轻松的进餐气氛，保持环境温馨。

2. 患者进餐前保持良好的口腔卫生（如：刷牙、漱口等）。

3. 患者进食少量多餐，每 2h 一次，食物清淡、易消化，禁食过甜、油炸、高脂肪和味道过浓食品。

4. 鼓励家属给予患者最喜欢的食物。

5. 告知患者可食用一些干性食物或咸味食物，鼓励其常含小块的冰块或喝些冷饮（如：酸奶、清凉果汁等）。

6. 指导患者练习深呼吸和主动吞咽，以抑制呕吐反射。

7. 为患者提供良好的环境，避免异味、异物刺激，及时倾倒呕吐物。

8. 保证患者休息，睡眠充足，减少疲劳。

9. 遵医嘱使用止吐药物。

十一、舒适的改变：孕妇瘙痒（妊娠期肝内胆汁淤积症）

（一）相关因素

胆盐刺激皮肤感觉神经末梢。

（二）预期目标

瘙痒症状缓解，皮肤无损伤。

（三）护理措施

1. 患者遵医嘱用药，同时注意观察瘙痒症状有无缓解。

2. 产前遵医嘱补充维生素 K_1，以防产后出血。

3. 保持病室温度、湿度适宜，床单位整洁。指导患者选择宽松、舒适、透气性及吸水性良好的纯棉衣、裤，并保持良好的卫生习惯。

4. 患者勤剪指甲，避免搔挠，以防加重瘙痒和抓伤皮肤。可轻压或拍打局部以缓解瘙痒感，并保持手部清洁。洗浴用水不宜过热，勿使用肥皂擦洗。

十二、产妇有组织灌注不足的危险（胎盘早剥）

（一）相关因素

胎盘剥离导致子宫—胎盘循环血量下降。

（二）预期目标

1. 产妇血液循环维持在正常范围内。

2. 产妇未发生大出血。

3. 若产妇发生大出血，能及时得到救治。

（三）护理措施

1. 严密监测产妇病情，及时发现凝血功能障碍的表现：皮下、黏膜或注射部位出血，子宫出血不凝，尿血、咯血、呕血等；及时发现少尿、无尿等肾功能衰竭的表现。发现异常，及时通知医师。

2. 迅速建立静脉通道，遵医嘱积极补充血容量，及时输注新鲜血液。

3. 一旦确诊Ⅱ度或Ⅲ度胎盘早剥，应及时做好终止妊娠准备。

4. 加强产后子宫收缩及阴道出血情况监测，及时给予宫缩剂，必要时做好切除子宫的术前准备。

十三、潜在并发症：产妇产后出血（妊娠合并病毒性肝炎）

（一）相关因素

产后出血。

（二）预期目标

产妇未发生并发症，若产妇发生并发症，能得到及时发现和处理。

（三）护理措施

1. 严密监测产妇生命体征，产前 4h 及产后 12h 内不宜使用肝素治疗。

2. 监测产妇凝血功能，注意观察产妇有无口、鼻、皮肤黏膜出血倾向；遵医嘱监测凝血时间及凝血酶原等检验指标。

3. 正确处理产程，产后正确使用催产素。

4. 注意观察子宫收缩情况及阴道流血。

5. 预防和控制感染，遵医嘱使用对肝脏损害较小的抗菌药物，防止肝病病情恶化。

十四、潜在并发症：产妇胎盘早剥（妊娠期高血压病）

（一）相关因素

全身小动脉痉挛。

（二）预期目标

1. 产妇未发生并发症。

2. 若产妇发生并发症，能得到及时处理。

（三）护理措施

1. 患者保证充足的睡眠，每日休息不少于 10h。在休息和睡眠时，以左侧卧位为宜。

2. 患者调整饮食，轻度妊娠期高血压患者予以足够的蛋白质（100g/d 以上）、新鲜蔬菜，补充维生素、铁剂和钙剂，食盐不必严格限制，但全身水肿的患者应限制食盐入量。

3. 密切监护母子状态，注意产妇血压、脉搏、呼吸、体温及尿量，记录产妇 24h 出入量或尿量。对于产妇，及时进行必要的血液、尿液检验和特殊检查，及早发现脑出血、肺水肿、急性肾功能衰竭等并发症。

4. 予患者间断吸氧,改善全身主要脏器和胎盘的氧供。

5. 应将患者安置于单人间,保持绝对安静,以避免声、光刺激;一切治疗和护理操作尽量轻柔且相对集中,避免干扰患者。

6. 患者一旦发生抽搐,应尽快控制,硫酸镁为首选应用药物,必要时可加用镇静药物。

7. 为患者终止妊娠做好准备。

十五、潜在并发症:产妇早产、脐带脱垂、胎盘早剥

(一)相关因素

胎膜早破。

(二)预期目标

母子平安。

(三)护理措施

1. 胎先露头尚未衔接的产妇应绝对卧床,抬高臀部,预防脐带脱垂。

2. 患者避免腹压增高的动作。治疗与护理操作时,动作应轻柔,减少对患者腹部的刺激。应尽量减少不必要的肛检和阴道检查。

3. 评估患者胎心、胎动、羊水性质及羊水量、无刺激胎心监护(NST)及胎儿生物物理评分等。指导患者监测胎动情况。

4. 排除禁忌证,积极引产。

06

第六章

儿科患者护理计划与实操

一、患儿体温过高（肺炎患儿）

（一）相关因素

肺炎感染。

（二）预期目标

1. 患儿体温 $< 37.5℃$。

2. 维持患儿体温在理想范围内。

3. 患儿自述舒适度增加。

（三）护理措施

1. 患儿卧床休息，室内通风，保持适宜的温度、湿度。保持皮肤清洁，选择宽松、舒适、透气性及吸水性良好的纯棉衣、裤，并保持良好的卫生习惯。

2. 动态监测并记录患儿体温、生命体征变化及伴随症状。

3. 给予患儿清淡、易消化的高热量、高蛋白、维生素丰富的流质或半流质饮食。

4. 维持患儿体液平衡，鼓励患儿多饮水，遵医嘱记录 24h 出入量或尿量。

5. 遵医嘱选择不同的降温方法,注意观察降温效果及药物副作用。

6. 高热患儿遵医嘱予以吸氧。

7. 向患儿及家属解释体温升高的原因、治疗及护理的知识,使其能参与护理活动,以解除焦虑等心理负担。

二、患儿体温过高(白血病患儿)

(一)相关因素

1. 血液病感染。

2. 患者脊髓移植后排异。

(二)预期目标

1. 患儿体温< 37.5℃。

2. 维持患儿体温在理想范围内。

3. 患儿自述舒适度增加。

(三)护理措施

1. 保护性隔离患儿,病室每日消毒,接触患儿前后要洗手,杜绝感染者探视。

2. 注意患儿个人卫生,保持口腔清洁,勤换衣、裤。

3. 严格执行无菌操作规程。

4. 注意观察患儿早期感染征象:监测血常规,注意观察有无牙龈肿痛、咽红等;中性粒细胞低下者,遵医嘱用药。

5. 动态监测并记录患儿生命体征变化及伴随症状,并注意观察药物的疗效及副作用。

三、患儿口腔黏膜的改变

(一)相关因素

1. 机械性损伤。

2. 化疗。

（二）预期目标

1. 患儿主诉疼痛感减轻。

2. 患儿口腔内溃疡愈合。

3. 患儿口腔黏膜 / 组织水肿消除。

（三）护理措施

1. 病危而不能生活自理者，用止血钳夹取盐水棉球清洗口腔，从内往外，依序进行。患儿嘴唇干燥时，待口腔护理结束后，予石蜡油棉球外涂嘴唇，保持嘴唇湿润。

2. 控制疼痛，遵医嘱用药，控制炎症，缓解疼痛，促使溃疡愈合。

3. 含漱法是口腔护理最常用的办法，让漱液充分接触黏膜皱襞部位。每日常规含漱 7 次，分别为三餐前、三餐后及睡前，每次漱口时间 ≥ 30s。

4. 患儿进食高热量、高蛋白、易消化的食物，避免辛辣、油腻、过热等刺激性食物，鼓励患儿少量多餐，多食新鲜蔬菜、水果，增加维生素的摄入量，提高机体抵抗力。

5. 治疗中应及时了解患儿的心理状态，使其树立战胜疾病的信心和勇气，积极配合治疗和护理。解释口腔黏膜炎的发生机理。

6. 化疗期间护理：化疗期间进食质软、少纤维素的食物，忌辛辣、油炸食物。化疗期间评估患儿的口腔情况，指导患儿口腔卫生保健和正确的漱口方法，说明个人卫生习惯对预防口腔感染的重要性，并根据患儿的文化程度和接受能力讲解漱口对预防口腔炎的作用，以取得患儿的理解和配合。

四、患儿口腔黏膜受损

（一）相关因素

1. 机械性损伤（如：胃管、气管插管、假牙所致、使用舌钳、开口器等）。

2. 患儿禁食、唾液分泌减少、张口呼吸。

3. 化学损伤（如：服毒、使用刺激性药物、头颈部放射治疗等）。

（二）预期目标

1. 患儿主诉疼痛（不适）感减轻（消失）。

2. 患儿口腔内溃疡（糜烂、炎症）愈合。

3. 患儿口腔黏膜／组织水肿（出血、结痂、干裂）消除。

（三）护理措施

1. 做好患儿口腔清洁护理，餐后及时漱口，根据患儿自我照护能力指导采取不同方式刷牙、清洁、漱口、冲洗等。

2. 对流涎患儿，及时清除口腔分泌物。

3. 注意观察并记录患儿的口腔黏膜、牙龈、唇、舌的情况及口腔唾液 pH 的变化，必要时做咽拭子培养。

4. 给患儿提供的食物和饮水温度适宜，避免过热、过冷，禁食粗糙、刺激性食物。

5. 根据不同病因选择不同溶液清洁口腔，并正确涂抹药物，涂抹药物后嘱患儿不可立即漱口、饮水或进食。

6. 告知患儿和（或）家长口腔卫生保健知识，并做好日常保健。

五、患儿低效型呼吸型态

（一）相关因素

1. 清理呼吸道无效。

2. 疾病相关症状（如：支气管痉挛、平滑肌水肿等）。

3. 精神因素（如：恐惧、疼痛、精神创伤等）。

4. 锻炼或活动。

（二）预期目标

1. 患儿 3~5 日显示有效的呼吸频率，能进行有效呼吸，并维持最佳呼吸型态。

2. 患儿 3~5 日呼吸平稳，主观感觉良好。

3. 住院期间患儿能描述已知的相关致病因素，能说明应对这些因素的适应性方法。

（三）护理措施

1. 保持病室空气新鲜，定时开窗通风，保持温度、湿度适宜，取坐位或半坐卧位休息，小婴儿多怀抱，平卧时予抬高头肩部，利于呼吸。

2. 患儿少量多餐，避免过饱，饮食宜清淡、易消化，小婴儿避免剧烈哭吵，必要时予镇静。

3. 遵医嘱给予患儿静脉、雾化吸入、口服药物等，注意观察药物疗效及副作用，必要时氧气吸入。

4. 予有痰液不易咳出者指导，并协助翻身、拍背排痰。

5. 根据医嘱监测患儿动脉血气分析、血氧饱和度、呼吸型态等改变，加强巡视，密切观察病情变化。

6. 评估并记录患儿呼吸型态，包括呼吸频率、深浅度、节律、发绀等，观察有无异常呼吸音，发现异常，及时汇报医师。

7. 指导并训练年长患儿进行有效呼吸。

8. 做好年长患儿的心理护理及家长的安抚工作。

六、患儿清理呼吸道无效

（一）相关因素

1. 呼吸道分泌物过多、黏稠。

2. 患儿体弱、无力排痰。

（二）预期目标

1. 患儿掌握有效咳嗽。

2. 患儿咳嗽、咳痰减少或消失。

3. 患儿保持呼吸道通畅。

（三）护理措施

1. 患儿卧床休息，病室保持适宜的温度、湿度，注意保暖，进食富含维生素、高热量、高蛋白饮食。

2. 及时清除患儿口、鼻、腔分泌物，定时翻身、拍背，指导患儿有效咳嗽。必要时予雾化吸入及体位引流，床边备吸引装置。

3. 遵医嘱使用抗菌药物、祛痰剂和支气管舒张剂，密切注意观察药物的疗效及副作用。

4. 注意观察患儿呼吸、咳嗽、咳痰情况，注意观察痰液的颜色、性质、量、气味及与体位改变的关系。

5. 对咳嗽无力者，予刺激行深呼吸训练。

七、患儿气体交换受损

（一）相关因素

1. 气道阻塞、通气不足、分泌物过多。

2. 肺血流量减少（如：肺血管阻力增高、肺血管收缩等）。

3. 支气管痉挛、气道炎症、气道阻力增加。

（二）预期目标

1. 患儿气促、发绀症状逐渐改善至消失，呼吸平稳。

2. 患儿能顺利有效咳出痰液，呼吸道通畅。

（三）护理措施

1.病室定时通风换气（避免对流风），室温控制在 24~26 ℃，相对湿度 55%~65%，注意保暖及体温变化，保持皮肤清洁，各种护理操作集中进行，尽量使患儿安静，以减少机体的耗氧量。

2.对呼吸急促、发绀患儿应及早给氧，以改善低氧血症；缺氧明显者，可面罩给氧。

3.遵医嘱给予抗菌药物治疗，注意药物的疗效及副作用。

八、患儿有误吸的风险

（一）相关因素

1.意识状态改变（如：麻醉、昏迷、头外伤、癫痫发作等）。

2.咳嗽和呕吐反射抑制。

（二）预期目标

1.患儿住院期间未发生误吸。

2.患儿和（或）家长知晓易导致误吸的食物或液体。

3.患儿和（或）家长知晓预防误吸的措施。

4.一旦发现误吸，及时处理。

（三）护理措施

1.评估患儿意识状态，咳嗽、呕吐及吞咽等功能，评估患者进食后口腔有无残留的食物，并做好口腔护理。

2.患儿因意识不清、虚弱无力造成不能喂食，遵医嘱给予鼻饲或静脉营养支持。

3.若无禁忌证，患儿保持半坐卧位或坐位，从健侧进食。用小勺子把食物放在健侧的颊部或舌后部，进食后保持体位 30min 以上，进食后及时清理口腔残留物。

4.食物调制成易于吞咽的状态，温度适宜。患儿进食速度应缓慢，避免进食大颗粒的药物片剂或胶囊。

5. 保持进食环境安静,避免大声说笑,以防患儿分心。

6. 对气管切开或气管内插管的患儿,维持气管插管的气囊充气。每 1~2h 吸痰。做好无菌操作,避免感染。

7. 喂食前检查患儿胃管的位置,抽吸胃内残余量。

8. 根据医嘱进行管饲,在喂食中和喂食后 1h 内将床头摇高 15°~30°,以防止反流。

9. 床旁备吸引装置。

10. 指导患儿和(或)家长正确进食的技巧、有效的排痰技巧,保持正确的体位减少误吸的危险。

11. 指导患儿和(或)家长识别误吸的症状和体征,以及如何处理紧急情况。

九、患儿有感染的风险

(一)相关因素

1. 机体免疫功能低下。

2. 手术创口愈合欠佳。

3. 侵入性导管所致。

(二)预期目标

1. 患儿知晓防范感染的相关知识。

2. 患儿住院期间无感染发生。

3. 患儿体温< 37.5℃。

(三)护理措施

1. 保持病室空气清新,清洁卫生,温度、湿度适宜,阳光充足。

2. 向患儿和(或)家长宣教感染的重要性,避免到人多的公共场所,注意体温变化,根据天气变化及时增减衣服。

3. 指导患儿和（或）家长进食高热量、高蛋白质和高维生素的易消化饮食，保证营养的摄入量，增强机体的抵抗力。

4. 做好患儿口腔护理、皮肤护理、会阴护理，防止口腔及尿路等感染。

5. 做好患儿保护性隔离，防止交叉感染。

6. 注意监测患儿体温、血常规等，及早发现感染，并给予治疗。

7. 进行侵入性操作时，严格遵循无菌操作规程。

8. 做好创口、管道护理工作，保持伤口敷料干燥，加强对导管周围皮肤的护理。

9. 指导家长给予患儿适度锻炼，以增强体质，并定期进行体检。

十、患儿腹泻

（一）相关因素

1. 感染。

2. 喂养不当。

3. 肠道功能紊乱。

（二）预期目标

1. 患儿腹泻、呕吐次数逐渐减少至停止，大便形状正常。

2. 患儿食欲逐渐恢复正常。

3. 患儿水、电解质及酸碱保持平衡。

4. 保持患儿肛周皮肤清洁、干燥。

（三）护理措施

1. 评估患儿，了解腹泻的原因。

2. 评估患儿肠鸣音情况，注意观察有无腹痛、腹胀，评估患儿排便次数、排便频率以及大便性状、量、气味、颜色，必要时留取大便标本送检。

3. 评估患儿有无营养不良、食欲不振、发热、头晕、全身倦怠等情况。

4. 评估患儿体液平衡状况，脱水严重时记录出入量，监测生命体征，遵医嘱予口服补盐液或静脉补液治疗。

5. 评估患儿肛周皮肤状况,保持清洁、干燥。

6. 调整患儿饮食,禁忌油腻、辛辣饮食。母乳喂养者可继续哺乳,减少哺乳次数;人工喂养者可喂米汤、酸奶、脱脂奶等,待腹泻次数减少后给予流质或半流质饮食(如:稀粥、面条等)。腹泻停止后逐渐恢复营养丰富的饮食。

7. 注意消毒、隔离,防止交叉感染。

十一、患儿活动无耐力

(一)相关因素

1. 缺氧、呼吸困难。

2. 疾病(肿瘤性贫血)。

(二)预期目标

1. 患儿活动能力增加。

2. 患儿能够适度床边活动。

(三)护理措施

1. 根据病情适当安排患儿的活动与休息时间,协助患儿做好生活护理及个人卫生。

2. 合理安排患儿作息时间,集中护理操作,增加患儿营养。

3. 协助患儿床边活动,防止跌倒/坠床等。

十二、患儿舒适的改变

(一)相关因素

疾病(肿瘤侵犯相关组织器官、肺部炎症累及壁层胸膜)。

（二）预期目标

疼痛减轻。

（三）护理措施

1. 患儿卧床休息，积极治疗原发疾病。

2. 患儿预防上呼吸道感染，尽量避免咳嗽，必要时予止咳药物。

3. 指导和协助胸痛患儿用手或枕头护住胸部以减轻疼痛，必要时根据医嘱使用止痛药物。

4. 予以患儿安慰、沟通，解释病情，及时回应患儿的需求。对于哭闹的患儿，及时安抚，以免情绪感染其他患儿。

十三、舒适的改变：患儿咽痛、鼻塞

（一）相关因素

疾病（上呼吸道感染）。

（二）预期目标

患儿咽痛、鼻塞症状缓解。

（三）护理措施

1. 保持病室空气清新，室温控制在 24°~26℃，相对湿度在 55%~65%。

2. 做好呼吸道隔离，患儿与其他正常患儿或正常儿病室分开，接触者佩戴口罩。

3. 患儿多饮水，给予患儿富含营养、易消化的流质、半流质或软食，忌酸辣、干硬食物。

4. 保持口腔清洁，婴幼儿饭后喂少量开水以清洁口腔，年长患儿饭后漱口。

5. 及时清除鼻腔和咽喉部分泌物和痰痂，保持鼻腔清洁。

6. 可用凡士林、液体石蜡等涂抹鼻翼部的黏膜或鼻下皮肤，以减轻分泌物的刺激。

7. 嘱患儿不要用力擤鼻,以免炎症经咽鼓管向中耳发展引起中耳炎。

8. 若婴儿因鼻塞而影响吸吮,可在哺乳前 15min 洗鼻,使鼻腔通畅。

9. 若患儿咽部不适,可给予润喉片或雾化吸入。

10. 指导患儿通过分散注意力的方式缓解疼痛(如:听音乐、看电视等)。

十四、患儿皮肤黏膜完整性受损

(一)相关因素

特发性血小板减少性紫癜致皮肤黏膜出血。

(二)预期目标

患儿皮肤完整无破损,皮肤出血点消失。

(三)护理措施

1. 急性期患儿有明显出血时应卧床休息,减少活动,避免受伤。

2. 评估患儿皮肤的颜色、受压程度和完整性,保持衣着柔软,床单位整洁。

3. 尽量减少肌内注射或深静脉穿刺,必要时延长压迫时间,防止发生深部血肿。

4. 患儿禁食坚硬、刺激性的食物,使用软毛牙刷刷牙,防止损伤口腔黏膜及牙龈出血。

5. 保持患儿皮肤清洁,防止擦伤,定时翻身,减轻局部受压,勤剪指甲,防止抓伤皮肤。

6. 床头桌、床栏及家具的锐角用软布垫包扎;患儿忌玩锐利玩具,避免剧烈运动,以免碰伤、刺伤或摔伤而出血。

7. 注意观察患儿皮肤出血点性状、颜色、数量、分布,是否反复出现,每日详细记录出血点的变化情况;若有破溃及时处理,防止出血和感染。

十五、患儿躯体活动障碍

（一）相关因素

疾病症状相关（如：血友病致关节腔积血、肿痛、活动受限及关节畸形、功能丧失等）。

（二）预期目标

1. 患儿肢体的力量和耐力增加。

2. 未发生因不能活动而导致的并发症。

（三）护理措施

1. 出血停止、肿痛消失后，应逐渐增加活动量，以防畸形。

2. 关节出血致慢性关节损害者，应接受康复指导与训练。

3. 若关节畸形，可行手术矫正。

4. 患儿规律、适度地进行体格锻炼和运动，增强关节周围肌肉的力量和强度，延缓出血或使出血灶局限化。

十六、患儿组织完整性受损

（一）相关因素

疾病（血友病致凝血因子缺乏）。

（二）预期目标

1. 患儿皮肤、口、鼻腔黏膜出血停止。

2. 患儿关节肿胀消失。

（三）护理措施

1. 皮肤，口、鼻腔黏膜出血，可局部压迫止血。

2. 口、鼻腔出血,可用 0.1% 肾上腺素的棉球、吸收性明胶海绵压迫;必要时请耳鼻咽喉科会诊,以油纱条填塞,保持口、鼻腔黏膜湿润,48~72h 后拔除油纱条。

3. 肌肉、关节出血早期可用弹力绷带加压包扎,局部冷敷,抬高患肢,制动并保持其功能位。

4. 遵医嘱尽快输注凝血因子,输注时严密观察有无不良反应。

十七、患儿家长知识缺乏

(一)相关因素

1. 患儿家长未受过此类医学教育。

2. 患儿家长文化程度低。

3. 患儿家长认知障碍。

(二)预期目标

1. 患儿和(或)家长基本掌握疾病知识。

2. 患儿和(或)家长能叙述与所患疾病相关因素、知识和相关治疗、护理的配合要点。

3. 能主动配合治疗与护理。

(三)护理措施

1. 评估患儿家长的文化程度、对知识的接受能力,选择合适的健康教育方案(包括疾病临床表现、治疗、药物知识等)。

2. 向患儿家长讲解疾病的病因、并发症及护理知识。

3. 帮助患儿家长了解病情,做好各项检查、检验的相关宣教,以使其能配合完成。

4. 向患儿家长解释疾病预后,指导相关护理措施。

十八、潜在并发症:患儿心力衰竭

(一)相关因素

疾病(心力衰竭高发状态或已发生)。

(二)预期目标

患儿未发生并发症,或发生时得到及时发现和处理。

(三)护理措施

1. 评估患儿心衰的病因和诱因、心功能情况,以及心电图、血电解质、动脉血气分析等变化。

2. 评估患儿生命体征、血氧饱和度、心率、脉搏、意识、精神状态、皮肤颜色及温度、肺部啰音的变化。

3. 监测患儿 24h 出入量或尿量,评估患儿有无水肿、水肿的部位及程度。

4. 避免诱因(如:用力排便、饱餐、过度劳累、呼吸道感染等),限制探视人员,注意保暖,预防感冒。

5. 患儿饮食宜低脂、低盐、低胆固醇、清淡且易消化。增加高维生素的摄入量。

6. 遵医嘱用药,严格控制出入量及输液速度。根据患儿心功能水平、水肿程度、尿量及血电解质情况限盐、限水。密切注意用药后的疗效及副作用。

7. 根据患儿心功能分级情况确定患儿的休息和活动方式。保证充足的睡眠和足够的休息,活动时以不出现心悸、气急为原则。病情稳定期,鼓励患儿逐渐增加活动量。

8. 根据患儿病情选择合适的氧疗方式,注意观察发绀情况。

9. 患儿出现烦躁不安、面色苍白的症状,呼吸加快 ≥ 60 次 / 分,心率 ≥ 180 次 /min,心音低钝等,是心力衰竭的表现。

10. 若患儿发生急性心力衰竭,予对症护理。

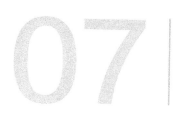

第七章

新生儿科患者护理计划与实操

一、新生儿体温过低

（一）相关因素

1. 患儿体温调节功能低下。

2. 环境温度过低。

3. 感染。

4. 与疾病相关（早产、窒息）。

（二）预期目标

患儿体温维持在正常范围内。

（三）护理措施

1. 提高环境温度，以恢复和保持正常体温。

2. 根据患儿体温调节暖箱温度，增减衣服。

3. 在辐射床保暖下进行暴露操作，尽量缩短操作时间。

4. 注意观察并正确记录体温变化，及时汇报医师。

二、新生儿体温调节无效

(一)相关因素

感染。

(二)预期目标

患儿体温维持在正常范围内。

(三)护理措施

1. 患儿体温不升,应用暖箱保暖,室温控制在为 24~26℃,相对湿度 55%~65%。

2. 体温过高采用物理降温法,每 30min 监测一次体温并记录。

3. 抗菌药物现配现用、遵医嘱用药,注意药物不良反应及配伍禁忌。

4. 密切观察患儿生命体征及血氧饱和度变化。

三、新生儿喂养困难

(一)相关因素

患儿吸吮力差。

(二)预期目标

患儿住院期间能得到充足的营养。

(三)护理措施

1. 评估患儿吸吮能力、呼吸型态。

2. 少量多次耐心喂养患儿,必要时遵医嘱给予鼻饲。

3. 不能经口进食或摄入量不足者,根据医嘱给予静脉营养,保证静脉通路通畅。

四、新生儿营养失调,低于机体需要量

(一)相关因素

患儿吸吮力差,摄入量不足。

(二)预期目标

积极予患儿机体补充营养;患儿体重增长令人满意,达到 2000g 以上。

(三)护理措施

1. 评估患儿的吸吮能力、呼吸型态。

2. 坚持少量多次、耐心喂养原则。

3. 有吸吮力的可直接母乳喂养,或用滴管直接滴奶液入口,每次患儿吸吮时缓慢滴入。

4. 缺乏母乳喂养条件的患儿,吸吮力差、吞咽能力差的患儿,可用鼻胃管或鼻肠管喂养,给予早产儿配方奶喂养。出生后 2~3d 开始少量喂养,并根据小儿胃肠的耐受情况,逐渐加量。

5. 患儿胃肠的耐受情况良好,从全鼻饲法过渡到部分鼻饲法,再过渡到自行吸吮。

6. 喂养热量不足,遵医嘱给予静脉营养补充,尽量减少侵入性治疗操作。

7. 测量患儿体重,详细记录出入量,评价患儿的一般状况。

五、新生儿腹胀

(一)相关因素

1. 肠蠕动功能差。

2. 喂养不耐受。

3. 疾病(与肠道相关)。

（二）预期目标

合理喂养，无腹胀。

（三）护理措施

1. 经口喂养，喂养频率每 3h 一次，根据喂奶耐受情况调整喂奶量，早产儿理想的体重增长为 10~15g/d。

2. 喂养后摇高患儿床头 15°~30°，患儿左侧卧位或俯卧位半小时，防止由呕吐导致吸入性肺炎。

3. 必要时经管饲喂养患儿。

4. 做好患儿安抚工作，避免大声哭闹。

六、新生儿低效型呼吸型态

（一）相关因素

与疾病相关（肺内液体多、气体交换受阻）。

（二）预期目标

住院期间维持患儿的正常呼吸功能，未发生缺氧或呼吸困难。

（三）护理措施

1. 密切观察患儿的病情变化，监测患儿生命体征及血氧饱和度，并随时做好记录，有异常时及时通知医师。

2. 保持呼吸道通畅，加强呼吸道的管理，采用面罩或鼻导管给予低流量氧气吸入，病情严重者使用 CPAP（持续气道正压通气）或有创呼吸机。

3. 备好吸引装置、供氧设备、小儿喉镜及急救药物等抢救用物。

七、新生儿清理呼吸道无效

（一）相关因素

1. 患儿呼吸急促，羊水等分泌物增多。

2. 患儿咳嗽反射功能不良及无力排痰。

（二）预期目标

患儿能有效咳嗽、咳痰，及时清除痰液，保持呼吸道通畅。

（三）护理措施

1. 保持呼吸道通畅，予患儿侧卧位，头偏向一侧，以利于呼吸道分泌物的排出。及时吸痰，动作轻柔，以免损伤呼吸道黏膜。吸痰时若患儿痰液黏稠，不易吸出，可轻轻叩背，促进痰液排出。

2. 维持有效呼吸，患儿出现呼吸急促、呼吸困难或呼吸暂停、面色发绀或苍白，立即给予氧气吸入，随时注意观察患儿缺氧改善情况（如：呼吸、面色及口唇发绀情况）。

八、新生儿气体交换受损

（一）相关因素

疾病相关症状（缺乏肺泡表面活性物质、肺泡萎陷及肺透明膜形成）。

（二）预期目标

住院期间维持患儿的正常呼吸功能，未发生缺氧及呼吸衰竭。

（三）护理措施

1. 注意观察患儿病情、生命体征及血氧饱和度变化。早产儿极易发生呼吸暂停，一旦发生呼吸暂停，立即采用弹足底、拍背等物理刺激，促使其恢复自主呼吸。

2. 遵医嘱使用肺表面活性物质，以促进患儿肺的成熟。

3. 加强呼吸道的管理,正确给氧。

4. 备好吸引装置、供氧设备、小儿喉镜、呼吸球囊、气管导管和急救药物等抢救用物。

九、机械通气(新生儿有感染的风险)

(一)相关因素

1. 免疫力低下。

2. 侵入性导管(人工气道)。

(二)预期目标

未发生感染,或若感染发生,能及时发现和处理。

(三)护理措施

1. 置患儿于单人间或行床旁隔离。

2. 保持病室空气新鲜,每日通风换气 3~4 次。

3. 减少探视,杜绝感染者探视。

4. 接触患儿的所有人均佩戴外科口罩。

5. 气管内吸痰时,严格执行无菌操作。鼻腔与气管导管的吸痰管分开使用。

6. 遵医嘱使用抗菌药物。

7. 注意观察患儿静脉输液处有无红肿。

十、机械通气(新生儿舒适状态改变)

(一)相关因素

疼痛(人工气道)。

(二)预期目标

患儿处于舒适状态,能得到休息。

（三）护理措施

1. 保持安静、舒适的环境，最大限度地使患儿处于舒适状态。

2. 最大限度地限制能引起患儿疼痛的因素出现。

3. 要求与患儿最亲密的家人陪伴患儿，鼓励家长多抚摸患儿。

4. 多与患儿接触，用患儿能接受的语言及方式（如：眼神、手势等）与其交流。

5. 提供适合患儿年龄阶段的话题，分散其注意力。

十一、新生儿有皮肤完整性受损的风险

（一）相关因素

大、小便刺激臀部皮肤。

（二）预期目标

患儿臀部皮肤保持完整，无破损。

（三）护理措施

1. 选用吸水性强、柔软布质或纸质尿布，并勤换。

2. 每次便后用温水清洗臀部并擦干，以保持皮肤清洁、干燥；局部皮肤发红予抗菌药物的软膏涂抹。

3. 局部皮肤糜烂或溃疡者，可采用暴露法，臀下仅垫尿布，不加包扎。

4. 女婴尿道口接近肛门，应注意会阴部的清洁，预防上行性尿路感染。

十二、新生儿有感染的风险

（一）相关因素

1. 患儿免疫力低下。

2. 早产儿免疫系统发育不完善。

（二）预期目标

住院期间未发生院内感染。

（三）护理措施

1. 对早产儿实行保护性隔离，病室用等离子消毒器消毒 4 次 /d，每次 30min，开窗通风 2 次 /d，每次 30min，入室人员佩戴口罩，穿隔离衣、裤，接触患儿前后均需使用快速手消毒剂。

2. 接触患儿的物品、床单位均需要消毒后专用，每个患儿固定暖箱，暖箱中的湿化水需使用无菌蒸馏水，并每日更换。

3. 尽量减少侵入性操作，注意对患儿皮肤黏膜的保护，做好其口腔、眼部、脐部以及臀部的护理，发现微小病灶立即报告医师。

十三、胃食管反流 —— 新生儿有窒息的危险

（一）相关因素

1. 溢奶。
2. 呕吐。

（二）预期目标

未发生窒息，或若发生窒息，能及时发现和处理。

（三）护理措施

1. 患儿保持适宜体位，防止窒息，将床头摇高 15°~30°，新生儿和小婴儿以前倾俯卧位为最佳。

2. 睡眠时宜采取仰卧位及左侧卧位。

3. 年长儿在清醒状态下以直立位和坐位为最佳，睡眠时宜采取左侧卧位，将床头摇高 15°~30°，以促进胃排空，减少反流频率及反流物误吸。

十四、患儿家长知识缺乏

（一）相关因素

1. 患儿家长未受过此类医学教育。

2. 患儿家长文化程度低。

（二）预期目标

患儿家长能说出本病的并发症及护理要点；焦虑减轻，恐惧消失。

（三）护理措施

1. 评估患儿家长文化程度、对知识的接受能力，选择合适的健康教育方案。

2. 用通俗易懂的语言向患儿家长讲解新生儿黄疸的病因、并发症及护理知识。

3. 帮助患儿家长了解病情，取得合作。

4. 对出现胆红素脑病者，向患儿家长解释病后及早进行功能锻炼和智力开发，可减轻后遗症状，指导家长对患儿进行智力的开发。对有躯体、肢体运动障碍的患儿进行皮肤护理和肢体运动功能的训练，以改善其功能。

十五、潜在并发症：新生儿低血糖

（一）相关因素

1. 葡萄糖储存不足。

2. 葡萄糖利用增加。

（二）预期目标

患儿血糖恢复正常。

（三）护理措施

1. 纠正低血糖：

（1）无症状性低血糖：可给予口服 10% 葡萄糖。

（2）症状性低血糖：立即静脉注射 10% 葡萄糖 2mL/kg，速度为 1mL/min，随即静脉持续输入 10% 葡萄糖液，根据血糖监测结果调整输液速度。

（3）持续低血糖的处理，若输入葡萄糖的速度 > 12mg/kg/min，血糖仍不能维持正常，可加用氢化可的松。

2. 输液治疗：

（1）尽快开通静脉通路，输注葡萄糖液时，注意输注量及速度，可用输液泵控制并每小时注意观察记录 1 次。

（2）根据血糖值随时调整输液量、速度，防止治疗过程中发生医源性低血糖或高血糖。

3. 密切观察病情变化。

十六、潜在并发症:新生儿呼吸机相关性肺炎（VAP）

（一）相关因素

疾病相关症状（处于易发生 VAP 的状态）。

（二）预期目标

患儿未发生呼吸机相关性肺炎。

（三）护理措施

1. 严格遵循手卫生制度。

2. 若患儿无禁忌证，床头摇高 15°~30°。

3. 加强患儿口腔护理，口腔内冲洗每 4~6h 一次。

4. 避免经鼻腔予气管插管。

5. 维持气囊压力 25~30cmH$_2$O，每 4h 监测一次。

6. 使用声门下可吸引的气管导管，并行声门下分泌物引流。

7. 对于胃管鼻饲者，每 4~6h 监测其胃内潴留量。

8. 每日一次停用镇静剂，并评估患者是否可以撤机。

9. 病情允许,尽早停用应激性溃疡预防药物。

十七、潜在并发症:新生儿急性胃扩张

(一)相关因素

1. 通气量过大。

2. 通气速度过快。

(二)预期目标

患儿未出现急性胃扩张。

(三)护理措施

1. 保持气道通畅,将头部后仰,完全开放气道。

2. 注意观察腹胀情况,放置胃管行胃肠减压,胃部气体胀气时勿挤压腹部,让患儿侧卧。

3. 注意保暖,避免胃部受凉。

十八、潜在并发症:新生儿胆红素脑病

(一)相关因素

疾病相关症状(高胆红素血症)。

(二)预期目标

能及时发现并发症,并积极配合处理。

(三)护理措施

1. 注意观察皮肤颜色,评估患儿黄疸的程度、范围、进展及伴随症状。

2. 密切观察患儿有无胆红素脑病的早期表现:黄疸迅速加重、拒食、吸吮力

弱、嗜睡、肌张力减退、拥抱反射减弱或消失、呼吸暂停、心动过缓,若出现上述症状,立即通知医师。

3.合理喂养患儿,尽早开奶,通过刺激肠蠕动促进胎粪排出,建立肠道的新鲜菌群,减少胆红素的肝肠循环。

4.注意保暖,保持患儿体温在 36~37℃,以避免低体温时游离脂酸过高与胆红素竞争和清蛋白的结合。

5.对患儿进行蓝光治疗,做好光疗护理。

6.注意观察患儿哭声、吸吮力、肌张力的变化,遵医嘱给予白蛋白治疗,纠正酸中毒,防止胆红素脑病发生。

十九、潜在并发症:新生儿颅内出血

(一)相关因素

早产儿颅内血管脆弱。

(二)预期目标

住院期间未发生严重的并发症。

(三)护理措施

1.预防胆红素脑病,密切注意观察黄疸的进展情况,定时经皮测胆红素。

2.患儿维持正常体温。

3.保持病室安静,减少噪音对患儿的刺激。

4.减少光线对患儿的刺激。

5.患儿保持舒适体位。

二十、潜在并发症:新生儿颅内压增高、呼吸衰竭

(一)相关因素

脑膜炎。

(二)预期目标

住院期间无并发症发生。

(三)护理措施

1. 一般护理:

(1)保持环境安全,温度、湿度适宜;各项治疗及护理尽量集中进行,动作轻柔,减少对患儿的刺激。

(2)床头摇高15°~30°,患儿头部取中轴位,更换体位时保证头部及整个身体同时移动,避免压迫颈动脉,尽量少搬动患儿。

(3)合理喂养患儿,保证机体热量供给。

(4)加强患儿眼睛、口腔、脐部及臀部的基础护理。

2. 对症护理,重在预防。对于缺血、缺氧性脑病(HIE)的患儿,目前仍主张"三支持、三对症"的治疗。

3. 密切观察患儿神志、瞳孔、血压、呼吸、脉搏及体温的变化,以掌握病情发展的动态。监测患儿生命体征,尤其是体温及呼吸情况。监测患儿血糖,注意观察前囟张力、肌张力、有无惊厥等及药物不良反应。若发现异常,及时报告医师。

08

第八章
急诊医学科患者护理计划与实操

一、患者意识障碍

(一)相关因素

1. 结构性因素：脑梗死、脑出血、头部创伤、肿瘤、脑水肿、颅内压升高。

2. 感染性因素：脑膜炎、脑炎、脑脓肿。

3. 代谢性因素：缺氧、重度低血糖、高血糖、严重的血钠降低或血钠升高、有毒物质的产生。

4. 药物性因素：镇静、镇痛药物的使用。

(二)预期目标

1. 患者意识障碍未加重，意识障碍程度减轻或意识清楚。

2. 未发生与意识障碍、长期卧床有关的各种并发症。

(三)护理措施

1. 给予患儿心电、血氧饱和度监测，严密监测并记录患儿生命体征及神志；注意观察患儿有无恶心、呕吐，以及呕吐物的性质与量，注意观察患儿瞳孔变化和脑疝的早期表现。

2. 给予吸氧,保持患儿呼吸道通畅,及时清除口、鼻腔分泌物,必要时予吸痰或气管插管,机械通气,防止患儿窒息、误吸和肺部感染。

3. 按照规范化喂养流程进行鼻饲喂养,并做好记录。患儿床头摇高 30°~45°,防止食物反流。

4. 及时执行医嘱,准确用药,注意观察药物的疗效及副作用。

二、患者有感染传播的风险

(一)相关因素

1. 有高度耐受抗菌药物的病原体定植。

2. 暴露于由空气传播或接触传播的病原体(直接、间接接触飞沫)中。

3. 伤口污染、感染的排泄物污染引流装置(导尿管和胸腔引流管、吸引装置、气管内插管等)。

4. 缺乏有关感染源或感染预防的知识。

(二)预期目标

未发生感染传播。

(三)护理措施

1. 患者方面:

(1)隔离:有条件实施单间隔离或同种病源同室隔离,进出穿隔离衣;无条件时集中安置区域,做好床边隔离,在床边、病历本、患者腕带上等做好接触隔离标识。尽量不与气管插管、深静脉留置导管、有开放伤口、免疫功能抑制患者安置在同一间。患者的听诊器、体温计、输液架等专人专用,其他不能专人专用的物品(如:轮椅、平车等)每次使用后消毒。患者去进行检查时,应提前打电话给相关检查科室,做好相应的隔离措施,用后的器械物品必须消毒。转科时通知接收科室做好预防措施,多重耐药物菌转运单交接签名。患者的检验标本应置于密闭容器内运送。被血液、体液污染的敷料或一次性用品等所有废弃物均按医疗废物严格处理（双层黄色垃圾袋、外贴特殊标识，密闭）。患者出院做好终末消毒。感染者或携带者三次标本送检阴性（间隔 24h/ 次），方可解除床边隔离。

2. 家属方面：做好宣教工作，严格探视制度，接触前后洗手，限制或减少家属陪护、探视时间。

3. 医务人员：严格遵循手卫生要求，接触患者前、后必须洗手，接触伤口、黏膜、引流物、排泄物时应佩戴手套；与患者有明显接触时，需穿隔离衣；离开床旁时，把防护用品脱下，并洗手或使用快速手消毒剂；每班相对固定医务人员进行诊疗操作。

4. 环境通风换气，定时用消毒机消毒房间；每班清洁、消毒，用含氯消毒剂（目前使用湿巾）擦拭周围物品（床头柜、门把手等）。

5. 合理使用抗菌药物。

三、患者语言沟通障碍

（一）相关因素

1. 脑部疾病（如：脑肿瘤、脑供血不足、脑外伤、脑卒中等）。
2. 气管插管、气管切开等。
3. 文化差异、地域差异（如：使用不同的语言、方言等）。
4. 听力障碍。

（二）预期目标

能与患者进行有效沟通或通过非语言沟通达到沟通的目的。

（三）护理措施

1. 鼓励患者说话，患者可缓慢表达自己的诉求，不急躁；对尝试和获得成功时的患者给予表扬，重塑其交流的信心。对于予人工气道的患者，耐心、细致地和其建立非语言沟通，并鼓励患者用手势表示自己想要的物品，使用带图的文字或小卡片表达常用的短语。

2. 对于有听力障碍的患者,可以使用写字板进行沟通,也可以根据卡片式图片进行沟通。

3. 对于存在文化语言差异的患者,责任护士尽量多在操作前、中、后与患者进行沟通交流,必要时使用写字板。

4. 气管插管的患者尽早进行脱机锻炼,拔除气管插管;气管切开的患者则在生命体征平稳的情况下每日间断封管,使用语音阀进行沟通。

5. 交谈时表达清晰,语句简单,语速适宜,语言通俗易懂,避免使用医学术语。

6. 做好心理护理,多与患者接触交谈,给予关心、解释与鼓励,建立护患信任感。

7. 予以言语康复训练,根据患者病情轻重及情绪状态,进行肌群运动训练、发音训练、复述训练、刺激法训练等训练,可先从简单的字词开始,循序渐进。

四、潜在并发症:患者呼吸机相关性肺炎(VAP)

(一)相关因素

1. 人工气道、呼吸机辅助呼吸、长期卧床。

2. 患者自身:年龄、基础疾病严重程度及患者的免疫状态。

3. 医源性:患者口咽部、上呼吸道、上消化道及气囊上方黏液的细菌(患者自身细菌或交叉所得细菌)定植,然后通过人工气道(气管插管或气管切开)误吸进入肺内。

(二)预期目标

1. 肺部听诊呼吸音清。

2. 住院期间,患者无 VAP 发生。

(三)护理措施

1. 严格执行手卫生;保持适宜的温度、湿度,做好病室空气消毒。

2. 患者无禁忌证,床头摇高 15°~30°,减少反流、误吸的风险。

3. 加强口腔护理,每 6h 口腔冲洗。

4. 必要时吸痰,严格执行无菌操作,动作轻柔。

5. 使用可冲洗气管插管或气管套管,行声门下吸引,降低 VAP 发生率。

6. 加强气囊管理,定时检测气囊压力。

7. 加强气道湿化,定时倾倒冷凝水,冷凝水不可反流入气道。

8. 呼吸机管路,每周或每日更换,若污染严重,及时更换。

9. 使用镇静药物,每日唤醒患者,并每日进行患者拔管评估。

10. 正确记录呼吸机使用参数,及时处理报警,若有异常及时汇报医师。

五、患者心输出量减少

(一)相关因素

1. 心肌收缩力降低。

2. 心动过速或过缓。

3. 心脏瓣膜关闭不全。

(二)预期目标

1. 心肌收缩力增加,心功能较前改善。

2. 控制心律。

3. 活动耐力增加。

(三)护理措施

1. 严密监测患者心功能情况、生命体征、血压、脉搏、脉压、意识、精神状态、肺部啰音和尿量的变化。注意观察患者末梢循环、肢体皮肤颜色及温度和血氧饱和度的变化。监测并记录心衰患者的早期症状和体征。评估患者心排血量减少的指征。注意观察周围血管灌注不良的症状,如:出汗、脉搏细速、皮肤湿冷、毛细血管充盈度差、头晕、失眠。监测患者右心衰竭产生的体静脉充血增强的迹象,如:颈静脉怒张、腹水、眼眶水肿、肝肿大等。

2.卧床休息,限制活动;避免剧烈运动;室内保持安静,保持适宜的温度、湿度。

3.予以患者富含维生素、易消化食物,限制水钠的摄入量,少量多餐,避免过饱。

4.遵医嘱给药(如:利尿剂、强心剂、扩血管药物、血管紧张素抑制剂、抗心律失常药物等)。

六、潜在并发症:患者心力衰竭

(一)相关因素

1.原发性心肌损害。

2.心脏负荷加重。

3.感染、心律失常等诱发。

(二)预期目标

1.住院期间未发生心衰。

2.一旦发现患者心力衰竭,及时处理。

(三)护理措施

1.监测患者生命体征。

2.积极预防和控制感染,纠正心律失常,避免患者劳累和情绪激动等。

3.严格控制输液量与速度。

4.若患者活动后出现胸闷、心悸、呼吸困难等,应立即停止活动;监测患者左心衰竭的症状及体征,呼吸困难、肺部湿啰音。

5.一旦发生心衰,按心衰急救流程处理。

七、潜在并发症:患者呼吸衰竭

(一)相关因素

原发病。

（二）预期目标

无并发症发生。

（三）护理措施

1. 严格控制氧流量,氧浓度控制在 40%。

2. 注意患者出入量情况。

3. 注意观察呼吸、心率、心律、神志情况,注意动脉血气分析情况。

4. 对明显呼吸困难者,给予半卧位或端坐卧位。

5. 对下肢水肿者,若无明显呼吸困难,可抬高下肢。

6. 予以患者低盐、低脂、易消化饮食,少量多餐;根据病情限制食盐摄入量。

7. 低蛋白血症患者,需补充白蛋白。

八、疼痛:患者胸痛、伤口痛、头痛

（一）相关因素

1. 肺部炎症累及壁层胸膜。

2. 颅内疾病。

3. 药物副作用。

4. 手术。

5. 消化液刺激。

（二）预期目标

疼痛减轻或消失。

（三）护理措施

1. 积极治疗原发疾病,停用引起头痛的药物。

2. 预防上呼吸道感染,尽量避免咳嗽,必要时给予止咳药物。

3. 指导和协助胸痛患者用手或枕头护住胸部以减轻疼痛，必要时根据医嘱使用止痛药物。

4. 评估患者疼痛的部位、性质、程度、持续时间、发作规律、伴随症状及诱发因素。

5. 监测患者生命体征、心律及心电图变化。

6. 患者绝对卧床休息，给氧，保持环境安静；避免情绪波动，保持大便通畅。

7. 遵医嘱用药，注意观察药物疗效及副作用。

8. 经常给予患者安慰，并沟通，并解释病情，及时回应患者的需求。

9. 做好镇痛泵（PCA）的护理，指导患者正确使用 PCA 的方法，告知可能出现的不良反应（如：头痛、头晕、恶心、呕吐等）。

10. 保持切口敷料清洁、干燥，定时换药物。

九、潜在并发症：患者大咯血、窒息

（一）相关因素

支气管扩张。

（二）预期目标

无并发症发生。

（三）护理措施

1. 绝对卧床休息，取患侧卧位；注意观察咯血的颜色、性质及量。

2. 保持患者呼吸道通畅。

3. 患者大量咯血时禁食，小量咯血者宜进少量温凉流质饮食，多饮水，多食富含纤维素食物，保持大便通畅。

4. 对大咯血和意识不清的患者，床边备急救设备。若患者出现窒息征象，立即采取头低足高 45° 俯卧位，面向一侧，轻拍背部，迅速排除气道和口咽部血块，必要时吸痰。给予患者高浓度吸氧。做好气管插管或气管切开的准备与配合工作。

5. 加强巡视，警惕大咯血或窒息的发生。

十、患者体液过多

(一)相关因素

1. 右心衰竭致体循环瘀血、水钠潴留。

2. 低蛋白血症。

(二)预期目标

1. 患者能叙述并执行低盐饮食计划。

2. 患者水肿、腹水减轻或消失。

(三)护理措施

1. 患者每日晨起排尿后,在同一时间着同类服装,用同一体重计测量体重。

2. 准确记录患者 24h 出入量或尿量,若患者尿量 < 30mL/h,及时报告医师。

3. 对有腹水者每日测量腹围。

4. 对明显呼吸困难者,给予半卧位或端坐卧位。

5. 对下肢水肿者,若无明显呼吸困难,可抬高下肢。

6. 予以患者低盐、低脂、易消化饮食,少量多餐;根据病情限制食盐摄入量。

7. 低蛋白血症患者,需补充白蛋白。

8. 控制入量,严重心衰患者限制液体量在 1500~2000mL/d。

9. 遵医嘱正确使用利尿药物,注意观察药物疗效及副作用,尤其要关注血电解质变化。

十一、患者有体液不足的风险

(一)相关因素

1. 摄入量不足(如:恶心、呕吐、口腔疾患、消化道恶性肿瘤等)。

2. 排出增加(如:腹泻、尿崩症、糖尿病、大量出汗及利尿剂、脱水剂的使用等)。

3. 非正常途径丢失(如:出血、各种引流液等)。

4.需要量增加（如：代谢紊乱）。

（二）预期目标

患者生命体征平稳，体液量出入平衡。

（三）护理措施

1.监测患者生命体征、皮肤色泽、体重及呕吐物、排泄物的颜色、性状、量等变化。

2.维持患者体液平衡，迅速建立静脉通路，补液扩容，必要时遵医嘱输血治疗。

3.患者急性活动期应禁食，做好口腔护理。病情稳定后遵医嘱给予流质、半流质饮食。

4.患者卧床休息，置休克体位或平卧位，注意保暖。

5.遵医嘱用药，注意观察药物的疗效及副作用。

十二、潜在并发症：患者消化道出血

（一）相关因素

1.肝功能受损引起门静脉高压。

2.胃肠道黏膜糜烂。

3.凝血功能异常。

4.胃黏膜剥离手术后。

5.肠息肉术后等。

（二）预期目标

患者生命体征稳定，未出现任何出血现象。

（三）护理措施

1.严密观察患者神志、生命体征、尿量及末梢循环情况；评估患者有无呕血、黑便、头晕、乏力等消化道出血的症状，并记录呕血与黑便的量、次数、性状。

2. 患者注意卧床休息，避免剧烈活动及增高腹压的动作，加强陪护。患者急性活动期禁食，病情好转后遵医嘱给予温凉流质饮食，少量多餐。

3. 建立静脉通路，遵医嘱输液纠正血容量不足，输注抗凝药物，必要时输血或凝血因子。

4. 遵医嘱心电监护、吸氧。出血性休克患者，按休克患者常规护理。

5. 做好患者心理护理，减轻紧张、焦虑情绪，避免情绪激动。若有呕血时，头偏向一侧，做好口腔护理，保持口腔清洁。注意观察出血情况，并记录血液颜色、性质及量；及时处理被血液污染的物品。

6. 对要行纤维胃镜检查者，做好术前准备。

十三、潜在并发症：患者肝性脑病

（一）相关因素

肝功能严重受损，引起中枢神经系统功能失调。

（二）预期目标

1. 患者生命体征维持在稳定范围内。
2. 患者的意识清楚或意识障碍程度减轻。

（三）护理措施

1. 去除和避免诱发因素：患者避免使用安眠药物和镇静剂；避免高蛋白饮食；禁止大量输液；避免快速利尿和大量引流腹水；大便保持通畅，必要时可进行灌肠。

2. 密切观察患者是否冷漠，有无理解力和近期记忆减退、行为异常以及扑翼样震颤。监测并记录患者血压、脉搏、呼吸、体温及瞳孔变化，定期复查血氨、肝功能、肾功能、电解质，若有异常，及时通知医师。

3. 患者严格控制蛋白质摄入量，病情好转者逐渐增加植物蛋白摄入量。

4. 患者呼吸道保持通畅,做好其皮肤、管路等护理。

5. 做好患者的安全护理,防止跌倒/坠床、压力性损伤等发生。

6. 确保患者身体舒适,维持基本健康需要。

7. 肝性脑病者需绝对卧床休息,需预防感染和压力性损伤。

8. 指导患者遵医嘱服药,避免服用有肝毒性药物。注意观察肝功能指标有无异常。

十四、潜在并发症:患者低血容量性休克

(一)相关因素

1. 大量失血。

2. 低血压或呕吐丢失体液。

(二)预期目标

1. 有足够的组织灌注量,患者血压、体液量恢复正常。

2. 患者未发生低血容量性休克。

(三)护理措施

1. 做好患者护理评估,了解低血容量性休克的原因,评估患者意识、生命体征、心率、血压、皮肤黏膜色泽、尿量、口渴情形和末梢循环状况等,定时监测并记录血氧饱和度、尿量等。

2. 积极治疗原发病,控制出血,必要时做好术前准备。

3. 患者取休克卧位,摇高床头 15°~30°,抬高下肢 20°~30°。

4. 患者呼吸道保持通畅,遵医嘱吸氧,必要时建立人工气道。

5. 维持血流动力学稳定,尽快建立两条以上的静脉通路,遵医嘱为患者补液、补充血容量、备血等。补液速度一定要加快,监测补液治疗的效果。

6. 水、电解质及酸碱保持平衡。

7. 遵医嘱记录患者 24h 尿量或出入量。

十五、患者躯体移动障碍

(一)相关因素

骨痛、病理性骨折或胸、腰椎破坏压缩等。

(二)预期目标

1. 患者肢体可以主动做关节运动,在床上水平移动。

2. 无并发症发生(如:损伤、跌倒/坠床等)。

3. 患者卧床期间的生活需要得以满足。

(三)护理措施

1. 评估患者晨僵程度、持续时间,做好局部保暖,日常洗漱水温适宜,避免接触冷水。

2. 评估患者关节畸形程度和功能,环境空间设置需考虑适宜患者活动,鼓励患者完成力所能及的工作。

3. 向患者提供生活护理,加强安全管控,防止跌倒/坠床、压力性损伤等。指导出院后睡硬床垫,活动缓慢,防治病理性骨折。

4. 针对患者个体特点给予放置相应辅助用品:借力器具、靠垫、尿壶等,取舒适卧位,加强保护措施,防止受伤,保持肢体功能位。

5. 定时给患者翻身,保持皮肤完整性,预防坠积性肺炎;使用气垫床。

6. 患者每日应饮水 2000 ~3000mL,多食富含纤维素食物,预防便秘。

十六、潜在并发症:患者出血

(一)相关因素

1. 血小板减少、凝血因子缺乏。

2. 血管壁的通透性和脆性增加。

（二）预期目标

1.患者和（或）家属能叙述出血的原因，及时发现出血病灶。

2.患者未发生出血现象，或出血症状得到缓解。

3.一旦发现患者出血，及时处理。

（三）护理措施

1.评估患者有无皮肤、黏膜、消化道、呼吸道等部位的出血及低血容量性休克的早期表现。

2.严密监测患者神志、生命体征及末梢循环情况，监测血常规、凝血功能常规等检测结果。

3.指导患者和（或）家属做好预防出血的适当措施。

4.做好患者活动、饮食、皮肤、黏膜出血的预防和护理。

5.注意观察药物的疗效及副作用。

6.做好成分输血或输注血浆制品的护理，注意观察患者有无输血反应。

十七、潜在并发症：患者导管相关性血流感染（CRBSI）

（一）相关因素

患者留置中心静脉导管。

（二）预期目标

1.未发生导管相关性血流感染。

2.一旦发生导管相关性血流感染，及时处理。

（三）护理措施

1.每日评估患者是否可以拔管。

2.定期更换穿刺点敷料，保持敷料清洁并在有效期内。

3. 评估患者穿刺部位,有无皮肤发红、触痛、肿胀、渗血、渗液。

4. 保持导管连接口的清洁。

5. 严格执行手卫生规范。

十八、腹膜透析潜在并发症:患者导管漂管、堵管、出血、感染

(一)相关因素

1. 出口处护理不当。

2. 自身免疫力低下。

3. 腹膜透析操作不当。

4. 长期卧床、便秘。

5. 腹腔网膜包裹。

(二)预期目标

无腹膜透析相关并发症发生。

(三)护理措施

1. 密切观察患者生命体征变化,严格执行无菌操作,规范腹膜透析操作;注意观察出口处有无红、肿、热、痛,轻轻按压伤口周围皮肤,有无脓液流出;注意观察伤口敷料,有无渗血、渗液,定期更换敷料,若有异常,及时更换;注意观察腹透液从体内流出速度、量及颜色、性质变化;注意保持大便通畅,避免便秘;起居规律、养成定时排便的习惯,多食用粗纤维食物,必要时可遵医嘱给予缓泻剂通便。

2. 出口处护理:七步洗手法正确洗手,妥善固定腹膜透析管,将腹膜透析管固定于腰带上,避免扭曲、折叠、牵拉;禁止在腹透管周围使用剪刀;定时使用碘伏消毒剂在出口处消毒,禁止使用含酒精的消毒剂;洗澡时:禁止盆浴,淋浴时使用肛门袋,覆盖出口处,淋浴完毕,及时护理出口处,新置管 2 周内,禁止洗澡。

3. 早期患者下床活动,避免长时间同一侧卧位。

十九、潜在并发症:患者胃潴留

(一)相关因素

患者留置胃管鼻饲。

(二)预期目标

1.减少患者胃潴留问题所引起的呕吐、窒息等并发症。

2.胃潴留得以及时发现及处理。

(三)护理措施

1.做好患者护理评估,评估患者有无原发、继发危险因素(如:胃炎、消化性溃疡、肠梗阻等);评估患者有无恶心、呕吐、腹痛、腹胀等症状。监测意识、生命体征、血氧饱和度、心电图、电解质等变化;注意观察患者腹部外形、有无胃肠蠕动波,听诊肠鸣音。

2.鼓励患者放轻松,减轻焦虑。

3.患者遵医嘱禁食,必要时胃肠减压。

4.有效固定患者管道,做好标识,评估患者管道刻度,遵循容量从少到多,浓度从低到高的原则,鼻饲中协助患者采取头高位或半卧位,管饲后30~60min方可放低床头。

5.胃潴留150mL停止鼻饲。

6.对患者进行翻身、吸痰等操作,暂停鼻饲。

7.做好口腔护理。

8.一旦发生不良反应或并发症,及时通知医师。

二十、潜在并发症:患者导管相关性尿路感染

(一)相关因素

患者留置导尿。

（二）预期目标

未发生导管相关尿路感染。

（三）护理措施

1. 严格执行无菌操作，严格遵循手卫生制度。

2. 维持无菌密闭引流，引流袋放于膀胱下方。

3. 每日评估患者是否拔管，做好会阴护理。

4. 指导患者从事一些感兴趣的活动（如：听轻音乐、看书、看电视或聊天等），以分散患者注意力，减轻焦虑，缓解尿路刺激征。

5. 尿路感染者每日饮水量应不低于 2000mL，保证每日尿量在 1500mL 以上，且每 2~3h 排尿一次。

二十一、患者低效型呼吸形态

（一）相关因素

反复发作性咳嗽、咳痰，致使肺通气功能下降的呼吸形态。

（二）预期目标

通过肺康复锻炼及翻身、拍背增加痰液的排出。

（三）护理措施

1. 密切观察患者生命体征，准确记录 24h 出入量或尿量；注意观察患者神志、面色、心率、呼吸频率和深度。

2. 摇高床头 15°~30°，急性发作期患者应卧床休息，采取半卧位。

3. 给予患者氧气吸入或机械通气，及时清除呼吸道的分泌物，给予雾化吸入治疗，护理前后注意翻身、拍背，注意观察患者的情况。

4. 做好患者气道管理、每 6h 予口腔护理，人工气道患者每日更换牙垫或者气切纱布。鼻饲患者，每次鼻饲前回抽胃内容物，判断是否潴留，鼻饲后每 4h 进行回抽，判断是否潴留，防止反流误吸。

5. 增加肺功能康复锻炼，对于能配合的有气道的患者，给予康复锻炼。

6. 床头常规备气管插管包、吸引器和机械通气设备，必要时备气管切开包，以利随时抢救。气管切开术后，需严格消毒切口周围皮肤，及时更换伤口纱布，预防感染。

7. 加强心理护理，鼓励患者加强肺康复锻炼，避免患者情绪激动或剧烈运动。

二十二、患者体液不足

（一）相关因素

有效循环血量减少、组织灌注量不足。

（二）预期目标

1. 体液维持平衡，各种循环得到改善。
2. 有效预防过敏源。

（三）护理措施

1. 一旦确认患者发生过敏性休克，立即停用或消除引起过敏反应的物质，就地抢救。

2. 为利于休克患者血液循环，畅通气道和便于呕吐物吸除，防止窒息及吸入性肺炎，应使患者取平卧位，头偏向一侧，摇高床头 15°~30°，抬高下肢 20°~30°，以促进静脉回流，增加回心血量（疑有脊柱损伤时禁用此体位），并注意尽量减少对患者的搬动，保持安静。

3. 保持呼吸道通畅，保证有效给氧，休克患者均存在不同程度的低氧血症，通常以鼻导管吸氧（2~6L/min）或面罩给氧，必要时可进行人工加压呼吸或呼吸机辅助呼吸；若有痰液，应及时吸痰。

4. 监测患者的意识、脉搏、呼吸、血压。注意观察患者皮肤、肢端温度，甲床，静脉塌陷充盈情况或了解循环灌注的情况；监测患者出入量、尿量情况；监测血流动力学，监测动脉血气分析、血常规、血凝功能、肝功能、肾功能等。

5. 注意患者四肢和躯干的保暖，适当加盖棉被、毛毯，但对高热患者应降温，并以物理降温为主，以免因药物降温导致出汗过多而加重休克。尤其对低血压和低血容量者，绝对忌用药物降温，头部可置冰帽，保护脑细胞。

6. 患者根据病情选择进食方式，尽早给予肠内或肠外营养。

7. 开通两路静脉输液，补充血容量时，注意输注不宜过多，速度不宜过快，以免发生肺水肿。

8. 对清醒患者做心理上安抚，减轻患者应激和焦虑状态，增强患者战胜疾病的信心，做好患者家属的安慰工作。

二十三、患者组织灌流量改变

（一）相关因素

循环血量不足、微循环障碍等。

（二）预期目标

微循环有所改善。

（三）护理措施

1. 定时监测患者生命体征、血氧饱和度（SPO_2）、中心静脉压（CVP）、意识、口唇色泽、肢端皮肤颜色、温度及尿量、出入量等的变化。

2. 患者取休克体位，床头摇高 $15°\sim30°$，下肢抬高 $15°\sim20°$，以增加回心血量，同时做好保暖工作。

3. 补充血容量，快速建立两条静脉通路，补充的原则是及时、快速、足量，在连续监测血压、中心静脉压（CVP）、尿量等的基础上判断补液量，一般先晶后胶。

4. 纠正酸碱平衡失调，及时监测动脉血气分析变化，根据结果进行相应处理。

5. 必要时可使用血管活性药物，应从低浓度、慢速度开始，并严密监测生命体征变化,防止药物外渗。

6. 积极处理原发病。

二十四、潜在并发症:患者感染性休克

(一)相关因素

患者处于严重感染状态。

(二)预期目标

患者高度危险状况改善。

(三)护理措施

1. 监测患者生命体征,评估患者有无感染病灶、意识、生命体征、血氧饱和度、尿量及末梢循环状况等。

2. 协助患者取休克卧位,使用层流床,加强营养,合理休息 。

3. 患者保持呼吸道通畅,遵医嘱吸氧,必要时建立人工气道。

4. 建立静脉通路,遵医嘱补液,根据血流动力学情况,严密控制输液量及速度。

5. 遵医嘱使用抗菌药物、激素药物、血管活性药物等,维持水、电解质及酸碱平衡,注意观察药物的疗效及副作用。

6. 配合医师尽快处理原发感染病灶。

7. 遵医嘱予药物或物理降温。

二十五、潜在并发症:患者肾功能衰竭

(一)相关因素

1. 药物。

2. 创伤、休克、大出血、心力衰竭、败血症、肾血管性疾病。

（二）预期目标

维持患者肾功能正常（尿量正常、肾功能指标正常）。

（三）护理措施

1. 遵医嘱予静脉输液，予利尿药物，保持体液平衡。

2. 鼓励患者多饮水，保持肾脏循环血运。

3. 遵医嘱予碱化尿液、别嘌呤醇和大量补液，预防尿液结晶形成。

4. 准确记录患者出入量，密切监测尿量，必要时留置导尿，注意观察尿色变化，有无血红蛋白尿等。

5. 监测患者血电解质、肝功能、肾功能，注意观察尿素氮、血清肌酐等指标变化。

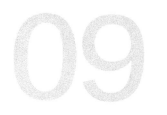

第九章

重症医学科患者护理计划与实操

一、患者有受伤的风险

(一)相关因素

1. 疾病、药物所致的疲乏、无力、头晕/眩晕,老年性骨质疏松。

2. 疾病本身(如:意识障碍、癫痫、精神障碍、血液循环障碍等)。

3. 感觉障碍(如:视力障碍、听力障碍等,平衡障碍、肢体活动障碍等)。

4. 住院期间进行保护性约束,大、小便失禁等。

5. 各种操作、仪器使用(如:冰毯等)。

(二)预期目标

患者未发生任何损伤(如:压力性损伤、坠床、骨折、冻伤等)。

(三)护理措施

1. 正确评估患者主、客观危险因素,制订护理计划,落实护理措施。

2. 对于清醒患者,将其常用物品置于易拿取的位置。

3. 卧床患者应躺于病床中央并使用病床防护栏,以免坠床,加强翻身,避免皮肤长期受压；给患者翻身时动作轻柔，避免拖、拉、拽。

4. 对于幻觉、疼痛、躁动等患者，遵医嘱用镇静、镇痛药物，做好目标导向镇静、镇痛，密切观察药物副作用，必要时给予保护性约束。

5. 约束时，严格落实约束护理，每小时评估患者约束处皮肤，每 2h 放松 5min，根据患者病情和镇静、镇痛效果，及时解除约束。

6. 对患者行吸痰、口腔护理等操作时，动作轻柔，避免损伤患者的黏膜等。

7. 大、小便失禁，及时擦净大便，用温开水冲洗会阴部。

8. 保持病室温度、湿度合适，做好患者保暖工作；保持环境安静、灯光柔和，为患者提供一个安静、舒适的环境。

9. 对于使用冰毯患者，双足跟等做好保护措施（如：透明贴保护等），并予软枕垫高。

二、患者营养失调

（一）相关因素

1. 营养物质吸收障碍（如：慢性腹泻等）。

2. 疾病及治疗过程引起的代谢需要量增加（如：高热、感染等）。

3. 体重指数（BMI）< 18.5。

（二）预期目标

1. 患者营养不良的临床表现得到改善，病情好转。

2. 患者检验指标有改善。

3. 患者血浆白蛋白 $\geq 35g/L$。

（三）护理措施

1. 经口进食：

（1）促进患者食欲，去除干扰性因素，解除疼痛，取舒适卧位，餐前暂停非急需的治疗、检查，注重心理护理；尊重患者的饮食习惯，提供良好的就餐环境。

（2）协助患者进食，陪护者对不能自行进餐者应耐心喂食，注意温度适宜，以防烫伤，及时处理进食过程中发生的问题。

（3）鼓励患者适当做床上运动，以增加营养物质的代谢和作用，从而增加食欲。

（4）注意观察患者肺部功能，如发热、干啰音、湿啰音和误吸等。

2. 管饲滴注：

（1）严格按照规范性管饲流程进行营养支持。

（2）保证营养液及输注用具清洁、无菌，管饲滴注开启后 24h 内滴注完毕。

（3）预防误吸，保证胃管位置，取半卧位，防止反流而误吸；抽吸胃内容物。在输注营养液过程中，每 4h 抽吸胃内残余量；若胃内潴留量大于 150mL，应暂停输注。

（4）发生误吸，鼓励患者咳嗽，负压吸引，必要时经气管镜清除吸入物。

3. 妥善固定胃管，防止扭曲、折叠、受压，保持清洁、无菌，定时冲洗。

4. 注意观察患者皮肤弹性、毛发光泽、甲床色泽。

5. 监测患者血电解质、血生化指标变化。

三、患者水、电解质及酸碱平衡紊乱

（一）相关因素

1. 下丘脑 – 垂体轴功能失衡，导致其神经内分泌功能障碍，使促肾上腺皮质激素 / 抗利尿激素分泌失衡，促肾上腺皮质激素（ACTH）功能亢进。

2. 患者肾功能、心功能不全，水钠潴留，水肿等。

3. 术后不当的补液或限液。

4. 各种引流液丢失（如：术后液体引流等）。

5. 患者腹泻、呕吐。

（二）预期目标

1. 患者水、电解质及酸碱平衡。

2. 患者保持体液平衡，保证脏器灌注。

（三）护理措施

1. 病情监测：

（1）严密观察患者神志、瞳孔及生命体征和临床症状的监测。

（2）监测患者血电解质或动脉血气分析，正确记录 24h 尿量或出入量，遵医嘱用药，及时补充电解质，或纠正酸中毒治疗。

2. 水肿患者定期翻身，保持皮肤黏膜完整。

3. 尿崩患者做好每小时尿量的记录，及时进行液体、电解质的补充。

四、患者有误吸的风险

（一）相关因素

1. 意识水平下降。

2. 胃管移位。

3. 咳嗽和呕吐反射抑制。

4. 吞咽受损或咽喉反射减弱。

5. 胃肠内压力增加及胃排空速度减慢。

6. 排痰不畅、痰痂形成。

7. 某些治疗因素（如：人工气道、镇静、管饲等）。

（二）预期目标

未发生显性误吸，减少隐性误吸。

（三）护理措施

1. 管道护理：

（1）妥善固定胃管，翻身，咳嗽时，注意管道滑脱，防止意外拔管。

（2）输注前确认导管位置，每 4h 记录置管刻度。

2. 减少胃内残余量：

（1）每次输注肠内营养液前及期间每 4h 抽吸一次，预估胃内残留量大于 150mL 时，应延迟或暂停输注。

（2）严格按照规范性管饲流程进行营养支持，营养泵匀速输注，最快不超过 100mL/h。

3. 患者取合适的体位：摇高床头 15°~30°。

4. 管饲前吸除患者口腔内及声门下分泌物，每班维持气囊压力 25~30cmH$_2$O，间断声门下低负压吸引。

5. 病情观察：

（1）患者突然出现呛咳、呼吸急促，或咳出混有营养液的痰液，必要时吸痰或经气管镜清除误吸物。

（2）注意患者腹压增高的影响因素（如：腹胀、剧烈咳嗽等）。

6. 遵医嘱正确使用促胃肠动力药物，注意观察药物的疗效及副作用。

五、患者清理呼吸道无效

（一）相关因素

1. 痰液黏稠、痰量多。

2. 身体虚弱或疲乏。

3. 限制咳嗽、疼痛。

4. 气管插管、气管切开、昏迷、意识障碍等。

5. 气道痉挛、纤毛运动减弱。

（二）预期目标

1. 减少或未发生吸入危险。

2. 促进患者有效地咳嗽。

3. 患者表现出肺部气体交换增加，呼吸音清，呼吸正常，发绀、呼吸困难等症状减轻。

4. 患者掌握有效咳嗽、咳痰的方法。

5. 呼吸机气道压力正常。

（三）护理措施

1. 密切观察病情变化,详细记录痰液的颜色、性质、量。

2. 保持病室空气新鲜,温度、湿度适宜,温度维持在24℃~26℃,相对湿度55%~65%,注意通风。

3. 对于痰液黏稠的患者:

（1）排痰前可协助患者翻身、拍背,拍背时要由下向上,由外向内。

（2）翻身、活动等促进有效咳嗽。

（3）遵医嘱进行雾化吸入,协助患者翻身或行胸、背部叩击,进行气道内吸痰,必要时支气管镜吸痰。

4. 防止感染,严格执行无菌操作,按规定消毒病室环境,加强口腔护理,防止交叉感染。

5. 遵医嘱使用抗炎、解痉、化痰药物,注意观察药物的疗效及副作用。

6. 有大量脓痰的患者,若病情允许,遵医嘱做好体位引流。

六、患者呼吸机依赖

（一）相关因素

1. 原发疾病未得到改善或继发某些合并症,可能导致撤机困难。常见的原因为呼吸肌乏力或呼吸机相关性肺炎。

2. 慢性阻塞性肺疾病患者,撤机困难时,呼吸衰竭的诱因或加重因素。

3. 呼吸驱动力不足或呼吸肌疲劳。

4. 营养不良或水、电解质及酸碱平衡失调。

5. 患者从心理上对呼吸机产生依赖。

6. 低蛋白血症和贫血。

（二）预期目标

患者能尽快脱机，提高生活质量。

（三）护理措施

1. 有效控制原发病及去除呼吸衰竭诱因。

2. 改善患者营养。保持内环境的稳定，恢复中枢呼吸肌功能。

3. 加强心理护理，消除患者顾虑，树立信心。

4. 选择恰当的撤机方式，合理应用同步间歇指令性（SIMV）及（PSV）模式。

5. 对部分上机前就考虑可能无法撤机的患者，要严格选择适应证。

6. 每日可进行脱机锻炼，一日内不可多次锻炼，可以从短时间开始，逐渐延长时间。

七、潜在并发症：患者呼吸机相关性肺炎

（一）相关因素

1. 人工气道、呼吸机辅助呼吸、长期卧床。

2. 患者自身：年龄、基础疾病严重程度及患者的免疫状态。

3. 医源性：患者口咽、上呼吸道、上消化道及气囊上方黏液的细菌（患者自身细菌或交叉所得细菌）定植，然后通过人工气道（气管插管或气管切开）误吸进入肺内。

（二）预期目标

1. 肺部听诊呼吸音清。

2. 住院期间，患者无 VAP 发生。

（三）护理措施

1. 严格执行手卫生，保持适宜的温度、湿度，做好病室空气消毒。

2. 若患者无禁忌证,将床头摇高 15°~30°,减少反流、误吸的风险。

3. 加强口腔护理,每 6h 口腔冲洗一次。

4. 按需吸痰,严格执行无菌操作技术,动作轻柔。

5. 使用可冲洗气管插管或气管套管,行声门下吸引。

6. 加强气囊管理,定时检测气囊压力。

7. 加强气道湿化,定时倾倒冷凝水。

8. 呼吸机管路,每周或每日更换,若污染严重,及时更换。

9. 使用镇静药物,每日唤醒患者,并每日进行患者拔管评估。

10. 正确记录呼吸机使用参数,及时处理报警。若有异常,及时汇报医师。

八、潜在并发症:患者 CAUTI

(一)相关因素

长期留置导尿。

(二)预期目标

未发生导尿管相关性尿路感染。

(三)护理措施

1. 病情监测:

(1)长期留置导尿患者每周留取尿常规,监测 pH 及细菌计数,若 pH > 6.8,需立即更换导尿管;若 pH < 6.8,则延迟两周,但不超过 4 周。

(2)注意观察留置导尿引流出的尿液的颜色、量、性质,并及时汇报医师。

2. 预防措施:

(1)加强医护人员的手卫生。

(2)严格执行无菌操作技术,插管动作轻柔,避免损伤尿道黏膜,引起尿路感染。

(3)选择合适的导尿管,及时更换。

（4）留置导尿者应选择封闭式导尿系统，减少导尿管与集尿袋接头的频繁脱开，更换集尿袋时应严格执行无菌操作技术，消毒接头处。

（5）保持尿液引流通畅，避免导尿管引流堵塞，屈曲受压；集尿袋应低于耻骨联合的位置，防止尿液逆流。

（6）保持患者会阴部清洁、干燥。

（7）每日评估患者是否可以拔除导尿管，选择间歇性导尿、套式导尿替代治疗。

九、潜在并发症：患者术后颅内出血

（一）相关因素

患者处于有颅内出血发生的高度危险状态或已经发生颅内出血。

（二）预期目标

患者生命体征稳定，未发生颅内出血。

（三）护理措施

1. 严密监测患者神志、瞳孔、生命体征及末梢循环情况，躁动患者给予适当保护性约束和镇静剂。

2. 密切观察患者凝血功能、动脉血气分析和血红蛋白指标变化，做好 CT 复查。

3. 患者术后颅脑引流，注意观察引流液的颜色、量及性质，保持引流通畅。

4. 遵医嘱给予降低颅内压及止血药物。

5. 必要时做好急诊手术的准备。

十、潜在并发症：患者应激性溃疡

（一）相关因素

脑出血、呼吸衰竭、脑梗死、创伤等疾病。

(二)预期目标

患者溃疡出血止,胃内容物无出血,大便隐血无阳性。

(三)护理措施

1. 注意观察患者有无恶心、上腹部疼痛、饱胀、呕血、黑便、尿量减少等症状和体征;胃管鼻饲的患者,每次鼻饲前先抽吸胃液,并注意观察其颜色,若为咖啡色或血性,提示发生出血;注意观察患者大便的量、颜色和性状,进行大便隐血试验以及时发现少量出血。

2. 对神志清醒患者,告知患者应激性溃疡的原因;安慰患者,消除其紧张情绪,创造安静、舒适的环境,保证患者休息。

3. 遵医嘱禁食,出血停止后给予清淡、易消化、无刺激性、营养丰富的温凉流质饮食或小剂量鼻饲饮食,防止胃黏膜损伤及加重出血。

4. 遵医嘱应用 H_2 受体拮抗药物(如:雷尼替丁、质子泵抑制药物如奥美拉唑等),以减少胃酸分泌,冰盐水加去甲肾上腺素从胃管注入止血,枸橼酸铋钾口服或鼻饲保护胃黏膜等。注意观察药物的疗效及副作用。

十一、潜在并发症:患者导管相关血流感染

(一)相关因素

长期留置各类深静脉管,如:经外周静脉置入中心静脉导管(PICC)、动脉血压(ABP)、CRRT 管、ECMO 管。

(二)预期目标

未发生导尿管相关性尿路感染。

(三)护理措施

1. 医护人员严格落实手卫生。

2. 穿刺、操作时予最大的无菌屏障保护,严格执行无菌操作。

3. 严格进行皮肤消毒,敷料每周更换 2 次,保持输液管道清洁,三通管、输液器等每日更换, 若有血迹等污染应立即更换,输液接口脱开则严格用酒精棉片消毒 15s 以上。

4. 深静脉穿刺首选锁骨下静脉,避免股静脉穿刺。

5. 每日评估患者是否可以拔管,尽量及早拔管。

6. 保持病室空气流通,定期消毒,限制人员探视,保持环境整洁、舒适,定期进行空气培养。

十二、患者躯体移动障碍

(一)相关因素

1. 意识障碍、瘫痪(偏瘫或截瘫)、镇静、镇痛药物使用等。

2. 活动耐力下降。

3. 疼痛和不适。

4. 医疗限制(如:牵引、石膏固定等)。

(二)预期目标

1. 患者卧床期间生活需要能够得以满足。

2. 患者在帮助下可以进行躯体活动。

3. 患者能独立进行躯体活动。

4. 患者未发生受伤、压力性损伤,下肢深静脉血栓形成、肢体挛缩畸形的并发症。

(三)护理措施

1. 病情监测:

(1)每日评估患者躯体移动障碍的程度。

(2)严密观察患侧肢体血运和受压情况。

2.体位：

（1）协助患者翻身，更换体位，正确的卧位可以减少患肢的痉挛、水肿，增加舒适度。

（2）保持患者肢体处于功能位，预防肢体畸形。

（3）在移动患者时保证患者的安全，动作稳、准、轻。

（4）抬高患肢并协助被动运动，预防压力性损伤和下肢静脉血栓形成。

3.饮食护理：对吞咽困难和气管切开、呼吸机辅助呼吸者，应及时插胃管，给予鼻饲管道留置，留置鼻饲管的患者在进食时到进食后30min应摇高床头。

4.皮肤护理：

（1）适当使用皮肤保护贴、三角枕、气垫床等抗压力用具。

（2）保持床单位清洁、干燥，减少对皮肤的机械性刺激。

5.用药护理：

（1）因疼痛、镇静、镇痛药物使用引起的躯体活动障碍的患者，注意观察药物疗效及副作用。

（2）因脑梗死导致的躯体活动障碍的患者，使用溶栓、抗凝药物时，应注意观察有无黑便、皮肤瘀斑等出血表现，严重者可能继发颅内出血。

十三、患者体液过多

（一）相关因素

1.右心衰竭致体循环瘀血。

2.低蛋白血症。

3.肾功能衰竭、水钠潴留。

（二）预期目标

水肿、腹水减轻或消失。

（三）护理措施

1.病情监测：

（1）准确记录患者24h出入量或尿量，若患者尿量< 30mL/h，及时报告医师。

（2）有腹水者每日测量腹围。

2.体位：

（1）对明显呼吸困难者，给予半卧位，端坐卧位者使用床上小桌，必要时双腿下垂。

（2）伴胸腔积液或腹水者采取半卧位。

（3）对下肢水肿者，若无明显呼吸困难，可抬高下肢。

3.饮食护理：患者限食含钠量高的食品，低蛋白血症患者可静脉补充白蛋白，鼻饲患者给予规范化的管饲流程。

4.药物护理：

（1）遵医嘱正确使用利尿药物，注意观察药物疗效及副作用。

（2）给患者使用利尿剂，注意低钾血症，监测血钾，必要时遵医嘱补钾。

（3）注意观察患者有无胃部不适、呕吐、腹泻、高血糖、高尿酸血症等。

5.必要时行CRRT治疗：

（1）严格执行三级容量管理。

（2）监测凝血功能：循环血路眼观检查；循环血路压力测定；滤器凝血程度；凝血试验。滤器凝血征兆：液面有泡沫、管路内血液分层、滤器纤维颜色变深、跨膜压进行性升高、滤器两端血液分布不均匀、静脉壶滤网有血凝块。

（3）抗凝监测：检验指标的PT、APTT、INR、ACT、PLT、Xa因子；APTT为60~90s，ACT为180~220s。

十四、患者心输出量减少

（一）相关因素

1.心肌收缩力降低。

2.心动过速或过缓。

3. 心脏瓣膜关闭不全。

(二)预期目标

1. 心肌收缩力增加,心功能较前改善。

2. 控制心律。

3. 活动耐力增加。

(三)护理措施

1. 病情监测:

(1)监测并记录心衰患者的早期症状和体征。

(2)评估患者心排血量减少的指征,测量并记录尿量,评估患者肺呼吸和喘鸣音。

(3)注意观察患者周围血管灌注不良的症状,如:出汗、脉细速、皮肤湿冷、毛细血管充盈度差、头晕、失眠等。

(4)监测患者右心衰竭产生的体静脉充盈增强的迹象,如:颈静脉怒张、腹水、眼眶水肿、肝肿大等。

2. 患者绝对卧床休息,加强翻身。

3. 规范化患者肠内、肠外营养,必要时禁食。

4. 遵医嘱予利尿剂、强心剂、扩血管药物,血管紧张素抑制剂、抗心律失常药物,注意观察药物的疗效及副作用。

5. 必要时予 ECMO 治疗:

(1)密切观察导管患者穿刺处有无出血,及时汇报医师,进行换药或处理。

(2)患者加强保暖,适当抬高及保暖患肢,注意避免 ECMO 管道折叠、扭曲,甚至滑脱。

(3)尽量减少创伤性操作,吸痰或行口腔冲洗时动作轻柔。

(4)加强对患者的基础护理,预防护理并发症。

十五、患者有感染传播的风险

（一）相关因素

1. 有高度耐受抗菌药物的病原体定植。

2. 患者暴露于由空气传播或接触传播（直接、间接接触飞沫）病原体。

3. 患者伤口污染、感染的排泄物污染引流装置（导尿管和胸腔引流管、吸痰装置、气管插管等）。

4. 患者缺乏有关感染源或预防感染的知识。

（二）预期目标

未发生感染传播。

（三）护理措施

1. 患者方面：

（1）隔离：有条件实施单间隔离，或同种病源同室隔离，进出穿隔离衣。无条件时，集中区域安置，做好床边隔离。

（2）患者的听诊器、体温计、输液架等专人专用，其他不能专人专用的物品（如：轮椅、平车等）每次使用后消毒。

（3）患者进行检查时，做好相应的隔离措施，用后的器械物品必须消毒。转科时通知接收科室做好预防措施，多重耐药物菌转运单交接签名。

（4）患者的检验标本应置于密闭容器内运送。

（5）被血液、体液污染的敷料或患者使用过的一次性用品等所有废弃物均按医疗废物严格处理（用双层黄色垃圾袋，外贴特殊标识，密闭）。

（6）患者出院做好终末消毒。

（7）感染者或携带者三次标本送检阴性（间隔 24h/ 次），方可解除床边隔离。

2. 家属方面：

（1）做好宣教工作，严格落实探视制度，接触前后洗手。

（2）限制或减少家属陪护、探视时间。

3. 医务人员：

（1）严格遵循手卫生要求。

（2）每班相对固定医务人员进行诊疗操作。

4. 环境要求：

（1）通风换气，定时用消毒机消毒房间。

（2）每班用含氯消毒剂擦拭周围物品、床头柜、门把手等。

5. 药物：合理使用抗菌药物。

十六、患者语言沟通障碍

（一）相关因素

1. 脑部疾病（如：脑肿瘤、脑供血不足、脑外伤、脑中风等）。

2. 气管插管、气管切开等。

3. 存在文化差异、地域差异（如：使用不同的语言、方言等）。

4. 听力障碍。

（二）预期目标

能进行有效沟通或通过非语言沟通达到沟通的目的。

（三）护理措施

1. 人工气道的患者，可通过肢体语言、手势，使用手摇铃、呼叫器、卡片式图片等表达意思，解决需要解决的问题。

2. 听力障碍的患者，使用写字板、卡片式图片进行沟通。

3. 存在文化语言差异的患者，责任护士尽量多与患者在操作前、中、后进行沟通交流，必要时使用写字板。

4. 气管插管的患者尽早进行脱机锻炼，拔除气管插管。气管切开的患者则在生命体征平稳的情况下每日间断封管，使用语音阀进行沟通。

10

第十章

心身科患者护理计划与实操

一、患者有自杀、自伤的危险

(一)相关因素

1. 抑郁状态、自我评价低、悲观绝望等情绪。

2. 对无效的治疗失去信心。

3. 不堪忍受疾病的折磨。

4. 命令性幻听。

5. 自罪妄想、意向倒错。

(二)预期目标

住院期间无自杀、自伤行为发生,能合理控制情绪。

(三)护理措施

1. 加强重点患者、关键环节、特殊时间段的护理,尤其做好对中高风险患者的安全评估。

2. 对存在幻觉、妄想的患者,要对其症状类型、内容、频度等做到心中有数,密切观察患者的言语、情绪及行为表现。

3.对有自杀病史、消极言行、情绪低落、自罪自责，以及私藏药物史的患者，要时刻掌握其行动，给予重点观察。

4.对有自杀先兆的患者，应做到心中有数，家属24h陪护，并注意观察患者的情绪变化。

5.加强护患交流，建立治疗性信任关系，了解患者言语、情绪和行为表现，掌握幻觉出现的次数、内容、类型、时间和规律，并评估患者幻觉对行为的影响。

6.根据患者的病情和具体情况，可与患者讨论自杀的问题（如：计划、时间、地点、方式，如何获得自杀的工具等），并讨论面对挫折的态度和表达愤怒的方式。这种坦率的交谈可明显降低患者的自杀危险性。

7.对患者及家属做好入院宣教，禁止将危险物品，如玻璃制品、绳索物品（鞋带、腰带、购物袋等）、刀具、打火机等，带入病室，以防意外发生。

8.每日晨间护理时，再次检查床头桌、床下有无危险物品。

9.每周进行安全大检查，对于查到的危险物品给予没收并登记入册，待出院归还。

10.严格执行安全检查制度，若病室门窗、锁、桌椅等物品损坏时，及时报修。

二、患者焦虑

（一）相关因素

患者焦虑，担心再次发作。

（二）预期目标

患者症状减轻或消失。

（三）护理措施

1.建立良好的护患关系，使患者对医务人员产生信任，对治疗存有信心。

2.提供支持性心理护理，耐心倾听患者的诉说，了解患者的感受和体验，对患者的痛苦给予高度的理解和尊重。

3. 帮助患者掌握放松技巧,指导患者运用深呼吸渐进性放松、听音乐等。

4. 帮助患者重建正确的疾病概念和对待疾病的态度:顺应自然,接受症状;转移注意,尽量忽视它;参加力所能及的劳动。

5. 对主诉躯体不适的患者,注意区别是心因性还是器质性问题,对于后者需要及时向医师反馈,遵医嘱治疗。

三、患者自我认同紊乱

(一)相关因素

抑郁情绪、自我评价过低、无价值感。

(二)预期目标

1. 患者出院前能对自己有正向的评价,并能积极展望未来。

2. 患者能表达内心感受。

(三)护理措施

1. 有效地进行治疗性沟通,鼓励患者叙述内心体验。

2. 理解患者痛苦的心境,具备高度的耐心和同情心。

3. 重视非语言沟通的作用,通过眼神、手势等表达和传递对患者的关心与支持。

4. 改善患者的消极情绪,协助建立新的认知模式和应对技巧。

5. 积极创造和利用一切个体和团体人际交往的机会,协助患者改善以往消极被动的交往方式,减少患者的负性体验。

6. 与患者讨论其经历,帮助其分析、认识精神症状,减少患者由于缺乏对疾病的认识而出现的焦虑、抑郁情绪,反复向患者表达其症状和疾病是可以治愈的,以增加患者战胜疾病的自信心。

四、患者不依从行为

（一）相关因素

自知力缺乏。

（二）预期目标

1. 患者愿意配合治疗和护理，主动服药。
2. 患者能描述不配合治疗的不良后果。

（三）护理措施

1. 医护人员主动体贴、关心、照顾患者，使患者感到自己是被重视、接纳的。
2. 医护人员选择适当的时机向患者宣教有关知识，帮助患者了解自己的疾病，向患者说明不配合治疗将带来的严重后果。
3. 医护人员严格执行操作规程，发药到手，看服到口，服药后检查口腔、水杯，但要注意采取适当的方式，尊重患者的人格。
4. 拒绝服药的患者，应耐心劝导，必要时采取静脉输液或鼻饲。
5. 鼓励患者表达对治疗的感受和想法。
6. 注意观察药物的疗效及副作用。

五、患者自我形象紊乱

（一）相关因素

对自身形象不满。

（二）预期目标

患者能对自身形象有理性认识。

（三）护理措施

1. 与患者建立相互信任的关系，向患者表示关心和支持，让患者有被接纳感。

2. 评估患者对肥胖的感受和态度。鼓励患者表达对自身形象的看法，包括喜欢的和不喜欢的方面、对形象改变的感受，以及重要关系人物的看法和态度对自己的影响。

3. 帮助患者正确理解身型与食物的关系。制订宣教计划，帮助患者认识营养相关问题（如：减肥、节食是增加暴食发生率的因素，长期节食对认知功能的影响等），以帮助患者对自己经历的认识。

4. 将患者实际的身形尺寸与其主观感受做比较，帮助患者分辨其主观判断的错误。

5. 向患者说明低体重对健康的危害性，不针对患者的错误认知进行评判。

6. 鼓励患者进行适当的自身修饰和打扮；鼓励患者总结自己的优点，尤其是自身形象方面的长处。

7. 帮助患者认识"完美"是不现实的，并帮助其认识对"完美"的理解。

六、患者社会交往障碍

（一）相关因素

1. 对社交活动的恐惧和回避。

2. 担心发作而采取回避的行为方式。

（二）预期目标

1. 患者能与他人建立良好的人际关系。

2. 患者家庭及社会支持系统提高。

3. 患者社会功能基本恢复正常。

（三）护理措施

1. 与患者共同探讨其压力源及诱因，与其制订出适合患者的压力应对方式，并提供环境和机会让患者学习和训练新的应对技巧。

2. 反复强调患者的能力和优势，以利于增强信心和减轻无助、无用感。

3. 帮助患者提高改善自我照顾能力，协调患者增强对社会环境和家庭的适应能力，鼓励患者努力学会自我调节，尽早摆脱依赖性。

4. 提高患者的应对能力和改善社会功能，协助患者获得家庭的理解和可及的社会支持系统。

七、患者有走失的危险

(一)相关因素

1. 患者自知力缺乏，拒绝接受治疗而出走。

2. 患者对住院及治疗感到恐惧，不能适应住院环境。

(二)预期目标

住院期间患者未发生出走行为。

(三)护理措施

1. 评估患者出走征兆：患者有出走史；患者有明显的幻觉、妄想；患者缺乏自知力，被迫住院；患者对住院及治疗感到恐惧，不能适应住院环境；患者有寻找出走机会的动机感。

2. 与患者建立治疗性的信任关系

(1)主动接触患者，鼓励患者要有战胜疾病的信心。

(2)给患者创造舒适的休息环境。

(3)严密观察患者的病情变化，严格交接班，严格实施安全措施。

(4)督促和组织患者参加娱乐活动，使其心情愉快，消除其恐惧和疑虑的心理障碍，促使其配合治疗。

3. 做好夜间巡视工作，巡视时间不定时，以防止患者掌握规律外逃。

4. 患者外出治疗及检查时，专人陪护，禁止单独外出。

5. 加强与家属的联系,鼓励家属探视,减少患者的孤独感。

八、患者恐惧

(一)相关因素

1. 惊恐发作症状。

2. 检查(手术)、疼痛、疾病诊断、预后、死亡威胁等。

(二)预期目标

1. 患者恐惧感减轻或消失。

2. 患者能运用有效的心理防御机制及应对技巧控制不良情绪,减轻不适感。

(三)护理措施

1. 做好患者的心理评估,评估患者对疾病、治疗的态度,反应方式和行为表现。

2. 急性发作期:

(1)医护人员需镇静、沉稳,并立即帮助患者脱离应激源或更换环境。治疗和护理需保持有条不紊地进行,并需一直陪伴患者直到发作缓解。

(2)耐心倾听和安抚患者,对其表示理解和尊重。

(3)将患者和(或)家属分开或隔离,以免相互影响和传播。

(4)若患者表现为挑衅和敌意时,应适当限制活动。

3. 间歇期间:

(1)对患者的恐惧表示理解,鼓励患者表达自己的感受,并耐心倾听患者说出恐惧的原因。

(2)向患者宣教关于惊恐障碍及其生理影响的知识,帮助患者战胜恐惧。

(3)用内感性暴露的方法帮助患者减轻症状,教会患者通过控制过度换气或体力活动(如:跑步、快走等)减轻恐惧感。

(4)教会患者放松技术(如:呼吸练习、肌肉松弛术等),以便患者急性发作时,能够自我控制。

（5）鼓励患者参加文化活动（如：读书看报、听音乐、看电视及下棋等活动）。

（6）对患者的进步及时给予肯定和鼓励。

九、患者个人应对无效

（一）相关因素

生活事件或疾病致应激过强、应对机制不完善。

（二）预期目标

1. 患者情绪稳定，无焦虑、恐惧、紧张等不良情绪。

2. 患者能正确认识应激事件，学会正确应对方法。

（三）护理措施

1. 运用非语言沟通技巧（如：安静陪伴、抚触、鼓励关注的眼神等），以表达医护人员关心和帮助。

2. 鼓励患者根据可控制和可接受的方式表达焦虑、激动，允许自我发泄（如：来回踱步、哭泣等），但不过分关注。

3. 鼓励患者用言语描述、联想、回忆、及重新体验创伤性经历等，以达到宣泄的目的。

4. 与患者讨论创伤性事件，包括患者的所见所闻、所思所想，减少患者自我消极评价的可能。

5. 指导患者使用放松技术（如：缓慢地深呼吸，全身肌肉松弛，听音乐等）。

6. 鼓励患者参加活动（如：读书、看报、听音乐、看电视及下棋等活动），多与他人交往以分散注意力，减轻孤独感，改善回避他人、环境的行为。

7. 帮助患者学会各种应对应激的积极、有效的认知和行为技能（如：选择性忽视、转移刺激等）。

十、患者绝望

（一）相关因素

1. 长期情绪低落致抑郁情绪。
2. 长期处于失眠或异常睡眠状态。

（二）预期目标

1. 患者的情绪稳定，能够接受症状，并且其社会功能基本恢复正常。
2. 患者睡眠好转，重拾对生活的信心。

（三）护理措施

1. 与患者相互建立信任的护患关系，加强沟通，了解患者深层次的心理问题。

2. 帮助患者认识心理刺激、不良情绪对睡眠的影响，使患者学会自行调节情绪，正确面对心理问题。

3. 失眠患者由于过分担心，造成焦虑，使睡眠障碍加重，从而形成恶性循环。对待此类患者，需要使用认知疗法，帮助其了解睡眠的基本知识（如：睡眠的生理规律、睡眠质量的高低不在于睡眠时间的长短、失眠的原因和根源等）。

4. 用说明、解释、分析、推理等技巧使患者认识其症状行为，以帮助患者接受症状。患者的痛苦在于，患者知道自己的症状是不正常的，力图摆脱它，但又摆脱不掉，循环往复反而进一步促成心理冲突，形成恶性循环。若让患者在心理上"顺应自然"，放弃对疾病的抗拒，切断恶性循环，反而可以使症状减轻或消失。

5. 反复强调患者的能力和优势，忽略其缺点和功能障碍，以利于增强信心和减轻无助、无用感。

6. 用行为示范方法，让患者学会处理压力。

7. 协助患者获得家庭的理解和可及的社会支持系统的支持。

8. 帮助患者获得自我照顾能力；协助患者增强对社会环境和家庭的适应能力；鼓励患者努力学会自我调节，尽早摆脱依赖性。

十一、患者舒适的改变

(一)相关因素

1. 疑病症。

2. 焦虑或抑郁情绪。

3. 睡眠质量差。

(二)预期目标

患者基本的生理及心理需要得到满足,舒适度增加。

(三)护理措施

1. 提供基础护理,保证患者饮食、睡眠、排泄等生理需求的满足。

2. 对主诉躯体不适的患者,注意区别是心因性还是器质性问题,对于后者需要及时向医师反馈,遵医嘱给予相应处理。

3. 帮助患者恢复或者改善社会功能,让患者接受症状,理解患者。

4. 帮助患者认识症状,减轻症状,或者使其能够带着症状生活。

5. 提供安静、安全、舒适的环境,减少外界不良因素刺激。

6. 做好安全检查,避免环境中的危险物品等不安全因素,以防止患者发生意外。

十二、患者疲乏

(一)相关因素

1. 患者抑郁情绪致身体乏力。

2. 患者长期失眠,影响日常功能。

(二)预期目标

1. 患者能采取减轻疲乏的措施。

2. 患者能维持日常生活和社交活动。

（三）护理措施

1. 帮助患者表达疲乏的原因及影响生活的感受。

2. 帮助患者分析疲乏的原因，反馈医师，给予对症处理。

3. 教导保存体能的技术：

（1）将需要的东西放在易取的位置。

（2）活动期间提供休息时间，患者休息时避免不必要的打扰。

（3）有条件时可保健按摩，达到放松的目的。

（4）协助活动。

（5）若活动时出现不适症状，立即停止活动，进行休息，并以此作为限制最大活动量的措施。

（6）少量多餐。

4. 减少干扰因素（如：噪音、秩序），提供患者喜爱的娱乐方式。

5. 向患者解释冲突和应激对体能水平的影响。

6. 帮助学习有效的应对技巧（如：分享、表达、放松方法等）。

十三、患者睡眠形态紊乱

（一）相关因素

1. 疾病引起的不适（如：疼痛、不舒适、呼吸困难、尿失禁、腹泻等）。

2. 焦虑或恐惧。

3. 环境改变。

4. 持续输液等治疗。

（二）预期目标

1. 患者能描述有利于促进睡眠的方法。

2. 患者主诉已得到充足的睡眠，睡眠后精力充沛。

（三）护理措施

1. 评估患者睡眠型态和睡眠时数,注意会干扰睡眠的生理情况及心理情况。

2. 保持环境安静,医护人员巡视时做到"四轻"。

3. 睡眠卫生宣教：

（1）教会患者自我处理失眠的各种措施,包括生活规律,三餐、睡眠、工作时间尽量固定。

（2）睡前 2h 避免易兴奋的活动（如：观看刺激、紧张的电视节目、长久谈话、进食等）。

（3）避免浓茶、咖啡、巧克力、可乐等让人兴奋的食品。

（4）白天多在户外活动。

（5）用熟悉的物品或生活习惯帮助入睡（如：听音乐、用固定的被褥等）。

（6）使用睡前诱导放松的方法,包括腹式呼吸、肌肉松弛法等,使患者学会有意识地控制自身的心理活动,降低唤醒水平。

（7）营造最佳的睡眠环境,避免光线过量或直射面部,维持适当的温度和湿度,保持空气流通,避免噪音干扰。

4. 重建规律,保证有质量的睡眠模式：

（1）刺激控制训练：帮助失眠者减少与睡眠无关的行为和建立规律性睡眠—觉醒的手段。

（2）睡眠定量疗法,指导失眠者减少在床上的非睡眠时间,限制白天在床上的时间,保证有效的入睡时间。

5. 必要时遵医嘱给予镇静、催眠药物,并评估患者服药后的疗效及副作用。

6. 积极实施心理治疗和心理护理。

十四、患者排便形态紊乱

（一）相关因素

1. 焦虑、抑郁情绪导致精神运动抑制。

2.使用抗精神病药物引起的副作用。

(二)预期目标

1.患者主诉便秘症状减轻或消失。

2.患者能够建立定时排便习惯。

3.患者和(或)家属能描述预防便秘的措施和治疗便秘方法。

(三)护理措施

1.评估患者便秘的情况:

(1)肠鸣音情况、排便次数、大便性状、量及颜色,有无饱胀感、便意感等。

(2)平时有无习惯性便秘。

(3)是否服用便秘药物。

2.指导患者采取通便措施:

(1)合理饮食,增加富含纤维素的食物摄入量(如:新鲜水果、蔬菜等)。

(2)为患者创造良好的排便环境,以方便患者上洗手间。

(3)无糖尿病者每日清晨给予蜂蜜 20mL 加温开水饮用。

(4)予适当腹部按摩(按顺时针方向),以促进肠蠕动。

3.遵医嘱给予口服缓泻剂通便,必要时遵医嘱灌肠。

十五、患者营养失调:低于机体需要量

(一)相关因素

1.患者缺乏正确的营养知识。

2.患者焦虑、抑郁或其他不适状态导致食欲下降。

3.患者偏食、拒食或神经性厌食、自行诱吐、过度运动、滥用泄剂。

(二)预期目标

1.患者能说出导致营养不良的原因。

2. 患者能摄入足够的营养素。

3. 患者营养状态有所改善。

（三）护理措施

1. 评估患者体重情况以及患者对限制自己体重所采取的措施,包括自我诱吐、使用泄剂或利尿剂情况。

2. 评估患者达到健康体重和正常营养状态所需的热量,与营养师一起制订患者体重增长计划。

3. 向患者讲解体重降低的危害,并解释治疗目的,取得患者的配合。

4. 提供安静、舒适的进食环境,指导患者选择食物,对进食时间加以限制,一般不超过 30min。同时陪伴患者进餐,并至餐后至少 1h,以确保患者按量摄入食物,无诱吐发生。

5. 对进食不依从的患者,根据医嘱进行鼻饲或胃肠外营养。

6. 限制患者餐后的异常行为(如:长时间跑步等)。

7. 当患者体重增加时,给予一定奖励,若体重减少则有所惩罚。

8. 每日定时使用固定体重计测量患者体重,密切观察和记录患者的生命体征、出入量、心电图、检验结果,直至以上指标趋于平稳为止。评估患者皮肤的颜色、弹性和完整性。若有异常及时向医师汇报。

十六、患者有对他人施行暴力行为的风险

（一）相关因素

1. 幻觉、妄想、焦虑、器质性损伤等。

2. 患者突然进入兴奋状态。

（二）预期目标

1. 患者语言攻击性行为减少或消失。

2. 患者能应用教会的技巧控制暴力行为。

3. 患者未发生暴力行为。

（三）护理措施

1. 将患者安置在安静、宽敞、明亮、整洁的环境中,避免噪音干扰。

2. 掌握患者暴力行为发生的征兆,及时预防,力争在患者出现暴力行为症状之前及时发现及处理。

（1）兴奋行为:包括踱步,面部肌肉紧张,用拳击物等。

（2）情感:愤怒、异常焦虑、易激惹、情感不稳定等。

（3）语言:提一些无理要求,说话大声并具有强迫性等。

（4）意识状态:思维混乱、精神状态突然改变、定向力缺乏、记忆力损害等。

3. 减少诱因:

（1）与患者沟通交流时,态度要和蔼可亲,避免刺激性言语。

（2）提供治疗及护理前,充分地告知患者,征得同意,不与其发生争执。

4. 提高患者自控能力:

（1）鼓励患者以适当方式表达和宣泄情绪(如:捶枕头、棉被,撕纸,做运动等)。

（2）明确告知患者暴力行为的后果,设法提高患者的自信心,让患者相信自己有控制行为的能力。

5. 控制精神症状:把患者的暴力倾向及时告知医师,以便做出及时有效的处理。

6. 一旦患者发生暴力行为,呼叫其他工作人员寻求援助,巧夺危险物品,行动果断迅速,并进行心理疏导,必要时适当采用保护性约束。

十七、患者个人恢复能力障碍

（一）相关因素

精神状态改变。

（二）预期目标

1. 患者精神症状减轻或消失。

2. 能运用有效的心理防御机制及应对技巧处理压力。

3. 建立良好的人际关系。

(三)护理措施

1. 提供支持性心理护理,耐心倾听患者的诉说,了解患者的感受和体验,对患者的痛苦给予高度的理解和尊重。

2. 教会患者应用意向引导、深呼吸,或其他放松技巧来逐步放松肌肉。

3. 帮助患者接受症状,理解患者,帮助患者认识症状,减轻症状,或使其能够带着症状生活。

4. 与患者共同探讨其压力源及诱因,与患者找出适合其的应对压力的方式,并提供环境和机会让患者学习和训练新的应对技巧。

5. 反复强调患者的能力和优势,忽略其缺点和功能障碍,以利于增强信心和减轻无助、无用感。

6. 用行为示范方法,让患者学会处理压力。

7. 协助患者获得家庭的理解和可及的社会支持。

8. 帮助患者改善自我照顾能力,协调患者增强对社会环境和家庭的适应能力,鼓励患者努力学会自我调节,尽早摆脱依赖性。

十八、患者知识缺乏

(一)相关因素

1. 患者年龄大、文化程度低。

2. 患者缺乏有关疾病、药物、饮食等方面的知识。

(二)预期目标

1. 患者能说出疾病的过程和治疗原则。

2. 患者能说出所用药物的疗效和副作用。

3. 患者能说出有关疾病的注意事项。

(三)护理措施

1. 评估患者知识缺乏的程度、感知能力及对疾病的过程、用药、饮食知识的了解程度,病情发展、治疗的反应。

2. 向患者讲解有关疾病的知识和发展过程。

3. 向患者讲解有关饮食结构,及饮食对机体康复的重要性。

4. 向患者介绍有关药物的药理作用。

5. 向患者宣教有关疾病的注意事项。

6. 向患者宣教配合医护人员对康复治疗的重要性。

十九、患者急性意识障碍

(一)相关因素

意识水平改变,意识丧失。

(二)预期目标

1. 患者意识障碍减轻或恢复正常。

2. 患者和(或)家属知晓引起意识障碍的原因,配合治疗。

(三)护理措施

1. 评估患者意识障碍的程度,监测生命体征、意识、瞳孔等,并及时记录。

2. 密切观察患者的各种表现,注意有无出现自杀、自伤、暴力行为的征兆出现。一旦发现立即采取措施,保证患者及周围人员安全。

3. 提供安全、舒适的环境,保证房间内设施安全、光线明亮、空气流通。对各种危险物品(如:剪刀、绳索、药物、玻璃等),需妥善保管。

4. 定期进行安全检查,发现危险物品或安全隐患应及时处理,杜绝危险因素。

5. 当患者出现严重的精神性兴奋性导致行为紊乱、冲动时,给予适当的保护性约束。

6. 限制患者活动范围,防止走丢、跌倒 / 坠床或受其他患者的伤害。

7. 患者多进食营养丰富、易消化食物,避免呛咳和吸入性肺炎。

8. 合理供给患者营养,必要时给予静脉营养剂和白蛋白。

9. 为患者营造安静睡眠环境,按时关闭大灯。

10. 鼓励患者减少日间卧床时间,增加活动。

11. 必要时遵医嘱给予患者镇静、催眠药物,并注意观察药物的疗效及副作用。

12. 做好基础护理,保证患者的各项基本生理需要得到满足,避免发生压力性损伤、口腔溃疡等。当患者的病情开始缓解,意志行为逐渐增强时,鼓励患者自行料理个人卫生。

二十、患者感知觉紊乱

(一)相关因素

感觉异样。

(二)预期目标

1. 感觉障碍减轻或逐渐消失。

2. 患者能正确认识疾病表现,以及现实与内心冲突的关系。

3. 患者能接受症状。

(三)护理措施

1. 提供基础护理,保证患者在饮食、睡眠、排泄等生理需要上的满足。

2. 对主诉躯体不适的患者,注意区别是心因性还是器质性问题,对于后者,要及时向医师反馈,遵医嘱给予相应治疗。

3. 在与患者的接触过程中,对患者的症状不能简单地否认或评判,需耐心倾听患者的叙述,接受患者的症状。

4. 帮助患者学会放松,教会患者通过深呼吸或其他放松技巧来逐步放松肌肉。

5. 帮助患者矫正扭曲的认知,或改变各种不正确的看法,使患者改善或消除适应不良的情绪和行为。

6. 教会患者负性思维阻断的行为技术,如突然用力拉弹手腕上的橡皮筋。

二十一、患者思维过程改变

（一）相关因素

思维联想障碍、思维逻辑障碍、妄想等。

（二）预期目标

1. 患者的症状得到最大限度的减轻,日常生活尽可能不被精神症状所困扰。

2. 患者能够区分现实与症状的差距,并能适应现实。

（三）护理措施

1. 注意观察患者的认知、情感、行为、意志等精神活动。患者的思维经常脱离现实,不能正确理解和处理客观事物,从而出现冲动、伤人、自杀、自伤、外走、毁物等异常行为。

2. 向患者家属做好宣教,禁止危险物品带入病室。每日晨间护理再次检查床头桌、床下、床垫下、衣物内有无危险物品。

3. 对于治疗室、患者活动室等场所,人走锁门,防止医疗器械成为危险物品。

4. 加强重点患者、关键环节、特殊时间段的护理,家属 24h 陪护,尤其对中、高风险患者的安全评估。

5. 注意观察患者有无睡眠障碍(如:失眠、早醒、多梦、睡眠过多等),注意观察其病情有无波动,精神症状尤其是幻觉、妄想是否加重。

6. 夜间巡视患者睡眠情况,防止患者蒙头睡觉或假睡。

7. 保持环境安静,温度、湿度适宜,避免强光刺激,巡视病室做到"四轻"。

8. 鼓励患者白天多参加娱乐活动,减少午睡时间;晚上睡前可热水泡脚,促进足部血液循环。

9. 对于睡眠过多或存在睡眠障碍的患者,应培养良好的作息习惯。

10. 加强护患交流,建立治疗性信任关系,了解患者言语、情绪和行为表现,以掌握幻觉出现的次数、内容、类型、时间和规律,并评估患者幻觉对行为的影响。

11. 服药到口,确保药物服下。对于拒不服药,并劝说无效者,汇报医师,改用其他给药方式。

12. 注意观察药物的疗效及副作用。

第十一章

老年医学科患者护理计划与实操

一、患者语言沟通障碍

（一）相关因素

认知改变，包括记忆力障碍、定向力障碍、记忆力缺陷、判断力障碍。

（二）预期目标

患者能以改变后的沟通方式表达自己的需要。

（三）护理措施

1. 注意观察患者非语言的沟通信息。

2. 鼓励患者说话。

3. 当患者试着沟通时要耐心倾听。

4. 不要在患者面前说些伤自尊的言语。

5. 与患者交谈时减少环境中的干扰因素。

6. 不要与患者大声说话，排除患者听力障碍。

7. 当说话时应站在患者面前，目光要注视患者。

8. 给患者充足的时间予以回答问题。

9. 对患者的挫折感表示理解。

10. 使用简短的句子，一次反问一个问题。

二、患者社交障碍

（一）相关因素

患者认知改变，包括社会自我感知障碍、记忆力缺陷、判断力障碍、定向力障碍，以及不参与社会活动。

（二）预期目标

患者能开展社会交往，表现为与护理人员或家属有良好的关系。

（三）护理措施

1. 与患者讨论其感兴趣的但又不需要许多回忆的事情。

2. 当谈论过去的经历时，帮助患者与彼时彼地联系起来。

3. 帮助患者参与适合其认知水平的社会活动。

4. 当患者特别窘迫时，帮助其摆脱困境。

5. 若患者有幻觉，将患者的注意力集中于与现实有关的事情，不要纠正患者的想法或告诉其这是幻觉表现。

6. 避免予患者过多的刺激（如：噪音、光线、活动等）。

7. 制订每日活动计划时，纳入活动时间和安静休息的时间，应考虑患者的特长、兴趣和能力。

8. 提供每日社交活动的信息。

三、患者有暴力行为的风险

（一）相关因素

1. 对现实知觉障碍。

2. 对挫折的耐受力下降。

3. 应对技巧障碍。

4. 人际关系界限模糊。

5. 过于兴奋。

（二）预期目标

患者或陪护者未发生受伤。

（三）护理措施

1. 在患者认知范围内，尽可能地让其参与治疗，从较轻的限制开始，逐渐增加对患者的限制。

2. 提供适宜的环境，减少感知觉刺激。

3. 给患者语言的反馈，建立良好的人际关系。

4. 和患者讲话时，语速要慢，口齿清晰，音调轻柔，简明扼要。

5. 评估患者药物治疗对于患者躁动行为的副作用，遵医嘱给予抗躁动剂。

6. 注意患者有无注意力分散。

7. 若患者出现漫游或行走等异常行为，则需要监视，尤其当患者表示想离开病室时。

8. 可能的情况下，可以为患者提供娱乐活动。

9. 若患者对自己或他人有损伤的危险，可以考虑予以合适的保护性约束。

10. 允许患者用语言表达烦躁不安的情绪。

12

第十二章

感染科患者护理计划与实操

一、患者皮肤完整性受损（皮疹患者）

（一）相关因素

1. 皮肤黏膜损伤。

2. 毛细血管炎症。

（二）预期目标

1. 患者皮疹消退。

2. 未发生继发感染。

（三）护理措施

1. 注意皮疹的进展和消退情况，皮疹消退后有无脱屑、脱皮、结痂、色素沉着等变化。

2. 患者尽量卧床休息，保持环境安静、整洁，定时通风，避免强光刺激。

3. 患者保持局部皮肤清洁、干燥，用温水清洗皮肤。

4. 患者勤剪指甲，避免抓破皮肤。

5. 局部皮肤瘙痒较重者，可用炉甘石洗剂涂抹擦患处。

6. 予患者口腔黏膜疹的护理，每日常规用温水或复方硼酸溶液、朵贝尔溶液漱口。

二、患者皮肤完整性受损（恙虫病患者）

（一）相关因素

1. 螨虫叮咬后导致焦痂形成。

2. 皮疹。

（二）预期目标

皮疹逐渐消退、皮肤完整性无受损。

（三）护理措施

1. 对疑诊恙虫病的患者应注意观察皮肤有无皮疹或溃疡，注意焦痂和溃疡的部位、大小、形状，是否继发感染。

2. 注意观察皮疹的性质、形态、分布及消长情况。

3. 保持局部皮肤清洁，防止继发感染。

三、患者有感染传播的风险

（一）相关因素

暴露于由空气传播、接触传播的病原体和感染的排泄物中。

（二）预期目标

患者住院期间未发生感染传播。

（三）护理措施

1. 明确感染源、传播途径及易感人群。

2. 在标准预防的基础上，根据疾病的传播途径（如：接触传播、飞沫传播、空气传播和其他途径的传播），给予相应的隔离与预防措施。

3. 传染病患者或可疑传染病患者应安置在单人隔离间。隔离病室应有隔离标识，并限制人员出入。在受条件限制的医院，同种病原体感染的患者可安置于同室。

4. 急性暴露于人类免疫缺陷病毒（HIV）（如：针刺，在与艾滋病感染者接触时屏障破坏），应立即咨询医院感染管理科以评估患者，并立即采用暴露后抗病毒治疗的预防，并及时服用阻断药。

四、患者清理呼吸道低效或无效

（一）相关因素

1. 分泌物增多。
2. 无效咳嗽。

（二）预期目标

1. 痰液变稀，易于咳出。
2. 掌握有效咳嗽的方法。

（三）护理措施

1. 湿化气道，痰多黏稠的患者需多饮水，稀释痰液，或遵医嘱进行雾化吸入。
2. 患者掌握哈气排痰的方法。
3. 协助患者排痰，给予胸部叩击或体位引流。
4. 密切观察患者咳嗽、咳痰情况，包括痰液的颜色、量及性质，以及咳痰是否顺畅。

五、患者有受伤的危险（高热患者）

（一）相关因素

1. 高热。

2. 体能虚弱。

（二）预期目标

患者住院期间未发生跌倒/坠床。

（三）护理措施

1. 向患者详细介绍医院、病室及周围环境，如何使用呼叫铃。保持病室及周围环境光线充足、宽敞、无障碍物，保持地面清洁、无积水。

2. 将患者的常用物品置于易拿取的地方。协助步态不稳的患者行走并确定患者所穿的鞋子是否合脚、防滑，裤子长短、大小适宜。对长期卧床的患者，嘱其缓慢改变姿势，避免突然改变体位，指导患者学会使用辅助设施（如：扶手、病床防护栏等）。

3. 遵医嘱用药，清除病灶，纠正感染，加强营养。

六、患者组织灌注无效

（一）相关因素

周围循环障碍。

（二）预期目标

增加组织灌注量，减轻临床症状。

（三）护理措施

1. 严密监测患者生命体征、神志、尿量，注意观察有无面色苍白、四肢湿冷、血压下降、脉搏细速、尿少、烦躁等休克征象。

2. 患者绝对卧床休息，专人监护。置患者平卧位或休克体位，抬高下肢，以增加循环血量。

3. 可调高室温，减少患者暴露部位，加盖棉被。

4. 对患者经鼻导管给氧，氧流量 2~4L/min，必要时给予 4~6L/min。

5. 迅速建立静脉通路，记录患者 24h 出入量或尿量。遵医嘱用药，予以扩容、纠正酸中毒等抗休克治疗。扩容时，应根据血压、尿量随时调整输液速度。在快速扩容阶段，应注意观察脉率、呼吸，注意有无烦躁、呼吸困难、咳粉红色泡沫痰及肺底湿啰音等。

七、患者潜在并发症（感染性休克患者）

（一）相关因素

机体防御功能受损。

（二）预期目标

1. 患者感染病灶得到有效控制，体温恢复至正常范围内。
2. 患者未出现休克征象。

（三）护理措施

1. 评估患者意识、生命体征、毛细血管充盈时间、尿量及末梢循环状况等；评估患者有无肾功能衰竭、弥漫性血管内凝血（DIC）等并发症。

2. 监测患者动脉血气分析、血常规、血电解质、凝血功能、心肌酶谱等。

3. 协助患者取休克卧位，保持呼吸道通畅，遵医嘱吸氧，必要时建立人工气道。

4. 建立静脉通路，遵医嘱补液，根据血流动力学情况，严密控制输液量及速度。

5. 遵医嘱使用抗菌药物、激素药物、血管活性药物等，维持水、电解质及酸碱平衡，补充营养。

6. 配合医师尽快处理原发感染灶，遵医嘱用药或物理降温。

7. 遵医嘱记录患者 24h 出入量或尿量，监测抗休克治疗的效果。

八、患者气体交换障碍

（一）相关因素

1. 气道阻塞。

2. 通气不足。

3. 呼吸肌疲劳。

4. 分泌物过多。

（二）预期目标

1. 呼吸困难减轻，发绀减轻。

2. 活动耐力增加。

（三）护理措施

1. 呼吸困难伴低氧血症者，遵医嘱给予氧疗。一般采用鼻导管持续低流量吸氧，氧流量 1~2L/min。

2. 指导患者进行缩唇呼吸、膈式或腹式等呼吸训练，改善呼吸功能。

3. 遵医嘱使用抗菌药物、支气管舒张药物和祛痰药物，注意观察疗效及不良反应。

4. 注意观察患者咳嗽、咳痰及呼吸困难的程度，监测动脉血气分析和水、电解质及酸碱平衡情况。

九、疼痛：患者头疼、全身酸痛

（一）相关因素

1. 病毒感染导致的毒血症。

2. 发热。

3. 颅内疾病。

（二）预期目标

实施有效的令人满意的缓解措施后,个体疼痛缓解。

（三）护理措施

1. 做好患者疼痛评估,包括疼痛部位、程度、性质、持续时间、缓解和（或）加重因素、止痛效果,以及是否有不良反应等。

2. 做好疼痛的相关宣教,解释引起疼痛的原因、有效预防和控制疼痛的重要性,告知患者在疼痛时,疼痛性质、程度发生改变时,及时告知医护人员。

3. 使用非药物止痛方法（如：催眠、放松、音乐疗法、转移注意力等）。

4. 遵医嘱及时使用止痛药物,注意观察药物疗效及副作用。

5. 促使患者获得充足的睡眠时间,以协助缓解疼痛。

6. 鼓励患者自我监测疼痛情况,指导患者学会正确的疼痛评估方法。

十、患者活动无耐力:病毒性肝炎患者

（一）相关因素

1. 肝功能受损。

2. 能量代谢障碍。

（二）预期目标

个体能够改善自身的活动状况。

（三）护理措施

1. 急性肝炎者、慢性肝炎活动期者、肝功能衰竭者,卧床休息,有利于肝细胞修复。

2. 待患者症状好转、黄疸减轻、肝功能改善后,逐渐增加活动量,以不感到疲劳为度。

3. 患者肝功能正常 1~3 个月后可恢复日常活动及工作,但仍应避免过度劳累和重体力劳动。

4. 对于病情严重者,需协助其做好进餐、沐浴、上洗手间等生活护理。

十一、患者营养失调:低于机体需要量（病毒性肝炎患者）

（一）相关因素

1. 食欲下降。

2. 呕吐。

3. 腹泻。

4. 消化和吸收功能障碍。

（二）预期目标

个体每日的营养摄入量能满足日常活动和机体代谢的需要。

（三）护理措施

1. 肝炎急性期患者,宜进食清淡、易消化、富含维生素的流质；若进食量太少,可遵医嘱静脉补充葡萄糖、脂肪乳和维生素。

2. 黄疸消退期,患者食欲好转后,可逐渐增加饮食,少量多餐,应避免暴饮、暴食。

3. 慢性期患者保证能量合理摄入,蛋白质以优质蛋白为主（如：牛奶、瘦肉、鱼等）；选用植物油；多食新鲜水果、蔬菜等富含维生素的食物。

4. 肝炎后肝硬化、肝功能衰竭期血氨偏高时,给予患者高热量饮食。急性期患者禁食蛋白质饮食,给予葡萄糖保证能量供应；慢性肝性脑病患者无禁食蛋白质必要。

5. 注意观察患者的食欲,有无恶心、呕吐、反酸等症状,及时调整饮食。

6. 每周测量体重,评估患者每日进食量,检测有关指标（如：红细胞计数、血红蛋白水平等）。

十二、潜在并发症:患者出血

(一)相关因素

1. 凝血因子减少。

2. 血小板减少。

(二)预期目标

处理并减少出血的发生。

(三)护理措施

1. 注意观察患者出血的发生部位、主要表现形式、发展或消退情况;及时发现重症出血及其先兆,以利于及时护理与抢救。

2. 急性期患者绝对卧床休息,协助做好各种生活护理。

3. 鼓励患者进食高蛋白、高维生素、适量纤维素、易消化的软食或半流质。

4. 皮肤出血的预防与护理,保持床单平整,衣着轻柔、宽松;避免肢体的碰撞或外伤;勤剪指甲。

5. 防止鼻黏膜干燥而出血,少量出血时,可用棉球或明胶海绵填塞。

6. 指导患者用软毛牙刷刷牙,忌用牙签剔牙;牙龈渗血时,局部压迫止血,并及时用生理盐水清除口腔内陈旧血块。

7. 各项护理操作动作轻柔;尽可能减少注射次数;穿刺部位拔针后需适当延长按压时间,必要时局部加压包扎。注射或穿刺部位应交替使用。

8. 监测生命体征,注意观察精神和意识状态,注意观察皮肤和甲床色泽,必要时遵医嘱予输血,注意观察有无输血反应。

十三、潜在并发症:患者肝性脑病

(一)相关因素

血氨增高。

（二）预期目标

患者意识状态改善。

（三）护理措施

1. 密切注意肝性脑病早期征象，如：有无冷漠，理解力和近期记忆力有无减退，行为有无异常，以及有无扑翼样震颤。

2. 监测并记录患者血压、脉搏、呼吸、体温及瞳孔变化。定期复查血氨、肝功能、电解质。

3. 去除和避免诱发因素，清除胃肠道内积血，可用生理盐水或弱酸性溶液灌肠，避免快速利尿和大量引流腹水，避免应用催眠、镇静药物、麻醉药物等。

4. 当患者狂躁不安或有抽搐时，禁用吗啡、水合氯醛、哌替啶及速效巴比妥类，必要时遵医嘱减量使用地西泮、东莨菪碱。

5. 患者以卧床休息为主，对烦躁患者应注意保护，可加病床防护栏，必要时使用保护性约束带。

6. 做好心理护理。

7. 昏迷患者取仰卧位，头偏向一侧；做好基础护理，按摩受压部位，防止压力性损伤；尿潴留患者给予留置导尿。遵医嘱使用抗菌药物，防止感染。避免快速利尿和大量引流腹水。

8. 禁食高蛋白饮食，预防便秘。昏迷患者可鼻饲或静脉补充葡萄糖供给热量。

十四、患者组织灌注无效（肾综合征出血热患者）

（一）相关因素

1. 全身小血管广泛损害、血浆外渗。
2. 并发弥散性血管内凝血（DIC）。

（二）预期目标

组织灌注量增加，临床症状减轻。

(三)护理措施

1. 早期患者绝对卧床休息,给予吸氧,注意保暖。

2. 密切注意观察患者有无意识状态改变,注意观察患者呼吸频率及节律的改变,注意观察患者有无"三红""三痛"的表现,注意观察患者皮肤瘀斑的分布、范围及有无破溃出血等。

3. 注意观察患者有无休克表现及 DIC 表现,记录患者 24h 出入量或尿量。

4. 配合抢救,防治并发症,迅速纠正休克。

十五、患者排尿障碍

(一)相关因素

1. 尿频。

2. 尿急。

3. 尿痛。

(二)预期目标

患者的尿频、尿急、尿痛有所减轻或消失。

(三)护理措施

1. 急性发作期患者应注意卧床休息,宜取屈曲位,尽量勿站立。保持心情愉快,减轻焦虑,缓解尿路刺激征。

2. 无禁忌证患者多饮水、勤排尿。尿路感染者每日摄水量不应低于 2000mL,保证每日尿量在 1500mL 以上,且每 2~3h 排尿一次。女性月经期间尤需注意会阴部的清洁。

3. 保持皮肤黏膜的清洁,加强个人卫生,增加会阴部清洗次数。

4. 指导患者进行膀胱区热敷或按摩,以缓解局部肌肉痉挛,减轻疼痛。

5. 遵医嘱给予抗菌药物和口服碳酸氢钠,注意观察药物的疗效及副作用。

十六、患者恐惧（艾滋病患者）

（一）相关因素

1. 艾滋病预后不良。

2. 受疾病折磨，患者担心受到歧视。

（二）预期目标

住院期间患者未发生感染。

（三）护理措施

1. 多与患者沟通，运用倾听技巧，了解患者的心理状态。

2. 了解患者的社会支持系统及患者对资源的利用度，鼓励亲属、朋友给患者提供生活上和精神上的帮助。

十七、患者意识障碍（乙脑患者）

（一）相关因素

1. 中枢神经系统损害。

2. 脑实质损害。

3. 抽搐、惊厥。

（二）预期目标

1. 患者未发生意识障碍。

2. 患者意识障碍逐渐转清。

（三）护理措施

1. 病室应有防蚊设备和灭蚊措施。环境安静、光线柔和。防止声音、强光刺激患者。

2. 集中安排各种检查、治疗、护理操作,避免操作刺激,诱发惊厥或抽搐。

3. 注意观察患者有无脑疝早期表现、惊厥发作先兆,如:烦躁不安、口角抽动、指(趾)抽动、两眼凝视、肌张力增高等。

4. 脑水肿以脱水为主;保持呼吸道通畅,予以吸氧 4~5L/m,改善脑缺氧。

5. 若舌后坠阻塞呼吸道,可用舌钳拉出后坠舌体,并使用简易口咽通气管。

6. 做好眼、鼻腔、口腔的清洁护理,每日用漱口液清洁口腔 2 次。有吞咽困难或昏迷者,以鼻饲或静脉补充足够水分和营养。

十八、疼痛:患者骨关节、肌肉、神经痛(布鲁菌病患者)

(一)相关因素

布鲁菌病变累及骨关节、肌肉和神经。

(二)预期目标

1. 患者疼痛逐渐缓解。

2. 患者无疼痛。

(三)护理措施

1. 评估患者疼痛部位、性质、程度、发生时间、持续时间。

2. 评估患者关节有无红肿、热、痛、及局部疼痛是否具有游走性的特点,有无关节变形或畸形。

3. 评估患者肌力和感觉,若出现肌力减退、感觉障碍,提示布鲁菌性脊柱炎的发生。

4. 急性期患者疼痛明显时,应卧床休息,减少活动,注意保暖。

5. 保持患者关节的功能位置。缓解期可酌情进行锻炼(如:床上抬腿、散步等)。

6. 局部用 5% ~10% 硫酸镁热敷,协助按摩、肢体被动运动以防止关节强直、肌肉萎缩、关节活动障碍。

7. 对高热伴明显毒血症、睾丸肿胀、脑膜脑炎者,遵医嘱使用糖皮质激素药物治疗,注意观察药物的疗效及副作用。

十九、潜在并发症:患者出血(钩端螺旋体病患者)

(一)相关因素

疾病本身。

(二)预期目标

减少出血的发生。

(三)护理措施

1. 注意观察生命体征,有无呼吸、心率加快、血压下降等出血性体克表现。

2. 注意观察皮肤、黏膜有无出血点及瘀斑,有无鼻出血、呕血、便血、血尿等。

3. 复查血常规、凝血功能。

4. 做好患者及家属的心理护理。

5. 肺弥漫性出血急救:立即给哌替啶、苯巴比妥钠等镇静药物;备好急救药物以及吸引器、气管切开包、呼吸球囊等;保持呼吸道通畅。若出血严重或有失血性休克时,争取少量、多次输新鲜血液,补足血容量,纠正循环衰竭。

二十、患者营养失调:低于机体需要量(伤寒患者)

(一)相关因素

腹泻。

(二)预期目标

患者营养状况有所改善。

（三）护理措施

1. 极期：给予患者营养丰富、清淡的流质饮食，少量多餐，避免过饱。

2. 肠出血：患者禁食，遵医嘱静脉补充营养。

3. 缓解期：给予患者易消化的高热量、高蛋白、高维生素、少渣或无渣的流质或半流质饮食，避免刺激性和产气的食物，并注意观察胃肠道反应。

4. 恢复期：患者食欲好转后可逐渐恢复至正常饮食，但应节制饮食，密切观察进食后反应。

5. 患者腹胀时给予低糖、低脂食物，禁食牛奶，注意补钾。

6. 每周监测患者体重，遵医嘱监测血红蛋白、血清蛋白的变化。

二十一、潜在并发症：患者肠出血、肠穿孔（伤寒患者）

（一）相关因素

1. 用力排便。

2. 便秘。

3. 腹泻。

（二）预期目标

患者住院期间未发生并发症；若发生并发症，得到及时发现和处理。

（三）护理措施

1. 患者不宜早下床活动或随意起床。

2. 患者不过量饮食，勿用力排便；注意避免腹泻、便秘和腹胀的发生。

3. 监测患者生命体征，及早识别肠道并发症征象，注意观察有无便血、腹部压痛、腹肌紧张、肠蠕动加快、右下腹剧痛、血压下降、脉搏增快、体温下降、出冷汗等，发现异常及时报告医师处理。

4. 肠出血患者绝对卧床休息，保持安静，必要时给镇静药物。出血时禁食，遵医嘱静脉补液,给予止血药物,严禁灌肠治疗。

5. 患者肠穿孔时予胃肠减压,必要时转科手术治疗。

二十二、潜在并发症:患者脑疝

(一)相关因素

颅内疾病。

(二)预期目标

患者未发生脑疝。

(三)护理措施

1. 评估患者有无脑疝的先兆表现,一旦出现,立即处理。

2. 患者卧床休息,避免剧烈活动,病情允许予摇高床头 15°~30°。

3. 遵医嘱给氧。

4. 患者保持呼吸道通畅,机械通气者可适当通气。

5. 记录患者 24h 出入量或尿量。

6. 患者保持大便通畅,必要时用缓泻剂通便。

7. 若患者尿潴留及时导尿,禁止按压膀胱。

8. 对高热者,及时控制体温。

9. 对癫痫者,控制癫痫发作。

10. 躁动者适当镇静。

11. 控制补液速度,每分钟少于 60 滴,量出为入,一般 24h 补液量低于 2500mL。

12. 遵医嘱正确给予脱水剂、激素药物、白蛋白等药物,并注意观察药物疗效及副作用。

13. 脑疝的急救护理:

(1)立即采取正确卧位:若患者为小脑幕切迹疝,可摇高床头 15°~30°;若患者发生枕骨大孔疝影响呼吸,应立即使患者平卧并开放气道,保持呼吸道通畅。

（2）遵医嘱立即使用脱水剂。

（3）若患者出现呼吸变化或呼吸停止，立即用加压面罩给氧，并行气管插管、机械通气，必要时适当通气。

（4）必要时准备脑室穿刺包，行脑室穿刺放液。

14. 昏迷患者应头偏向一侧，防止舌后坠及呼吸道分泌物增多而造成窒息。

15. 耐心开导患者和（或）家属，助其树立信心，积极配合治疗。

13

第十三章

放疗、化疗患者护理计划与实操

一、患者骨髓抑制

(一)相关因素

放疗、化疗引起的毒性反应。

(二)预期目标

全血细胞控制在正常范围内。

(三)护理措施

1. 评估患者骨髓抑制的程度。

2. 予患者高热量、高蛋白、高维生素饮食。

3. 监测患者血常规变化，白细胞计数 $< 4.0 \times 10^9/L$ 时，限制探视，注意体温变化；白细胞计数 $< 1.0 \times 10^9/L$ 时，需进行保护性隔离，注意保暖，避免接触上呼吸道感染的患者，必要时遵医嘱使用抗菌药物；血小板计数 $< 50 \times 10^9/L$ 时，有出血的危险，当血小板下降至 $< 10 \times 10^9/L$ 时，易发生中枢神经、消化、呼吸系统等出血，应严密观察病情变化。协助患者做好生活护理，用软毛牙刷刷牙、电动剃须刀剃须，

避免碰撞及挤压鼻子等，拔针后增加按压时间，静脉注射时止血带不宜过紧、时间不宜过长。必要时遵医嘱使用止血药物。

4. 遵医嘱给予患者升血细胞计数的药物，注意观察药物的疗效及副作用。

5. 遵医嘱给患者输注全血或成分血，注意观察输血反应。

二、患者预感性悲哀

（一）相关因素

1. 生理因素。

2. 心理因素。

3. 社会因素。

4. 家庭因素。

（二）预期目标

1. 患者能表达悲哀，寻求帮助或得到支持。

2. 患者悲哀情绪减轻或消失。

（三）护理措施

1. 加强巡视病室，及时解决患者的需求，取得患者的信赖。通过交谈等分散患者注意力，减少其对身体变化部分的过分关注。

2. 了解患者个人反应的表现、饮食及睡眠情况。

3. 应用良好的沟通技巧与患者交流，允许并鼓励患者将情感表达出来，对个人反应予以安抚。

三、患者恶心、呕吐

（一）相关因素

1. 患者胃肠不适，见于急性胃肠炎、消化性溃疡、胰腺炎、感染（如：食物中毒等）、肾结石、药物过量等。

2. 使用化疗药物、茶碱制剂、洋地黄制剂或抗菌药物。

3. 使用阿片类药物。

（二）预期目标

1. 患者自述恶心、呕吐减轻。

2. 患者和（或）家属能够说出不会加重恶心的食物。

3. 患者和（或）家属能够陈述加重恶心的一些因素。

（三）护理措施

1. 向患者解释引起恶心的原因及持续时间。

2. 鼓励患者少量多餐，细嚼慢咽，患者通常可以食用清淡的食物。

3. 去除进餐环境中令人不悦的异物和异味。

4. 指导患者避免食用下列食物：

（1）过热、过冷的饮料。

（2）富含脂肪和纤维的食物。

（3）辛辣刺激性食物。

（4）含咖啡因的食物。

5. 鼓励患者进食后采取坐位或半坐卧位，改变姿势时动作缓慢。

6. 教给患者减轻恶心的技巧：

（1）限制进餐时的液体摄入量。

（2）避免接触准备食物时的气味和其他气味的刺激。

（3）进食前要把衣服放宽松。

（4）于空气新鲜的环境里进餐。

（5）进食后至少 2h 避免平卧。

7. 在化疗前、后使用止吐药物。

四、患者疼痛

(一)相关因素

1. 组织创伤、炎症、缺血、缺氧。

2. 体位不适,卧床过久,局部受压。

3. 化学物质刺激。

4. 晚期癌症等。

(二)预期目标

1. 患者主诉疼痛消除或减轻。

2. 患者能运用有效方法消除或减轻疼痛。

(三)护理措施

1. 做好患者疼痛评估:

(1)评估患者疼痛的性质、程度、时间、发作规律、伴随症状及诱发因素。

(2)确认疼痛对患者生活品质所造成的影响(如:睡眠、食欲、活动、认知、情绪、人际关系、工作表现及角色责任等方面)。

(3)评估患者对疼痛的认知反应(如:焦虑、恐惧、疼痛的危害性及应对方式等)。

(4)评估患者与疼痛相关的经验,包括慢性疼痛的个人或家族史。

(5)评估患者过去曾使用过的有效的疼痛控制措施。

(6)评估文化因素对疼痛认知和疼痛反应的影响。

(7)评估疼痛治疗的效果及不良反应。

2. 提供疼痛相关的信息,解释引起疼痛的原因及有效预防、控制疼痛的重要性,告知患者在疼痛时和当疼痛性质、程度发生改变时,及时告知医护人员。

3. 在执行可能造成疼痛的措施前、患者活动前、疼痛加剧前,考虑患者的参与意愿、参与能力、喜好、重要亲友对此方法的支持,以及禁忌证等。

4. 及时使用疼痛控制措施,以促进有效的疼痛缓解(如:药物、非药物等)。非药物疼痛缓解方法包括催眠、想象、放松、音乐疗法、转移注意力、游戏疗法、冷敷、热敷、按摩等,根据患者的反应及时调整控制疼痛的方法。

5. 遵医嘱及时使用止痛药物,并做好止痛药物相关不良反应的宣教和护理。

6. 控制可能影响患者疼痛的环境因素(如:室内温度、光线及噪音等)。

7. 解除诱发或加重疼痛的因素(如:焦虑、烦躁、紧张及认知缺失等)。

8. 促使患者获得充足的休息以协助缓解疼痛。

9. 鼓励患者自我监测疼痛的情况,指导患者学会正确疼痛评估的方法。

五、患者吞咽障碍

(一)相关因素

肿瘤压迫食道、放射性食道炎。

(二)预期目标

1. 患者掌握恰当的进食方法,主动配合进行吞咽功能训练。

2. 患者营养需要得到满足。

3. 患者放射性食管炎相关症状得以缓解。

4. 患者吞咽功能逐渐恢复。

(三)护理措施

1. 评估患者的吞咽功能,饮水有无呛咳,有无营养障碍。

2. 遵医嘱予使用抑酸护胃、促胃肠动力药物,注意观察药物的疗效和副作用。

3. 患者进食缓慢,选择合适的饮食,进食后保持半坐卧位或坐位15~20min。

4. 患者少量多餐,避免粗糙、过冷、过热和有刺激性的食物,选择营养丰富的流质、半流质饮食,戒烟、戒酒;如有中、晚期食管癌引起的吞咽困难,则可插胃管进行鼻饲饮食或全胃肠道外营养。

5. 指导患者锻炼吞咽功能。

6. 心理上给予患者安慰,耐心地向患者讲明疾病发生、发展规律及康复过程,帮助患者了解病情,正确指导进食的方法及应配合的体位,消除患者的恐惧心理,使患者积极地进食,配合治疗,以期改善吞咽困难的症状。

六、患者躯体移动障碍

(一)相关因素

疾病及疾病相关治疗等。

(二)预期目标

1. 患者肢体可以主动做关节运动、床上水平移动。

2. 患者无并发症发生(如:损伤、跌倒/坠床等)。

3. 患者卧床期间的生活需要得到满足。

(三)护理措施

1. 评估患者躯体移动障碍的原因及程度。评估患者晨僵程度、持续时间,做好局部保暖,日常洗漱水温适宜,避免接触凉水。

2. 患者卧床期间,做好患者基础护理,及时提供帮助,满足患者生活需要。

3. 鼓励和促进患者活动,指导并协助患者进行功能锻炼,评估患者掌握情况。

4. 患者每日饮水 2000~3000mL,多摄取粗纤维食物,预防便秘。

5. 患者取舒适卧位,加强保护措施,防止受伤,保持肢体功能位。

6. 指导患者出院后睡硬床垫,活动缓慢,防治病理性骨折。

7. 定时帮助患者翻身,保持皮肤完整性,预防坠积性肺炎;使用气垫床;取舒适卧位,加强保护措施,防止受伤,肢体保持功能位。

七、患者言语沟通障碍

(一)相关因素

1. 脑疾(如:脑肿瘤、脑供血不足、脑外伤、脑中风等)。

2. 治疗性失音(如:气管插管、气管切开、使用呼吸机、喉全切等)。

3. 文化差异（如：使用不同的语言、方言）。

4. 听力障碍。

（二）预期目标

患者能有效沟通。

（三）护理措施

1. 评估患者语言沟通的能力、影响因素。

2. 交谈时表达清晰，语句简单，语速适宜，语言通俗易懂，避免使用医学术语。

3. 做好心理护理，多与患者接触交谈，给予关心、解释、鼓励，建立护患信任感。

4. 耐心、细致地和患者建立非语言的信息沟通，并鼓励患者用手势表达自己想要的物品，使用带图的文字或小卡片表达常用的短语。

5. 鼓励患者说话，患者可缓慢表达自己诉求，不急躁；对尝试和获得成功时的患者给予表扬，重塑其交流的信心。

6. 予以患者言语康复训练，患者根据病情轻重及情绪状态，进行肌群运动训练、发音训练、复述训练、刺激法训练等，可先从简单的字词开始，循序渐进。

7. 鼓励患者和（或）家属，并提供发音需使用到的词语卡、纸板、铅笔等物件。

八、患者感知觉紊乱

（一）相关因素

1. 药物副作用引起末梢神经损害。

2. 维生素 B_{12} 缺乏引起神经系统损害。

（二）预期目标

1. 患者能适应感觉障碍的状态。

2. 患者感觉障碍减轻或逐渐消失。

3. 患者生活需要得到满足，未发生因感觉障碍引起的各种损伤。

（三）护理措施

1. 评估患者周围神经病变的分级。

2. 避免高温或过冷刺激,慎用热水袋或冰袋,防止烫伤、冻伤。

3. 保持床单位整洁,防止感觉障碍的身体部位受压或机械性刺激。

4. 多与患者沟通,取得其信任,使其正确面对疾病,积极配合治疗和训练。

5. 感觉训练,可进行肢体的拍打、按摩、理疗、针灸、被动运动和各种冷、热、电的刺激。

九、患者自我形象紊乱

（一）相关因素

1. 肢体或器官的丧失。

2. 身体功能的丧失及严重创伤。

3. 手术、化疗或放疗、置管等。

（二）预期目标

1. 患者能够实施新的应对措施。

2. 患者能用语言或行为展现对外表的接受（如：穿着、打扮、姿势、饮食、自我表现等）。

3. 患者表现出有重获自我照顾和角色责任的愿望和能力。

4. 患者和（或）家属能够建立新的或恢复旧的支持系统。

（三）护理措施

1. 鼓励患者表达对目前的身体状况感受。

2. 鼓励患者询问与健康、治疗、预后有关的问题。

3. 承认患者对已存在的或感觉到的身体结构或功能改变的心理反应是正常的。

4. 保护患者的隐私和自尊。

5. 帮助患者适应正常生活、社交活动、人际关系、职业行动的改变。

6. 给患者提供与其有相同经历的个体在一起的机会，允许与他人有机会交谈感受和恐惧。

7. 建议患者借助各种工具进行适当修饰，纠正形象紊乱所造成的负面情绪。

十、患者口腔黏膜受损

（一）相关因素

1. 机械性损伤（如：胃管、气管插管，假牙所致，使用舌钳、开口器等）。

2. 患者禁食、唾液分泌减少、张口呼吸。

3. 感染（发热）。

4. 化学损伤（服毒、刺激性药物使用）、头颈部放射治疗、化疗等。

（二）预期目标

1. 患者主诉疼痛（不适）感减轻（消失）。

2. 口腔内溃疡（糜烂、炎症）愈合。

3. 口腔黏膜或组织水肿（出血、结痂、干裂）消除。

（三）护理措施

1. 注意观察并记录患者的口腔黏膜、牙龈、唇、舌的情况及口腔唾液 pH 的变化。

2. 必要时做咽拭子培养。

3. 给予患者口腔清洁护理，改善口腔卫生，根据病情指导患者采取刷牙、清洁、漱口、冲洗等不同方式。

4. 黏膜破溃者，根据唾液不同 pH 杀菌、抑菌、促进组织修复的漱口液含漱。

5. 患者进食前给予局部涂抹抗菌药物的软膏，餐后及时漱口。

6. 向患者提供的食物和饮水温度适宜，避免过热、过冷的食物，避免粗糙、刺激性食物。

7. 向患者介绍口腔卫生保健知识。

十一、患者气体交换受损

(一)相关因素

1. 气道阻塞、通气不足、分泌物过多。

2. 肺血管阻力增高、肺血管收缩导致肺血流量减少。

3. 支气管痉挛、气道炎症、气道阻力增加。

4. 肺部放疗引起肺纤维化。

(二)预期目标

1. 患者呼吸困难缓解,能进行有效呼吸。

2. 患者活动后无气喘。

(三)护理措施

1. 提供温度、湿度适宜的安静环境。病室不宜摆放鲜花。

2. 鼓励患者多饮水,进食富含营养、维生素、易消化饮食。

3. 做好患者口腔和皮肤护理,每日进行温水擦浴,协助和鼓励患者咳嗽后勤漱口,保持口腔清洁。

4. 缓解患者紧张情绪,给予心理疏导和安慰,做好心理护理。

5. 遵医嘱用药,注意观察药物的疗效及副作用。

6. 患者卧床休息,注意保暖,防止受凉。

7. 予患者低流量或高流量吸氧。

8. 指导患者有效咳嗽,予以雾化吸入治疗,定时翻身、拍背,促使痰液排出。

9. 指导患者进行腹式呼吸、缩唇呼吸。

十二、患者有误吸的风险

(一)相关因素

咽喉部手术损伤。

（二）预期目标

一旦发生窒息，能快速排除吸入物，保持呼吸道通畅。

（三）护理措施

1. 迅速、正确判断引起窒息的原因。

2. 立即通知医师。

3. 及时清除患者口、鼻腔及咽喉部异物，保持呼吸道通畅。

4. 若套管滑脱，予以重新置管。

5. 对于喉头水肿、轻症患者，予激素药物治疗；严重者，准备气管切开。

6. 昏迷患者应头偏向一侧，防止舌后坠及呼吸道分泌物增多而造成窒息。

十三、患者有感染传播的风险

（一）相关因素

1. 病理生理因素：

（1）有高度耐受抗菌药物的病原体定植。

（2）暴露于由空气传播或接触传播（直接、间接接触飞沫）病原体。

2. 治疗因素：伤口污染、感染的排泄物污染引流装置（导尿管和胸腔引流管、吸痰装置、气管插管、气管切开等）。

3. 情境因素：

（1）带有感染物质的自然灾害。

（2）缺乏有关感染源或预防的知识。

（3）静脉给药。

（4）与多个性伙伴无保护性交。

（5）其他。

（二）预期目标

1. 患者和（或）家属能描述疾病的传播方式。

2. 患者和（或）家属住院期间表现能仔细地洗手。

3. 患者和（或）家属诉说需要隔离，直到不具有传染性。

4. 未发生感染传播。

（三）护理措施

1. 严格执行手卫生。

2. 做好隔离标志。

3. 严格遵循探视制度。

4. 对患者及探视者进行隔离防护知识宣教。

5. 在标准预防的基础上，根据疾病的传播途径执行相应的隔离与预防措施。

（1）接触隔离：

①单间隔离为宜，限制患者的活动范围。

②接触隔离患者的血液、体液、分泌物、排泄物等，应佩戴手套，必要时穿隔离衣。

（2）空气隔离：

①单间为宜。

②当患者病情允许时，佩戴外科口罩，并限制其活动范围。

③进入确诊或可疑传染病患者房间、进行可能产生喷溅的诊疗操作、接触患者及其血液、体液、分泌物、排泄物等，应使用防护用品。

（3）飞沫隔离：

①单间隔离为宜。

②患者病情允许时，佩戴外科口罩，限制患者的活动范围。

③患者之间、患者与探视者之间需相隔 1m 以上距离，探视者应佩戴外科口罩。

④与患者近距离（1m 以内）接触时，需使用防护用品。

⑤急性传染性非典型肺炎、人感染高致病性禽流感等的隔离：安置于负压病室隔离，应严格按防护规定着装。

（4）多重耐药物菌感染患者的隔离：

①实施接触隔离措施。

②对患者实施诊疗护理操作，应当安排在最后进行。

③行诊疗护理时严格执行手卫生，戴手套，必要时穿隔离衣或佩戴口罩和防护眼镜。

④患者直接接触的相关医疗器械、器具及物品在每次使用后需消毒。

⑤使用专用清洁工具对诊疗环境及物体表面进行清洁、消毒。

⑥立即消毒被患者血液、体液污染的物品。

十四、潜在并发症：患者出血

（一）相关因素

患者处于有出血发生的高度危险状态，或已经发生出血。

（二）预期目标

患者未发生出血现象。

（三）护理措施

1. 严密监测患者神志、生命体征及末梢循环情况。

2. 评估患者有无出血（如：鼻腔、牙龈、视网膜、阴道、消化道、呼吸道和泌尿道等部位出血）。

3. 评估患者有无低血容量性休克的早期表现（如：烦躁、皮肤湿冷、脉搏持续增快、脉压减少和尿量少等）。

4. 监测患者血常规、凝血功能等。

5. 维持静脉输液通畅，遵医嘱用药。

6. 遵医嘱输血（如：血小板、新鲜冷冻血浆等）。

7. 遵医嘱吸氧。

8. 患者卧床休息,给予日常生活的协助。

9. 适当限制患者活动,避免遭受外伤。

10. 患者保持情绪稳定。

11. 患者避免剧烈咳嗽、用力解大便、提取重物等增高腹压的动作。

12. 尽量避免侵入性操作。

13. 告知患者使用软毛牙刷和电动剃须刀。

14. 指导患者和(或)家属注意观察出血的征象,出血时采取适当措施,并及时告知医护人员。

15. 病情允许的情况下,嘱患者多饮水,促进排尿。酌情协助卧床患者采取适当体位,尽可能使患者采取习惯姿势排尿。对需绝对卧床休息或做某些手术的患者,事先计划训练床上排尿,以免因不适应排尿姿势的改变而导致尿潴留。

十五、潜在并发症:患者放疗、化疗导致的泌尿系统毒性反应

(一)相关因素

患者疾病发展或行放射治疗、化疗。

(二)预期目标

患者未发生泌尿系统毒性反应。

(三)护理措施

1. 评估患者尿液颜色、性质,监测其24h出入量或尿量、尿常规、肾功能等。

2. 评估患者有无尿中出现红细胞、白细胞、颗粒管型及血肌酐、尿素氮升高、肌酐清除率降低等肾脏毒性的表现。

3. 评估患者有无尿频、尿急、尿痛、血尿等出血性膀胱炎的表现。

4. 遵医嘱用药。

5. 告知患者多饮水,使尿量维持在2000~3000mL/d以上。

6. 尿酸性肾病患者应忌食高嘌呤食物。

十六、潜在并发症：患者化疗不良反应

（一）相关因素

患者行化疗。

（二）预期目标

1. 未出现化疗副作用。

2. 如出现化疗副作用，采取应对措施。

（三）护理措施

1. 掌握化疗药物的药理作用、使用剂量和方法，遵医嘱用药。

2. 在准备及给予化疗药物时遵守规定的安全准则。

3. 化疗前做好患者静脉评估，根据药物对静脉的刺激程度合理选择输注静脉。

4. 输注过程中严密观察患者静脉通路情况，输入不畅时，及时排查原因。

5. 根据药物性质予以患者心电监护，监测生命体征变化，严格交接班。

6. 严密观察化疗的副作用，及时报告医师并做好对症护理。

（1）肝脏毒性反应：

①评估患者皮肤巩膜黄染程度及有无乏力、食欲不振、肝区疼痛等情况，监测肝功能变化。

②遵医嘱使用护肝药物，必要时停用化疗药物。

③饮食宜低脂、清淡，增加维生素的摄入量。

（2）心脏毒性反应：

①评估患者有无胸闷、胸痛、心悸、气短、呼吸困难等情况。

②患者卧床休息，遵医嘱吸氧、心电监护，监测心率、心律、血压等变化。

③遵医嘱对症处理。

（3）肺脏毒性反应：

①评估患者呼吸频率、节律、深浅度，有无咳嗽、咳痰、胸痛、呼吸困难等，听诊呼吸音变化，了解胸片、肺功能检查等阳性结果。

②患者半卧位休息，必要时遵医嘱吸氧。

③遵医嘱使用激素药物、抗菌药物等。

（4）神经毒性反应：

①评估患者有无指（趾）端麻木、腱反射减弱或消失、肌肉萎缩和麻痹、体位性低血压、尿潴留、腹胀、便秘等情况。

②有些药物可引起体位性低血压，故患者在用药过程中应卧床休息、活动缓慢，告知患者改变体位的注意事项，严密监测血压变化。

③出现肢体活动或感觉障碍时，应注意保暖，给予按摩、针灸、被动活动等，促进康复。做好安全护理，避免灼伤、烫伤等。

（5）过敏性反应：

①评估患者过敏反应的程度，有无皮疹、瘙痒、皮肤黏膜水肿、胸闷、气急、喘鸣、低血压等情况。

②一旦发生，应及时停药物，对症处理。

7.给予患者高热量、高蛋白、清淡、易消化饮食，少量多餐，多食新鲜蔬菜、水果，必要时遵医嘱行肠内或胃肠外营养支持。

8.创造良好的病区环境，保证充足的休息和睡眠，根据病情适当活动。

9.提供患者及其家属有关化疗药物对癌症细胞作用的信息。

10.适当地传授患者放松及想象的技巧，以便在治疗过程前、中、后运用。

十七、潜在并发症：患者静脉炎

（一）相关因素

患者行静脉治疗。

（二）预期目标

1. 患者和（或）家属知晓有关静脉维护的方法和注意事项。

2. 未发生静脉炎。

3. 改善患者因静脉回流受阻和炎症所致的疼痛症状,减轻患肢水肿。

（三）护理措施

1. 做好患者护理评估:

（1）评估患者穿刺部位有无发红、疼痛、肿胀及是否可触及条索状静脉等,评估患者有无全身性感染的症状等。

（2）了解静脉炎形成的原因,评估患者静脉炎的分类(如:化学性、机械性、血栓性、细菌性等)。

（3）监测血常规、细菌培养等检查结果,注意观察炎症发展情况。

2. 严格执行无菌技术操作原则。

3. 正确选择静脉穿刺,提高穿刺技术。

4. 对于长期静脉输液者,应有计划地更换输液部位,注意保护静脉。

5. 合理安排输液顺序和滴速。

6. 加药物时避免反复穿刺,控制微粒输入。

7. 严格掌控药物配制后的有效时间。

8. 掌握药物的性质,密切监测药物的不良反应。

9. 按规范使用合适的留置针和敷贴选择、保留及更换。

10. 患者合理膳食, 补充营养, 增强机体对血管壁创伤的修复能力和对局部炎症的抵抗能力。

十八、潜在并发症:患者静脉血栓栓塞

（一）相关因素

患者疾病或留置 PICC 等深静脉导管。

（二）预期目标

未发生静脉血栓。

（三）护理措施

1. 评估患者有无静脉血栓形成的危险因素（如：长期卧床、深静脉置管等）。

2. 评估患者下肢有无疼痛、肿胀，评估末梢脉搏、皮肤颜色及温度等。

3. 注意观察患者有无呼吸困难、胸痛、气促、咳嗽、咯血、晕厥等肺栓塞症状。

4. 监测患者凝血功能、血常规、血管超声等检查结果。

5. 留置 PICC 侧肢需行预防血栓的功能锻炼。

6. 注意观察药物的疗效及副作用。

7. 做好患者健康宣教，包括疾病、药物、饮食、活动等指导。

8. 在饮食上，食用高纤维、高维生素、低钾、低钠、低脂、易消化的食物，保持大便通畅。戒烟戒酒。

十九、潜在并发症：患者导管相关性血流感染

（一）相关因素

患者处于有导管相关性血流感染（CRBSI）发生的危险状态。

（二）预期目标

未发生导管相关性血流感染。

（三）护理措施

1. 严格执行手卫生。

2. 根据需要选择抗菌导管。

3. PICC 置管首选贵要静脉，避免股静脉。

4. 穿刺时最大无菌屏障保护，5% 碘伏皮肤消毒。

5. 至少每周更换无菌透明敷料。若敷料有潮湿、污染、渗血、渗液、完整性受损或被揭开,需随时更换。

6. 分隔膜无针密闭式接头消毒、更换:每次使用前,应用 75% 的酒精棉球或棉片消毒。常规每周更换。若分隔膜无针密闭式接头内有血液残留,或完整性受损,或取下后,应更换新的肝素帽。

7. 评估患者有无发热、寒战或置管部位有无红肿、硬结或有脓液渗出等。

8. 监测患者血常规、血培养等检验指标。

9. 每日评估患者是否需要继续留置导管,导管不再需要或一旦诊断为 CRBSI,立即拔除。

二十、潜在并发症:患者放射性食管炎

(一)相关因素

患者相应部位接受放射性治疗。

(二)预期目标

患者未发生放射性食管炎。

(三)护理措施

1. 根据患者饮食习惯提供可口的流质、半流质或易吞咽的饮食,鼓励患者多进食高蛋白、高维生素、低脂肪、易消化的食物,避免进食刺激性食物,戒烟、戒酒。

2. 定时、定量进餐,不宜过饱,进餐后不宜立即平卧。

3. 每次进食后可饮温开水冲洗食道,以减轻炎症和水肿,必要时给予抗菌药物控制感染。

4. 正确评估患者疼痛程度,必要时遵医嘱使用止痛药物缓解患者疼痛;进食疼痛严重者,必要时使用肠外营养支持治疗。

5. 若患者出现进食呛咳,痰中带血,可能发生食管穿孔,需立即禁食、禁饮,并立即报告医师。

6. 体位护理：指导患者餐后取直立或半坐卧位，对于反流较严重的患者，平卧时应将床头摇高 15°~30°。

7. 注意观察患者的病情变化，若出现反流性溃疡性食管炎、肺炎或出血等并发症且难以控制时，应及时报告医师。

二十一、潜在并发症：患者放射性膀胱炎

（一）相关因素

患者相应部位接受放射性治疗。

（二）预期目标

患者未发生放射性膀胱炎。

（三）护理措施

1. 注意观察患者排尿及尿色变化。

2. 患者每日饮水 3000mL 以上，及时应用抗感染、止血及对症治疗。

3. 患者出现排尿困难，予留置导尿管。

4. 留置导尿管妥善固定，避免打折、弯曲，保证尿袋高度低于膀胱水平。

5. 留置导尿患者会阴护理 2 次 /d。

6. 长期留置导尿管，不宜频繁更换导尿管。

7. 拔出导尿管，事先行膀胱功能锻炼。

8. 医护人员在维护导尿管时，要严格执行手卫生。

二十二、潜在并发症：患者放射性肺炎

（一）相关因素

患者相应部位接受放射性治疗。

（二）预期目标

患者未发生放射性肺损伤。

（三）护理措施

1. 患者卧床休息，避免受凉、感冒。

2. 注意观察患者生命体征变化。

3. 注意观察患者咳嗽性质、时间，有无咯血和胸闷等伴随症状。遵医嘱可使用镇咳药物。

4. 夜间加强巡视，对排痰困难者帮助叩背，必要时给予雾化治疗，促进排痰。

5. 呼吸困难者，应取半卧位，给予吸氧，流量2~4L/min，并做好吸氧相关护理。

6. 遵医嘱使用抗菌药物、激素药物等。

7. 监测发热患者体温，高热卧床患者予口腔护理，做好发热护理。

8. 予高蛋白、高维生素、高热量的易消化饮食。

二十三、潜在并发症：患者放射性肠炎

（一）相关因素

患者相应部位放射性治疗。

（二）预期目标

患者未发生放射性肠炎。

（三）护理措施

1. 放疗期间多饮水，减轻放射线的辐射损伤，减轻放疗反应。放疗前1h，尽量勿进食。

2. 以少渣、清淡饮食为主，禁食奶制品；进食不宜过快、过热。

3. 穿全棉宽松的衣、裤，尤其是内裤，尽量每日更换，保持会阴部及肛周清洁。

4. 勤剪指甲，勤洗手，避免手指抓挠局部皮肤或用手剥皮，以防无意间搔抓放射区皮肤发生感染。

5. 上洗手间后先予湿巾纸按压式擦洗，再用温水擦洗并吸干水分。放疗 10 次以后开始予呋锌油保护肛周皮肤，并注意每日观察皮肤情况。

6. 若患者大便次数增多，注意观察大便次数、颜色、性状及量。

7. 遵医嘱使用止泻药物、抗感染等治疗。

二十四、潜在并发症：患者放射性脊髓炎

（一）相关因素

患者行相关部位放疗。

（二）预期目标

患者未发生放射性脊髓炎。

（三）护理措施

1. 注意观察患者是否有颈、背部疼痛及低头弯腰时的肢体麻痹感等症状。

2. 注意观察患者神志、意识及生命体征变化。

3. 遵医嘱予营养神经药物支持治疗。

4. 嘱患者减少活动，安排家属陪护。

二十五、潜在并发症：患者癫痫发作

（一）相关因素

患者处于癫痫发作的高度危险状态。

（二）预期目标

1. 患者未发生癫痫。

2. 患者和（或）家属知晓癫痫发作应对措施。

（三）护理措施

1. 保持病室光线柔和、安静，避免疲劳、饥饿、睡眠不足、便秘、饮酒、情绪冲动等诱因。

2. 予患者易消化、富营养软食，多吃新鲜蔬菜、水果，避免辛辣、刺激性食物，少量多餐，不宜过饱，戒烟、戒酒。

3. 备好吸引器及氧气。

4. 告知患者有前驱症状时立即平卧，避免摔伤，避免单独活动。

5. 指导患者正确服用抗癫痫药物，注意观察药物的疗效及副作用。

6. 患者癫痫发作时，立即取侧卧位，解开衣领、裤带，使用牙垫，及时清除口腔分泌物，勿用力按压患者肢体，禁止向患者强行喂药。

7. 若患者在床上，拉起床档，降低病床的高度，清除周围危险物品。

8. 注意观察发作停止后患者意识是否完全恢复，有无头痛、疲乏及行为异常等，记录发作经过、时间及主要表现。

9. 发作后让患者充分卧床休息，未清醒的患者禁止经口进食。

10. 必要时约束患者的肢体，但注意约束勿过紧，以防影响血液循环。

11. 严密监测患者呼吸、血压、心电图及水、电解质及酸碱平衡情况。

二十六、潜在并发症：患者脑疝

（一）相关因素

患者处于脑疝发生的高度危险状态。

（二）预期目标

患者未发生脑疝。

(三)护理措施

1. 评估患者有无脑疝的先兆表现,一旦出现,立即处理。

2. 患者卧床休息,避免剧烈活动,病情许可者予摇高床头 15°~30°。

3. 遵医嘱给氧。

4. 患者保持呼吸道通畅,机械通气者可适当通气。

5. 记录患者 24h 出入量或尿量。

6. 患者保持大便通畅,必要时缓泻剂通便。

7. 若患者尿潴留,及时导尿,禁止按压膀胱。

8. 对于高热患者,及时控制体温。

9. 对于癫痫患者,控制癫痫发作。

10. 躁动患者,适当镇静。

11. 控制患者补液速度($\leqslant$ 60/min),量出为入,一般 24h 补液量低于 2500mL。

12. 遵医嘱正确给予患者脱水剂、激素药物、白蛋白等药物,并注意观察药物疗效及副作用。

13. 脑疝的急救护理:

(1)患者立即采取正确卧位:若患者为小脑幕切迹疝,可摇高床头 15°~30°,若患者发生枕骨大孔疝影响呼吸,应立即使患者平卧并开放气道,保持呼吸道通畅。

(2)遵医嘱立即使用脱水剂。

(3)若患者出现呼吸变化或呼吸停止,立即使用加压面罩给氧,并行气管插管、机械通气,必要时适当通气。

(4)必要时准备脑室穿刺包行脑室穿刺引流。

14. 昏迷患者应头偏向一侧,防止舌后坠及呼吸道分泌物增多造成窒息。

15. 耐心开导患者和(或)家属,使其树立信心,积极配合治疗。

二十七、潜在并发症:患者低血容量性休克

(一)相关因素

患者处于低血容量性休克发生的高度危险状态。

(二)预期目标

1. 住院期间未发生低血容量性休克。

2. 一旦发现低血容量性休克,及时处理。

(三)护理措施

1. 评估患者意识、生命体征、血氧饱和度、毛细血管再充盈时间、尿量及末梢循环状况等。

2. 监测患者中心静脉压、肺动脉压及肺毛细血管楔压等。

3. 监测患者动脉血气分析、心肌酶谱、心电图、血常规、血电解质、凝血功能等。

4. 评估患者有无肾功能衰竭、心功能衰竭、感染、肺水肿等并发症发生。

5. 一旦发生低血容量性休克,按低血容量性休克流程处理。

二十八、潜在并发症:患者感染性休克

(一)相关因素

粒细胞减少致免疫力下降、感染、肿瘤细胞释放内源性致热因子。

(二)预期目标

1. 患者感染灶得到有效控制,体温控制在正常范围内。

2. 未出现休克征象。

3. 一旦发生感染性休克,及时处理。

（三）护理措施

1. 评估患者有无感染灶，评估患者意识、生命体征、血氧饱和度、尿量及末梢循环状况等。

2. 监测患者动脉血气分析、血液、尿液、分泌物培养与药物敏感试验、血常规、血电解质、凝血功能常规、心肌酶谱等。

3. 患者使用层流床，加强营养，合理休息。

4. 遵医嘱用药或物理降温，遵医嘱使用抗菌药物、激素药物、血管活性药物等，注意观察药物疗效及副作用。

5. 维持患者水、电解质及酸碱平衡，补充营养。

参考文献

[1] 安力彬,陆虹.妇产科护理学第六版 [M].北京:人民卫生出版社,2017.

[2] 陈丽静.计划护理书写中存在的问题及对策 [J].山西护理杂志,1999,13（5）:191-192.

[3] 陈欣怡,周素鲜,马继红.整体护理质量评价的做法 [J].中华医院管理杂志,1998,14（12）:756.

[4] 崔焱,仰曙芬.儿科护理学第六版 [M].北京:人民卫生出版社,2017.

[5] 国家卫生计生委.关于印发全国护理事业发展规划（2016—2020）的通知（国卫医发〔2016〕64号.[5].2016.

[6] 湖南医科大学附属湘雅医院.病人标准护理计划:外科分册 [M].长沙:湖南科学技术出版社,2002.

[7] 黄金,李乐之.常用临床护理技术操作并发症的预防及处理 [M].北京:人民卫生出版社,2013.

[8] 贾海燕.吞咽功能障碍的护理诊断和康复护理研究进展 [J].国外医学护理学分册,2002,21（1）:12-15.

[9] 卡本尼托·莫耶特.护理诊断手册第11版 [M].景曜,译.世界图书出版公司,2018.

[10] 康俊风,李光荣,田建丽.关于护理诊断名称存在的问题及改进建议 [J].实用护理杂志,1998,14（9）:494.

[11] 李乐之,路潜.外科护理学第六版 [M].北京:人民卫生出版社,2017.

[12] 李小寒,尚少梅.基础护理学第六版 [M].北京:人民卫生出版社,2017.

[13] 陆皓,王新,刘杜娟,等.护理诊断临床应用中常见错误及原因分析[J].护理研究,2002(16):436-437.

[14] 罗灿辉,湖南医科大学附属湘雅医院.病人标准护理计划:内科分册[M].长沙:湖南科学技术出版社,2002.

[15] 罗艳华,陈红宇.临床护理诊断及措施第二版[M].北京:人民卫生出版社,2006.

[16] 罗艳华,鞠家玉,陈琴,等.护理诊断应用现状[J].护理研究,2002(16):436-437.

[17] 美国静脉输液护理学会.输液治疗实践标准[J].输液治疗护理杂志,2016,39(1S).

[18] 曲维香.标准护理计划:内科分册[M].北京:北京医科大学、中国协和医科大学联合出版社,1999.

[19] 曲维香.标准护理计划:外科分册[M].北京:北京医科大学、中国协和医科大学联合出版社,1997.

[20] 沈乃文,刘素卿.护理诊断浅析[J].山东医科大学学报社会科学版,1996(4):28-29.

[21] 孙玉梅,张立力.健康评估第四版[M].北京:人民卫生出版社,2017.

[22] 王鸿纪,徐建萍,石贞仙.现阶段整体护理停滞不前的原因分析[J].护理研究,2000,14(4):142-143.

[23] 王淑美,祝永生,许致胜,等.如何提高护士的护理诊断水平[J].齐鲁护理杂志,1998,4(6):5-6.

[24] 杨德娴,湖南医科大学附属湘雅医院.病人标准护理计划:妇产、儿、神内、传染、眼、耳鼻咽喉、口腔、皮肤科分册[M].长沙:湖南科学技术出版社,1999.

[25] 尤黎明,吴瑛.内科护理学第六版[M].北京:人民卫生出版社,2017.

[26] 张波,桂莉.急危重症护理学[M].北京:人民卫生出版社,2017.

[27] 张俊娥.结肠造口护理与康复指南[M].北京:人民卫生出版社,2016.

[28] 张跃美.护理诊断应用新进展[J].护士进修杂志,1996,11(2):10.

[29] 中华人民共和国卫生部.医务人员手卫生规范(WS/T313—2009)

[S].2009.

[30] 中华人民共和国卫生部 . 医院实施优质护理服务工作标准（试行）（卫医政发〔2010〕108 号 [5].2010.

[31] 诸万立 , 郝岱峰 . 美国国家压疮咨询委员会 2016 年压力性损伤的定义和分期解读 [J]. 中华创伤与修复杂志 ,2018,13（1）: 64–68.

[32] 邹恂 . 护理程序入门 [M]. 北京 : 北京医科大学、中国协和医科大学联合出版社 ,1992

[33]Gulanick M, Myers J. Nursing Care Plans : Nursing Diagnosis and Intervention[M]. Elsevier–Health Science div, 2006.